糖尿病
100例に学ぶ

監 修
河盛 隆造 順天堂大学内科学 教授
山﨑 義光 大阪大学大学院医学系研究科病態情報内科学 助教授

編 集
久保田 稔 関西学院大学社会学部教授/保健館館長
梶本 佳孝 株式会社総合医科学研究所 代表取締役社長
松久 宗英 大阪大学大学院医学系研究科病態情報内科学

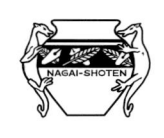

永井書店

監修
河盛　隆造　順天堂大学医学部　内科学代謝内分泌内科講座　教授
山﨑　義光　大阪大学大学院医学系研究科　病態情報内科学　助教授

編集
久保田　稔　関西学院大学　社会学部教授　保健館館長
梶本　佳孝　株式会社総合医科学研究所　代表取締役社長
松久　宗英　大阪大学大学院医学系研究科　病態情報内科学

執筆者一覧（アイウエオ順）

朝川　信之　朝川医院
荒井　克巳　荒井医院
新居　貞雄　新居内科医院
飯田　基之　飯田一条通診療所
池田　雅彦　関西労災病院内科
石田　成伸　石川島播磨重工業健康保険組合東京病院
今野　英一　大阪府立急性期・総合医療センター
岩崎　誠　ベルライフケアクリニック
岩間　令道　岩間クリニック
上田　信行　上田内科クリニック
内海　恭子　幸循会OBPクリニック
馬屋原　豊　大阪警察病院
馬屋原佐和子　高岸医院
榎谷　信彰　エタニ内科医院
大角　誠治　おおがくクリニック
大橋　誠　大阪労災病院
大森　成二　大阪労働衛生センター第一病院
大須賀　慶悟　大阪大学大学院医学系研究科　医用制御工学（放射線医学）
岡野　理江子　大阪警察病院
片上　直人　大阪大学大学院医学系研究科　病態情報内科学
桂　賢　桂医院
金藤　秀明　大阪大学大学院医学系研究科　病態情報内科学
金藤　昌子　アムスニューオータニクリニック
竈門　敬二　クボタ本社阪神事務所診療所
河盛　段　大阪大学大学院医学系研究科　病態情報内科学
神田　勤　神田内科クリニック医院
菊池　幹雄　大阪回生病院
岸本　通彦　岸本医院
木村　龍平　木村内科
久保田　昌詞　大阪労災病院勤労者予防医療センター
黒田　暁生　関西労災病院内科
黒飛　万里子　守田会オリオノクリニック

桑原 秀子	西沢クリニック	
小杉 圭右	大阪警察病院	
兒玉 峰男	兒玉内科医院	
小林 伸行	三菱電機伊丹・赤穂統括事務所健康増進センター	
鯑谷 佳和	西野内科病院	
五郎川 伸一	大阪大学大学院医学系研究科	病態情報内科学
笹井 智令	笹井内科	
坂本 賢哉	大阪大学大学院医学系研究科	病態情報内科学
沢崎 美幸	大阪大学大学院医学系研究科	病態情報内科学
関谷 正志	大阪回生病院	
柴 雄一	柴医院	
杉林 正章	四天王寺病院	
瀧本 忠司	ダイハツ工業京都工場診療所	
辻野 高史	大阪船員保険病院	
東堂 龍平	国立病院大阪総合医療センター	
冨田 忠宏	トミタクリニック	
直 克則	直クリニック	
中谷 嘉寿	大阪大学大学院医学系研究科	病態情報内科学
中原 逸朗	大阪大学大学院医学系研究科	病態情報内科学
中村 裕美子	大阪大学大学院医学系研究科	病態情報内科学
西側 昌孝	にしがわ内科クリニック	
野村 誠	大阪労災病院	
伯井 信美	ベルランド総合病院	
狭間 洋至	大阪大学大学院医学系研究科	病態情報内科学
畑崎 聖弘	大阪大学大学院医学系研究科	病態情報内科学
畑中 行雄	音羽病院健診センター	
板東 一雄	坂東クリニック	
広瀬 順弥	済生会千里病院	
藤谷 与志夫	大阪大学大学院医学系研究科	病態情報内科学
松岡 孝昭	大阪大学大学院医学系研究科	病態情報内科学
松島 洋之	松島医院	
宮塚 健	大阪大学大学院医学系研究科	病態情報内科学
村田 貞史	岡記念病院	
森 悟	大阪大学大学院医学系研究科	病態情報内科学
森島 豊彦	武田薬品工業	
八木 稔人	オリオノ和泉病院	
山口 朝子	明和病院	
山縣 和也	大阪大学大学院医学系研究科	分子制御内科学
山本 正彦	北病院	
吉内 和富	大阪大学大学院医学系研究科	病態情報内科学
吉田 途男	朝日新聞大阪本社診療所	
李 俊潤	ほしやま内科医院	
和田 正彦	和田医院	
綿田 裕孝	順天堂大学医学部代謝・内分泌内科	
渡会 隆夫	大阪厚生年金病院	

序　文

　　2002年に行われた国民栄養調査では，糖尿病患者数が推計1,620万人にまで増加し，今後も患者数の著しい増加が続くと考えられています．しかしながら，糖尿病として治療を受けている患者は全体の400万人にも満たず，さらに糖尿病専門医による治療を受けている患者はおそらく，この十分の一にも満たないと考えられています．その結果，糖尿病合併症の有病者数も増加を続け，人口透析の新規導入症例の原疾患として糖尿病腎症は第一位を占め，糖尿病は後天的失明の原因でも第一となっております．また，心筋梗塞や脳梗塞を発症した症例のなかにも，無自覚のため放置されていた耐糖能異常者や糖尿病患者が多く見受けられます．糖尿病は生命予後や生活の質を低下させることはいうまでもなく，さらに社会的にも経済的にも重い負担を強いる疾患です．このような進行した糖尿病合併症を減らすためには，早期からの厳格な血糖管理を始め，きめ細やかな治療をおこなうことが必要です．しかし，糖尿病専門医の絶対数は患者数に対して非常に少ないため，これらの問題解決には，一般臨床医による糖尿病診療の水準がより向上することが必要不可欠と考えます．また最近，新しい経口血糖降下薬やインスリン製剤が臨床使用できるようになり，治療法の選択肢が広がっています．このため個々の患者の病態を正しく評価し，その病態に即した治療法を選択することが重要です．

本書を企画するに当たり，一線でご活躍の糖尿病専門医の先生方からご協力を得て，日常よく遭遇する症例から比較的稀な症例まで，また様々な合併症が進行した症例など幅広く集めますと，100症例になりました．これらの症例の理解により，臨床の現場で遭遇するほとんどの糖尿病の患者さんの病態把握および治療選択のノウハウを会得できると考えております．

　ご担当いただいた非常に多くの先生方をはじめ，永井書店の編集部各位には本当に根気強くお手伝いいただき，深く感謝しております．本書が，日々の糖尿病臨床の一助となり，わが国の糖尿病診療のレベル向上につながることを切に願います．

2004年4月

河盛　隆造
山﨑　義光

目次

I．糖尿病の分類

・まとめ●1
1．糖尿病の概念と診断●9
2．2型糖尿病と1型糖尿病の鑑別●12
3．境界型糖尿病●16

II．1型糖尿病の病態と治療

・まとめ●21
4．1型糖尿病
　　（血糖コントロール不良 例）●24
5．1型糖尿病（新規発症例）経過中
　　ハネムーンピリオドを認めた●26
6．ウイルス感染（コクサッキー
　　ウイルス）を契機に発症した
　　1型糖尿病の1例●29
7．Slowly Progressive IDDM●32
8．膵移植待機患者●34
9．膵腎同時移植●37

III．2型糖尿病の病態と治療

1）2型糖尿病の管理

・まとめ●41
10．2型糖尿病初診患者の取り扱い●43
11．2型糖尿病の外来管理●45
12．糖尿病の教育入院●47
13．企業における糖尿病の管理●50

2）食事療法

・まとめ●53
14．食事療法一般●55
15．超低カロリー療法●57
16．アルコール●60

3）運動療法

・まとめ●62
17．運動療法の急性効果●67
18．運動療法の急性効果●70
19．運動療法の慢性効果●74
20．運動療法と合併症
　　（合併症悪化例）●77

4）経口糖尿病薬剤

・まとめ●80
21．SU薬●83
22．速効型インスリン分泌促進薬●87
23．ビグアナイド薬●89
24．二糖類分解酵素阻害薬●92
25．インスリン抵抗性改善薬●95

5）インスリン療法

・まとめ●98
26．速効型インスリン3回注射●100
27．速効型インスリン3回注射●102
28．混合インスリン2回注射●104
29．速効型インスリン3回注射＋
　　眠前中間型インスリン注射●106
30．速効型インスリン3回注射＋
　　眠前SU薬●108
31．速効型インスリン3回注射
　　＋眠前SU薬●110
32．中間型インスリン1回注射●112
33．時差とインスリン療法●114
34．不安定型糖尿病●116
35．Somogyi effect, Dawn phenomenon●119
36．インスリン抗体●121
37．インスリン吸収不良を呈した
　　2型糖尿病症例●124

IV．若年，高齢者の糖尿病

- まとめ●129
- 38．若年発症糖尿病●131
- 39．Pet bottle 症候群●133
- 40．高齢者糖尿病の管理
  （脳梗塞合併症例）●135
- 41．高齢者糖尿病の管理
  （高血圧合併症例）●137
- 42．高齢者糖尿病の管理
  （感染症合併症例）●139

V．外的要因に伴い血糖コントロールの悪化を来す例

- まとめ●143
- 43．ストレスと糖尿病●145
- 44．膵　癌●148
- 45．急性感染症●151
- 46．Sick day の取り扱い●154

VI．妊娠と糖尿病

- まとめ●157
- 47．妊娠糖尿病とその管理●160
- 48．糖尿病合併妊娠のリスク●163
- 49．糖尿病と計画妊娠●165

VII．二次性糖尿病の病態と治療

- まとめ●169
- 50．慢性膵炎●173
- 51．肝疾患と糖尿病
  慢性肝炎でインターフェロン治療中の糖尿病患者の血糖管理●175
- 52．肝疾患と糖尿病
  肝硬変による糖尿病症例●178
- 53．クッシング症候群●180
- 54．ステロイド投与による糖尿病●182
- 55．甲状腺機能亢進症●184

VIII．特殊な糖尿病

- まとめ●187
- 56．インスリン自己免疫症候群●191
- 57．異常インスリン血症●194
- 58．インスリン受容体異常症●197
- 59．グルコキナーゼ異常症●200
- 60．ミトコンドリア遺伝子異常症●203
- 61．ウェルナー症候群●205
- 62．HNF1α異常型糖尿病（MODY3）●207

IX．手術と糖尿病

- まとめ●211
- 63．経腸栄養時の血糖管理●214
- 64．輸液療法の血糖管理●216
- 65．小手術時の他科へのアドバイス●219

X．低血糖および糖尿病性昏睡

- まとめ●223
- 66．糖尿病治療と低血糖●225
- 67．低血糖昏睡（アルコール多飲による低血糖昏睡の死亡例）●228
- 68．ケトン性昏睡●230
- 69．高浸透圧性昏睡●233
- 70．Factitious hypoglycemia
  （作為的低血糖）●237
- 71．ダンピング症候群●241
- 72．インスリノーマ●243
- 73．インスリノーマ（MEN タイプ1）●246

XI．糖尿病腎症

- まとめ●251
- 74．糖尿病腎症の自然経過●253
- 75．早期糖尿病腎症症例●257
- 76．ネフローゼ●259
- 77．慢性腎不全●262
- 78．透　析●265
- 79．腎移植●268

XII．糖尿病神経障害

- まとめ●271
- 80．多発性神経障害●274
- 81．Painful Neuropathy●276
- 82．単神経麻痺●278
- 83．自律神経障害●281
- 84．糖尿病神経障害の診断法●284

XIII．糖尿病網膜症

- まとめ●287
- 85．糖尿病網膜症の自然経過●291
- 86．網膜症と血糖管理●295
- 87．糖尿病性網膜症の治療●299
- 88．白内障●302

XIV．糖尿病とマクロアンギオパチー

- まとめ●307
- 89．Metabolic Syndrome●309
- 90．狭心症●311
- 91．心筋梗塞●314
- 92．無症候性脳梗塞●318
- 93．頸部Ｂモードエコー●320
- 94．ASO（閉塞性動脈硬化症）●322
- 95．糖尿病性壊疽●325
- 96．高血圧●328
- 97．高脂血症●332

XV．その他の合併症

- まとめ●337
- 98．糖尿病性心筋症●340
- 99．糖尿病性骨病変●343
- 100．糖尿病と皮膚病●346

- 略 語 一 覧●349
- 検査値表記法一覧●350
- 索　　　引●351

I 糖尿病の分類

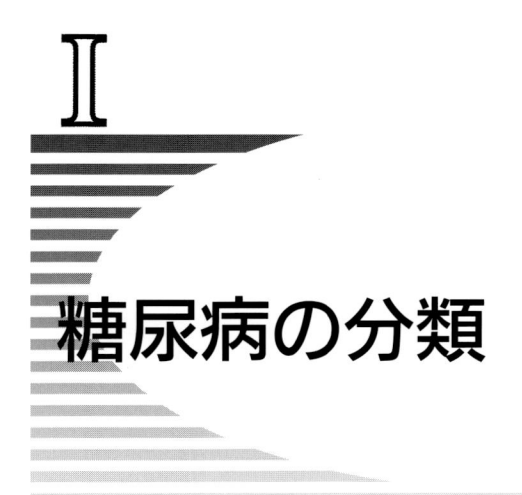

1. 糖尿病の概要

　糖尿病とは，インスリン作用の絶対的あるいは相対的欠乏により，糖質をはじめとした種々の栄養素の代謝異常をきたした状態である．その歴史は古く，紀元前2世紀ごろの観察を主とした記載にまでさかのぼる．近年，糖尿病患者数は爆発的に増加しており，日本での糖尿病患者数は740万人に及び，その予備軍を加えると1,620万人と推定されている（2002年発表）．
　糖尿病は，発症機序(遺伝因子，環境因子の寄与度)，発症後の代謝異常の程度，治療に対する反応性，合併症と予後などのヴァリエーションが複雑多彩であることから，単一の疾患ではなく一つの症候群として捉える必要がある．

2. 糖尿病の分類

　近年の分子生物学の進歩により遺伝子異常に基づく糖尿病が明らかにされ，病型分類も時代とともに変遷をたどってきた．多くの疫学データも蓄積し，糖尿病の診断基準と分類を再検討しようという機運も高まり，1997年6月，まずAmerican Diabetes Association（ADA）が新しい案を発表し[1]，1998年7月，WHOも暫定報告を発表し[2]，1999年5月，それを受けて日本糖尿病学会はわが国の新しい診断基準と分類を報告した[3]．
　おもな改訂点は，従来の分類では疾患の成因とインスリン欠乏の程度という病態が混合して用いられていたものを，疾患の成因による分類を主としたことである．従来のinsulin-dependent diabetes mellitus（IDDM），non-insulin-dependent diabetes mellitus（NIDDM）という分類は，インスリン欠乏の程度を示す病態，あるいは糖尿病の病期を表すものとしても受けとめることができる．新分類では，糖代謝異常の分類は成因分類を主体とし，インスリン作用

I. 糖尿病の分類

不足の程度に基づく病態を併記する．図1に糖尿病の成因と病態の概念を示すが，成因は(I)1型，(II)2型，(III)その他の特定の機序，疾患によるもの，(IV)妊娠糖尿病に分類する(表1)．病態(ステージ)は成因と無関係に「正常領域」，「境界領域」，「糖尿病領域」と表し，「糖尿病領域」はさらにインスリン依存状態(生命維持のためにインスリンが必要)，インスリン非依存状態に分類する．したがって，一人の糖尿病患者でも病態の進行や治療により該当するステージは変化する．

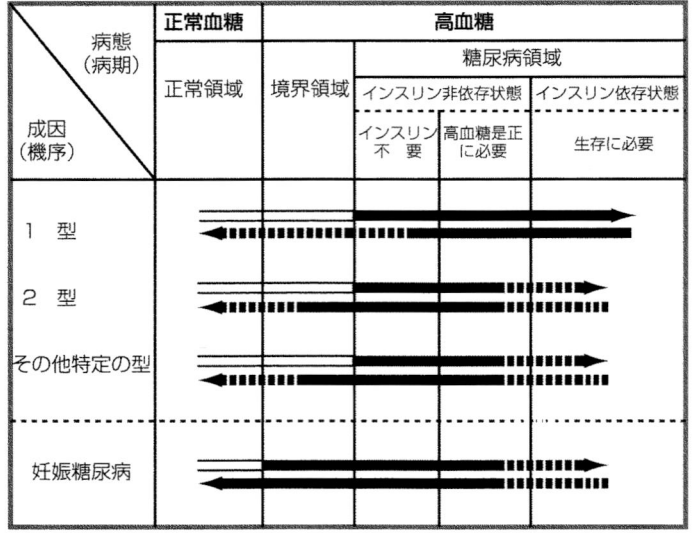

図1 糖尿病における成因(発症機序)と病態(病期)の概念

右向きの矢印は糖代謝異常の悪化(糖尿病の発症を含む)を表す．矢印の線のうち，▮▮▮▮の部分は，「糖尿病」と呼ぶ状態を示す．左向きの矢印は糖代謝異常の改善を示す．矢印の線のうち，破線部分は頻度の少ない事象を示す．例えば2型糖尿病でも，感染時にケトアシドーシスに至り，救命のために一時的にインスリン治療を必要とする場合もある．また，糖尿病がいったん発病した場合は，糖代謝が改善しても糖尿病とみなして取り扱うという観点から，左向きの矢印は黒く塗りつぶした線であらわした．その場合，糖代謝が完全に正常化するに至ることは多くないので，破線で表した．

糖尿病領域のうち，インスリン非依存状態は従来のNIDDM，インスリン依存状態は従来のIDDMに相当する．
(糖尿病診断基準検討委員会，1999[3])

表1 糖尿病と，それに関連する耐糖能低下*の成因分類

I. 1型（β細胞の破壊，通常は絶対的インスリン欠乏に至る）
　A．自己免疫性
　B．特発性
II. 2型（インスリン分泌低下を主体とするものと，インスリン抵抗性が主体で，それにインスリンの相対的不足を伴うものなどがある）
III. その他の特定の機序，疾患によるもの（詳細は表2参照）
　A．遺伝因子として遺伝子異常が同定されたもの
　　(1)膵β細胞機能にかかわる遺伝子異常
　　(2)インスリン作用の伝達機構にかかわる遺伝子異常
　B．他の疾患，条件に伴うもの
　　(1)膵外分泌疾患
　　(2)内分泌疾患
　　(3)肝疾患
　　(4)薬剤や化学物質によるもの
　　(5)感染症
　　(6)免疫機序によるまれな病態
　　(7)その他の遺伝的症候群で糖尿病を伴うことの多いもの
IV. 妊娠糖尿病

*一部には，糖尿病特有の合併症を来すかどうかが確認されていないものも含まれる．
(糖尿病診断基準検討委員会，1999[3])

まとめ

1） 1型糖尿病

膵β細胞の破壊により内因性インスリン分泌の欠乏によって起こる糖尿病である．この型には，自己免疫機序に起因するものと，原因のなお証明できない特発性のものがある．ミトコンドリア遺伝子異常など，自己免疫に関連しない特定の成因を有するものは1型には含めない．

1型糖尿病の頻度は民族差が著明である（日本人や中国人では少なく，白人，とくに北欧で多く，これらの人種間には約30倍の違いがある．）この差は，遺伝子の差に由来すると思われるが，環境因子の影響も考慮する必要がある．日本人では糖尿病の1％程度を占める．

1型糖尿病の発症年齢のピークは10～15歳であり，50歳を超える発症は稀である．一般に成人発症例では発症が比較的緩徐であるものが多く，診断に注意を要する．特に，糖尿病発症後，長期間かかって次第にインスリン依存状態を呈してくる場合があり，slowly-progressive IDDM と呼ばれている．

2） 2型糖尿病

従来の分類で NIDDM と呼ばれた糖尿病の大半がこれに属し，糖尿病患者の大部分を占め，今日さらに増加しつつある．ケトーシス傾向は乏しく，必ずしもインスリン治療を必要としないが，感染や外傷などの環境因子が加わるとケトーシスを起こすこともある．発症は一般に緩徐であり，中年以後に発症することが多いが，若年者に発症することもある．近年では，若年者の肥満の増加，ソフトドリンク症候群の出現により40歳以下の発症が増加している．この型は，他の疾患や病態に付随したものではない糖尿病であり，一方，若年発症で常染色体優性遺伝形式をとる maturity-onset diabetes of the young（MODY）は，現在，その多くで遺伝子異常が発見されており，それらは「その他の特定の機序によるもの」として2型糖尿病とは別に分類する．

3） その他の特定の機序，疾患による糖尿病

A．遺伝因子として遺伝子異常が同定されたもの

近年，種々の糖尿病にかかわる疾患感受性遺伝子が発見され，新しい成因分類では，遺伝子異常が成因として同定された糖尿病をこのカテゴリーに分類する．膵β細胞機能にかかわる遺伝子異常とインスリン作用機構にかかわる遺伝子異常に大別し，前者にはインスリン遺伝子異常の他に，MODY，ミトコンドリア遺伝子異常，アミリン遺伝子異常が，後者にはインスリン受容体遺伝子異常が含まれる．

（1）インスリン遺伝子異常症は，高インスリン血症または高プロインスリン血症を呈するが，これは異常インスリンの生理活性が低いための合成，分泌の亢進と，異常インスリンの分解低下による．外来性のインスリンに対する反応性はよく，インスリン結合は正常かやや低下する程度である．

（2）MODY は「25歳以下発症の NIDDM で，3世代以上にわたって常染色体優性遺伝に矛盾しない糖尿病」と定義されてきたが，今日までに5つのサブタイプが同定されている．いずれのサブタイプでもインスリン分泌低下をきたすが，耐糖能異常は軽症なものから重症なもの

I. 糖尿病の分類

表2 その他の特定の機序，疾患による糖尿病，耐糖能低下*

A．遺伝因子として遺伝子異常が同定されたもの	B．他の疾患，条件に伴うもの	
(1) 膵β細胞機能にかかわる遺伝子異常 　インスリン遺伝子（異常インスリン症， 　　　　　　　　　異常プロインスリン症） 　HNF4α遺伝子（MODY1） 　グルコキナーゼ遺伝子（MODY2） 　HNF1α遺伝子（MODY3） 　IPF-1遺伝子（MODY4） 　HNF1β遺伝子（MODY5） 　ミトコンドリアDNA（MIDD） 　アミリン 　その他 (2) インスリン作用の伝達機構にかかわる 　遺伝子異常 　インスリン受容体遺伝子 　（A型インスリン抵抗性，妖精症，Rabson- 　Mendenhall症候群ほか） 　その他	(1) 膵外分泌疾患 　膵炎 　外傷／膵摘出術 　腫瘍 　ヘモクロマトーシス 　その他 (2) 内分泌疾患 　クッシング症候群 　先端巨大症 　褐色細胞腫 　グルカゴノーマ 　アルドステロン症 　甲状腺機能亢進症 　ソマトスタチノーマ 　その他 (3) 肝疾患 　慢性肝炎 　肝硬変 　その他 (4) 薬剤や化学物質によるもの 　グルココルチコイド 　インターフェロン 　その他	(5) 感染症 　先天性風疹 　サイトメガロウイルス 　Epstein-Barrウイルス 　CoxackieBウイルス 　Mumpsウイルス 　その他 (6) 免疫機序によるまれな病態 　インスリン受容体抗体 　Stiffman症候群 　インスリン自己免疫症候群 　その他 (7) その他の遺伝的症候群で糖 　尿病を伴うことの多いもの 　Down症候群 　Prader-Willi症候群 　Turner症候群 　Klinefelter症候群 　Werner症候群 　Wolfram症候群 　セルロプラスミン低下症 　脂肪萎縮性糖尿病 　筋強直性ディストロフィー 　その他

*一部には，糖尿病特有の合併症を来すかどうかが確認されていないものも含まれる．
（糖尿病診断基準検討委員会，1999[3]）

までさまざまな病態を示すといわれている．

（3）ミトコンドリア遺伝子異常によって起こる糖尿病は，3,243番目の遺伝子の点変異によるものであり，日本の糖尿病患者の約1％に達するといわれている．臨床的特徴として，母系遺伝を示し，やせ型が多く，感音性難聴や心筋内伝導障害を合併することが多い．インスリン分泌が徐々に低下し，インスリン治療が必要となる例が多い．

（4）インスリン受容体遺伝子異常症は，高インスリン血症を呈し，外来性のインスリンに対する反応性は悪く，インスリン結合は異常の部位によって低下から正常までさまざまである．従来，インスリン受容体異常症はtype A（インスリン受容体の変異による結合の低下），type B（インスリン受容体抗体の存在），type C（インスリン受容体以降の異常）の3種類に分類されるが，古典的なインスリン受容体遺伝子異常症は，そのうちtype Aと一部type Cに相当する．臨床的にこの遺伝子異常には，狭義のtype A（一般に女性で，インスリン抵抗性以外に黒色表皮腫，高アンドロゲン血症を有し，肥満を伴わない）の他に，先天的症候群であるleprechaunism（妖精症：きわめて高度のインスリン抵抗性，特異な顔貌，子宮内発育遅延，空腹時低血糖などを呈し，出生後早期に死亡することが多い），Rabson-Mendenhall症候群（インスリン抵抗性，早熟，易感染性，歯爪の異常を伴う）などが含まれる．

B．他の疾患，条件に伴うもの

（1）（3）膵外分泌疾患，肝疾患

急性膵炎，慢性膵炎，ヘモクロマトーシスにおいて，膵外分泌系の障害にともないラ氏島も障害され，糖尿病を発症することがある．

慢性肝炎，肝硬変においても，進行とともに耐糖能の異常が出現する．これは，肝でのブドウ糖取り込みの低下以外にインスリン感受性の低下，代謝に関連する種々のホルモンの異常に基づく．肝硬変の場合には，肝でのインスリン分解の低下，門脈血側副血行路の存在により，大循環において高インスリン血症を呈する．

（2）内分泌疾患

インスリンの糖代謝調節作用に拮抗的に作用するいくつかのホルモンがあり，それらの異常をきたす内分泌疾患で糖代謝異常が認められる．一般に，甲状腺機能亢進症，Cushing 症候群に伴うものは糖尿病の病態として軽症のものが多く，褐色細胞腫，先端巨大症ではかなり重症となるものがある．

それぞれの糖尿病の病態であるが，甲状腺機能亢進症では，主として消化管からの糖吸収の亢進に基づく．Cushing 症候群やステロイド投与時には，ステロイドホルモンによる肝糖産生の亢進，筋肉におけるブドウ糖リン酸化の障害による糖利用の抑制，脂肪組織からの脂肪動員よりの血中遊離脂肪酸増加による糖代謝障害に基づく．先端巨大症では，成長ホルモンによるインスリン感受性の低下，また遊離脂肪酸動員による糖利用の障害に基づく．褐色細胞腫ではカテコールアミンによるインスリン分泌抑制，グルカゴン分泌亢進が主因であるが，肝でのグリコーゲン分解酵素の活性亢進，遊離脂肪酸動員も関与しているとされる．

（4）薬剤や化学物質によるもの

韓国において使用された殺鼠剤の Vacor，北欧における保存剤のニトロソ化合物による糖尿病が有名である．ステロイド，インターフェロン，タクロリムス等も耐糖能を障害する．

（5）感 染 症

ウイルス感染が1型糖尿病の発症に関連することは1920年台よりいわれていた．風疹ウイルス，サイトメガロウイルス，コクサッキーBウイルス，ムンプスウィルスなどは糖尿病発症と関連するとされている．今回の分類では，発症原因が明らかに感染症に基づくと同定された場合はこの型に分類する．

（6）免疫異常によるまれな病態

このカテゴリーには，インスリン受容体異常症 type B, Stiffman 症候群，インスリン自己免疫症候群が入る．

インスリン受容体異常症は，先に述べたように，インスリン抵抗性をきたす病態であるが，type B は受容体遺伝子の異常ではなく，受容体に対する自己抗体の出現によるものであり，自己免疫疾患の合併も多い．

Stiffman 症候群は，筋固縮と有痛性の筋痙攣を特徴とする，中枢神経系のまれな自己免疫疾患である．一般に GAD 抗体価が高く，約1/3の例が糖尿病となる．

インスリン自己免疫症候群は，インスリン投与を受けたことがないのにもかかわらず血中にインスリンに対する自己抗体が存在し，臨床症状として自発性低血糖を特徴とする．これは血

I．糖尿病の分類

中で大量のインスリンが抗体から遊離することによる．ブドウ糖負荷試験で糖尿病型を呈することがあり，高血糖後の低血糖やIRI測定値の異常により診断が可能となる．

（7）その他の遺伝的症候群で糖尿病を伴うことの多いもの

Down症候群，Turner症候群，Klinefelter症候群などの遺伝性疾患は糖尿病の発症率が高い．

Werner症候群は，早期老化徴候（老人様顔貌，白内障，骨粗鬆症），低身長，四肢末端の強皮症様皮膚変化，性器発育不全，糖代謝異常（インスリン抵抗性）を伴う．常染色体劣性遺伝である．

Prader-Willi症候群は，肥満，小先端症(acromicria)，性器発育不全，筋緊張の低下，精神的・肉体的発育遅延，糖代謝異常を伴う．食事療法により体重を減らすことにより，糖代謝異常は改善する．

4）妊娠糖尿病

「妊娠中に発症，もしくははじめて発見された耐糖能低下」と定義される．診断基準は，日本産婦人科学会が1984年に提唱した案が推薦されている．詳細は「妊娠と糖尿病」の項を参照されたい．妊娠糖尿病を特別に扱う必要があるのは，周産期異常の危険性が大きいこと，出産後5〜10年以内に糖尿病に移行する可能性が大きいこと，予期せぬ異常が起こりうるためである．

表3 糖尿病の診断手順

臨床診断

1. 空腹時血糖値≧126 mg/dl，75gOGTT 2時間値≧200 mg/dl，随時血糖値≧200 mg/dl，のいずれか（静脈血漿値）が，別の日に行った検査で2回以上確認できれば糖尿病と診断してよい*．これらの基準値を超えても，1回の検査だけの場合には糖尿病型と呼ぶ．
2. 糖尿病型を示し，かつ次のいずれかの条件がみたされた場合は，1回だけの検査でも糖尿病と診断できる．
   ①糖尿病の典型的症状（口渇，多飲，多尿，体重減少）の存在
   ② HbA_{1c}≧6.5%**
   ③確実な糖尿病網膜症の存在
3. 過去において上記の1．ないし2．がみたされたことがあり，それが病歴などで確認できれば，糖尿病と診断するか，その疑いを持って対応する．
4. 以上の条件によって，糖尿病の判定が困難な場合には，患者を追跡し，時期をおいて再検査する．
5. 糖尿病の診断に当たっては，糖尿病の有無のみならず，分類（成因，代謝異常の程度），合併症などについても把握するように努める．

疫学調査

糖尿病の頻度推定を目的とする場合は，1回の検査だけによる「糖尿病型」の判定を「糖尿病」と読み替えてもよい．なるべく75gOGTT 2時間値≧200 mg/dlの基準を用いる．

検　診

糖尿病を見逃さないことが重要である．スクリーニングには血糖値の指標のみならず，家族歴，肥満などの臨床情報も参考にする．

*ストレスのない状態での高血糖の確認が必要である．
　1回目と2回目の検査法は同じである必要はない．1回目の判定が随時血糖値≧200 mg/dlで行われた場合は，2回目は他の方法によることが望ましい．1回目の検査で空腹時血糖値が126〜139 mg/dlの場合には，2回目にはOGTTを行うことを推奨する．
**日本糖尿病学会グリコヘモグロビン標準化委員会の標準検体で補正した値

（糖尿病診断基準検討委員会，1999[3]）

したがって，妊娠糖尿病の診断基準は一般の糖尿病のものより厳しくする必要が指摘されている．

3．糖尿病の診断基準

糖尿病の診断基準が新たにされたが，その手順（表3）は，持続性高血糖，糖尿病の典型的症状，糖尿病による特有の合併症の存在を確認する作業という意味では，従来の基準と変わりない．

おもな変更点を下記する．
1）空腹時血糖値による判定は 126 mg/dl 以上を糖尿病型とする（従来は 140 mg/dl 以上）．
2）経口ブドウ糖負荷試験（75 g OGTT）の2時間血糖値は 140 mg/dl 未満を正常型とする（従来は 120 mg/dl 未満）（表4）．

「正常型」にも「糖尿病型」にも属さないものを「境界型」とするのは変わりないが，このステージは，ADA や WHO の impaired fasting glucose（IFG）と impaired glucose tolerance（IGT）を含む．

表4　空腹時血糖値および 75 g 糖負荷試験（OGTT）2時間値の判定基準
（静脈血漿値，mg/dl，カッコ内は mmol/l）

	正常域	糖尿病域
空腹時値	<110（6.1）	≧126（7.0）
75 gOGTT　2時間値	<140（7.8）	≧200（11.1）
75 gOGTT の判定	両者をみたすものを正常型とする．	いずれかをみたすものを糖尿病型とする．
	正常型にも糖尿病型にも属さないものを境界型とする．	

随時血糖値≧200 mg/dl（≧11.1 mmol/l）の場合も糖尿病型とみなす．
正常型であっても，1時間値が 180 mg/dl（10.0 mmol/l）以上の場合は，180 mg/dl 未満のものに比べて糖尿病に悪化する危険が高いので，境界型に準じた取り扱い（経過観察など）が必要である．

［附1］全血を検体とする場合の 75 g 糖負荷試験（OGTT）の判定基準は次のようになる（mg/dl，カッコ内は mmol/l）

| | 全血（静脈血） || 全血（毛細管血） ||
	正常域	糖尿病域	正常域	糖尿病域
空腹時	<100（5.6）	≧110（6.1）	<100（5.6）	≧110（6.1）
2時間値	<120（6.7）	≧180（10.0）	<140（7.8）	≧200（11.1）

静脈血漿1時間値＞180 mg/dl に相当する静脈血全血値は＞160 mg/dl（8.9 mmol/l），毛細管血全血値は＞180 mg/dl（10.0 mmol/l）である．

［附2］

血糖値の換算式　血糖値（mg/dl）÷18＝血糖値（mmol/l）

（糖尿病診断基準検討委員会，1999[3]）

I. 糖尿病の分類

●文　　献●

1) The Expert Committee on the Diagnosis and Classification of Diabetes Mellitus: Report of the Expert Committee on the Diagnosis and Classification of Diabetes Mellitus. Diabetes Care 20: 1183-1197, 1997
2) Alberti KGMM, Zimmet PZ for the WHO Consultation: Definition, diagnosis and classification of diabetes mellitus and its complications. Part 1: Diagnosis and classification of diabetes mellitus. Provisional report of a WHO Consultation. Diab Med 15: 539-553, 1998
3) 糖尿病診断基準検討委員会：糖尿病の分類と診断基準に関する委員会報告．糖尿病 42：385-401，1999

症例 1 糖尿病の概念と診断

[症　　　例] 40歳　男性，証券マン
[家族歴・既往歴] 特記すべきことなし
[現　病　歴] 生来，健康．約10数年前から，3年に1回程度，検診で尿糖陽性を指摘されることがあった．そのたびに，後日，検尿再検，空腹時血糖およびHbA1cの測定を行ったが，正常またはごく軽度の異常を指摘されただけで（表1），糖の負荷試験は行っていなかった．今回，40歳の検診で尿糖，空腹時血糖の高値，HbA$_{1c}$の高値を指摘され，糖尿病が疑われ，経口糖負荷試験（OGTT）により糖尿病と診断された．自覚症状はまったくない．体重は，入社時60 kg位であったが，その後30代から徐々に増加し，現在74 kgで最大となっている．アルコールは，ビール（大ビン）2本を，ほぼ毎日摂取していた．
[検 査 結 果] 表1に示したごとく，BMI 26.3の肥満，尿糖陽性，高 FPG，高 HbA$_{1c}$ が認められた．また，今回の検診では，軽度肝機能異常，軽度中性脂肪の上昇が認められた．

表1　検査結果

検診結果
　身長　168 cm，体重　74.2 kg　BMI　26.3
　血圧　114/72 mmHg
　検尿　蛋白　−，糖　＋，潜血　−
　血液検査
　　AST 35 IU/l，ALT 56 IU/l，γGTP 92 IU/l，ChE 260 IU/l
　　T-chol 219 mg/dl，TG 191 mg/dl，UA 6.5 mg/dl
　　FPG 120 mg/dl，HbA$_{1c}$ 6.8%

追加検査

OGTT	0	30	60	120	分
PG(mg/dl)	125	187	230	201	
IRI(μU/ml)	8.2	21			

　眼底　　　　　　　　NDR
　尿中微量アルブミン　14 mg/g Cr
　神経学的異常　　　　なし
　腹部エコー　　　　　脂肪肝

過去5年の検診経過

	94	00	01	02	03	年
体重　（kg）	67	68	71	70	72	
尿糖	±	＋	±	−	＋	
ALT　（IU/l）	34					
γGTP（IU/l）	58					
TG　（mg/dl）	177					
FPG　（mg/dl）	119	108	124		116	
HbA$_{1c}$（%）	6.0	5.7	6.1		6.2	

I. 糖尿病の分類

[診断・経過] 75 g OGTT（表1）にて糖尿病型を呈し，糖尿病と診断した．今回，初めて糖尿病と診断されたが，10数年前から尿糖が指摘されていたことから，本患者の糖尿病の発症はかなり以前からのものと考えられた．糖尿病性細小血管症の存在は認めなかった．

また，腹部エコー検査により，脂肪肝の存在が確認された．

[治 療] 診断と同時に，食事内容のチェックを行った．肥満，脂肪肝を伴っていることから，アルコールを機会飲酒（小ビール1本まで）に制限し，1,760 kcal の食事指導を行った．その結果，2ヵ月後には，体重は69 kg に減少し，FPG 105 mg/dl，HbA_{1c} 6.2%と低下し，無投薬にて現行の食事療法のみで治療を行った．

専門医のコメント

1) 検診時における尿糖とその評価

一般に，多くの企業では，34歳以下と36歳以上39歳以下の職員に対しては，通常，尿糖検査のみを行い，血糖検査を行う事業所は少ない．尿糖検査のみでは，耐糖能異常者はもちろん，完全な糖尿病であっても次の理由により見逃されることがある．

一般に，腎におけるブドウ糖の排泄閾値は，個人差があるが血糖値 160 mg/dl から 180 mg/dl である（腎における糖排泄閾値が低い場合，腎性糖尿を呈する）．したがって，糖尿病であっても，採尿時前の血糖値が腎におけるブドウ糖排泄閾値以下の場合（とくに空腹で検尿を受けた場合）には尿糖が陰性となり，検診の網をすり抜けてしまうことが多い．また，せっかく検尿で尿糖（食後）を検出しても，後日，空腹で検尿，採血を行うと，耐糖能異常者であっても正常と判定されているものが出ることになる．

本症例においても，数年前から尿糖がときどき陽性であり，前段後半で解説した範疇に属し，その当時から耐糖能異常が存在していた可能性が強く，食事療法などの治療が必要であったと反省される．

以上の点から，企業における一般定期健康診断でも，空腹時および食後に血液検査を行うことが理想的ではあるが，費用，時間の問題など困難があるため，次善の策として食後の検尿で対処するなどの方法を採る必要がある．くれぐれも尿糖検査に過剰の信頼をおかないように注意したい．

2) 糖尿病の診断

1999年5月，日本糖尿病学会は，糖尿病の新しい診断基準と分類を報告した[1]．新基準では，従来の基準と比し，空腹時血糖値による判定が鋭敏となり，HbA_{1c} による判定の補助も加えられたため，糖尿病の診断はより簡便に行えるようになったと思われる．詳細はこの項の「まとめ」を参照されたい．

本症例では，空腹時血糖値は 126 mg/dl 未満であったが，HbA_{1c} が高値であったため，OGTT を施行し糖尿病の診断を得た．日本糖尿病学会の報告では，1回目の検査で空腹時血糖値が 126～139 mg/dl の場合には，2回目の検査に OGTT を行うことを推奨している．また，OGTT 時

に測定した血漿インスリン値は，空腹時の基礎分泌，糖負荷後の追加分泌の状況を知ることができ，インスリン抵抗性の指標にもなりえることから，病態把握や治療方針の決定に有用である．ただし，OGTT は日常の臨床では費用や時間的な面で煩雑である．診断基準にあるように，空腹時，随時血糖の高値や，糖尿病性細小血管障害があり，明らかに糖尿病と診断される場合は，OGTT は必須ではない．

近年，この空腹時高血糖群（IFG）は，従来のブドウ糖負荷検査での IGT とは異なり，動脈硬化性疾患の危険因子とならないことが報告されており，ブドウ糖負荷試験の重要性が再認識されてきている．

●文　　献●
1) 糖尿病診断基準検討委員会：糖尿病の分類と診断基準に関する委員会報告．糖尿病 42：385-404, 1999

症例 2　2型糖尿病と1型糖尿病の鑑別

［症　　　例］36歳　男性
［主　　　訴］昏睡
［既　往　歴］特記すべきことなし
［家　族　歴］父；糖尿病
［現　病　歴］28歳の時，定期検診ではじめて尿糖指摘されるも放置．以後もときどき定期検診の際，尿糖（1＋）や軽度の空腹時高血糖（120～130 mg/dl 程度）を指摘されるも，糖負荷試験などの精査は受けていなかった．また口渇，多飲などの自覚症状はなく，食事療法や運動療法などはまったく行っていなかった．36歳の時，感冒症状が数日間続いた後，家人と会話している途中で，意識朦朧となり，ついには昏睡状態に陥った．家人につきそわれ救急車にて本院来院．来院時，血糖値 930 mg/dl，尿ケトン体（±），意識レベルは JCS 30 と低下しており，非ケトン性高浸透圧性糖尿病昏睡の診断にて入院となった．
［入院時現症］意識レベル JCS 30，身長 168 cm，体重 60 kg，血圧 120/68 mmHg，脈拍 76/min，呼吸数 26/min，貧血，黄染なし，舌は乾燥し脱水傾向認める，心肺音異常なし，腹部異常なし，神経学的異常認めず．
［入院時検査成績］
　　　　　RBC $498 \times 10^4/\mu l$，Hb 16.6 g/dl，Ht 48.5％，WBC $10,600/\mu l$，Plt $19.9 \times 10^4/\mu l$，TP 6.0 g/dl，Alb 3.6 g/dl，AST 66 IU/l，ALT 32 IU/l，ALP 222 IU/l，LDH 630 IU/l，Amylase 43 IU/l，BUN 34 mg/dl，Cr 1.2 mg/dl，Na 146 mEq/l，K 4.8 mEq/l，Cl 100 mEq/l，T-chol 102 mg/dl，TG 110 mg/dl，CPK 56 IU/l，CRP 3.0 mg/dl，ESR 12 mm/h，PG 730 mg/dl，HbA$_{1c}$ 8.2％，fructosamine 414 μmol/l，尿中 CPR 28 μg/day
　　　　　動脈血ガス：pH 7.358，PaCO$_2$ 34.0 mmHg，PaO$_2$ 80.8 mmHg，HCO$_3^-$ 20.2 mEq/l，BE －2.4 mEq/l
　　　　　検　尿：glucose（4＋），protein（－），ketone body（±），blood（－）
　　　　　免疫学的検査成績：GAD 抗体（－），ICA（－），ICSA（－），ANA（－），RF（－），RAHA（－），LE test（－），Thyroid test（－），Microsome test（－），Anti-DNA（－），Anti-ENA（－），Anti-insulin Ab（－），IgG 1190 mg/dl，IgA 206 mg/dl，IgM 178 mg/dl，C3 80 mg/dl，C4 42 mg/dl
　　　　　HLA：A11，A26，B13，Bw62，Cw3，DR2，DRw12
　　　　　眼底検査：単純糖尿病網膜症（左）
　　　　　ＥＣＧ：異常なし，胸腹部 X 線：異常なし
［入院後経過］入院後，十分な輸液とインスリン持続点滴にて意識状態は改善し，その後速効型インスリン1日4回注射（計40単位）にて血糖コントロールを行った．入院後，

血糖コントロールは著明に改善し，入院後14日目には一日総インスリン（14単位）にてコントロール可能となった．その後低血糖が頻発し，入院後24日目にはグリベンクラミド 5 mg に変更し，良好な血糖コントロールが得られるようになった．さらに退院後はグリベンクラミド 2.5 mg にて良好なコントロールとなった．

専門医のコメント

1）本症例のコメント

本症例は比較的若年者の高血糖昏睡であるが，入院後急速に血糖コントロールが改善し，最終的に経口血糖降下剤のみでコントロール可能となった症例である．この場合，①1型糖尿病の honeymoon period，②2型糖尿病の 2 つが考えられる．本症例の場合，①精査を受けていないため詳細は不明だが，定期検査にて尿糖や軽度の空腹時血糖高値を指摘されており，また糖尿病網膜症も認めていることから，かなり以前より 2 型糖尿病またはそれに近い状態となっていたと考えられる点，②尿中ケトン体陰性，③ GAD 抗体，ICA，ICSA も陰性，④尿中 CPR 値も軽度の低下であった点から後者と推定される．最終的には今後の経過によるが，本症例は検査，治療を受けず放置していたため血糖コントロールが徐々に悪化し，感冒を契機に急性増悪し昏睡に陥った 2 型糖尿病と考えられる．

2）1型糖尿病と2型糖尿病の特徴

1型糖尿病 は，遺伝，ウイルス，自己免疫の関与により膵 β 細胞が破壊される結果，インスリン分泌が低下し，インスリンによる治療を行わなければ生命を維持できなくなる糖尿病である．1型糖尿病 は10〜20代の若年者で発症することが多く，発症様式は，通常急激であり 2〜3週の間に，口渇，多飲，多尿，夜間尿，体重減少などをきたす．著明なアシドーシスに陥ると，嘔吐，傾眠，意識障害をきたす．これらの症状に先行して，感冒症状の存在することもある．発症時，尿中あるいは血中ケトン体が著明に上昇している．肥満例は少なく，糖尿病の家族歴も比較的少ない．一方，2型糖尿病は40歳以上の高齢者で緩徐に発症することが多く，ケトン体が上昇することは少ない．肥満例が多く，糖尿病の家族歴も比較的多く認められる（表 1 参

表1　2型糖尿病と1型糖尿病の鑑別ポイント

	1型糖尿病	2型糖尿病
発症年齢	20歳以下に多い	40歳以上に多い
発症様式	急激	緩徐
インスリン分泌	著明に低下	低下
インスリン療法	生命維持に必須	必要となることもある
ケトーシス傾向	多い	まれ
肥満歴	まれ	多い
家族歴	少ない	多い
HLA 抗原との相関	あり（DR3, DR4, DR9 多い DR2 少ない）	なし
ICA, GAD 抗体	高率	まれ
自己免疫疾患の合併	あり	なし

照).

3) 1型糖尿病と2型糖尿病の鑑別

血糖値のみからは病型を鑑別できない．膵β細胞に対する自己抗体の有無，発症様式，インスリン分泌障害の程度やケトーシスの有無などを参考に総合的に行う（表1）．

（1）1型糖尿病に関連する自己抗体

膵β細胞が自己免疫機序により破壊される際，種々の自己抗体の出現をみる．膵島細胞質に対する自己抗体であるICA，神経伝達物質であるgamma amino butylic acid（GABA）合成酵素GADに対する抗体，インスリン自己抗体であるIAAなどがあげられる．ICAは，発症早期の1型糖尿病患者において70～90％に陽性を示し，糖尿病発症の診断に有用である．GAD抗体は，発症早期の1型糖尿病患者で60～70％に陽性を示し，ICAと比し発症後長期間にわたって陽性を示すとされている．また，GAD抗体は，発症10年以上前より出現することがあること，ICAより早期に検出される症例があることより，1型糖尿病発症の予知マーカーとしても有用とされる．IAAは，発症早期の1型糖尿病患者で20～30％に陽性を示す．

（2）インスリン分泌障害

1型糖尿病では，膵β細胞の破壊によりインスリンの絶対的欠乏に陥ることが多い．したがって，インスリン分泌の評価が診断根拠の一つになる．C-ペプチド（CPR）は，膵島からインスリンと等モル分泌され，肝における除去率を無視できるうえに，インスリンと異なり腎機能が正常ならば尿中に10～20％が排泄されるため，インスリンの1日分泌量を推定できる．健常者の尿中CPR排泄量は50～100 μg/dayである．1型糖尿病患者の約60％は尿中CPR量が10 μg/day以下であるが，例外的に30 μg/dayに及ぶ例もあり，2型糖尿病と画然と分けられないこともある．現在のところ，10～20 μg/dayが1型と2型糖尿病の境界と考えられている．

インスリン作用の極度の低下のため，生体のエネルギー源として糖質が利用できない際，脂肪酸酸化の亢進が生じ，血中ケトン体が著しく増加する．1型糖尿病では，2型糖尿病と比し，インスリン欠乏によるケトーシスを起こすことが多い．このため，血中あるいは尿中ケトン体の測定が，病型鑑別の手がかりとなる．

（3）H L A

HLAの抗原タイプに関しては，欧米の1型糖尿病患者ではDR3，DR4が多く，DR2が少ない．

一方，日本の1型糖尿病患者ではDR4，DR9が多く，DR2が少ない．共通していえることは，DR2が1型糖尿病患者では稀であることであり，DR3，DR4，DR9などが存在しても，DR2が同時に存在すると1型糖尿病を発症しにくいとされている．本症例でもDR2が陽性であり，1型糖尿病を発症しにくい症例と考えられる．ただしHLAの抗原タイプは一つの統計的な事柄であり，HLA-DRのタイプを1型糖尿病の診断マーカーとするのは限界があるように思われる．

4) 鑑別を誤りやすい例

（1）若年者の高血糖昏睡の場合

若年者に急速に発症する高血糖昏睡は1型糖尿病のケトアシドーシスの場合に多いが，本症

例のように比較的若年者の高血糖昏睡でも2型糖尿病の場合があり，入院後急速に血糖コントロールが改善し，最終的にインスリン療法も不要となることがある．これは以前から2型糖尿病またはそれに近い状態であっても精査，治療を受けず放置していたものが，感染などを契機に急性増悪した場合などにみられる．

（2）ソフトドリンク（pet bottle）症候群の場合

若年者，とくに子供が口渇のためジュースなどを多飲したため血糖値が著明に上昇し，口渇，多尿，体重減少などにて来院した場合，1型糖尿病と診断を誤りやすいが，生活を改善することにより血糖値も次第に改善し，自覚症状も認められなくなっていく．このような症例は pet bottle 症候群と呼ばれ，膵機能自体には問題のないことが多い（詳しくは別章参照）．

（3）Slowly progressive 1型糖尿病の場合

一般的に1型糖尿病は若年者に急速に発症することが多いが，中高齢者が1型糖尿病を緩徐に発症することもあり，slowly progressive IDDM と呼ばれている（詳しくは別章参照）．

（4）高齢発症の1型糖尿病の場合

一般的には高齢発症の場合はほとんど2型糖尿病だが，40歳以上，また稀には60歳以上でも1型糖尿病が発症することがあり，高齢者の場合でも疑わしい場合には，ケトン体，尿中 CPR，ICA などの検査を行うべきと考えられる．

I. 糖尿病の分類

症例 3　境界型糖尿病

[症　　例] 38歳　男性

[主　　訴] 空腹時高血糖の原因精査

[現 病 歴] 4年前会社検診ではじめて空腹時高血糖（130 mg/dl）を指摘されたが，放置．以後空腹時血糖値は，111～117 mg/dl であった．自覚症状は特にない．75 g 経口ブドウ糖負荷試験を行ったところ，IGT であった（図1）．

[既 往 歴] 4年前より脂肪肝，高脂血症を指摘．

[家 族 歴] 母が糖尿病．

[現　　症] 身長161 cm，体重65 kg，BMI 23.9，BWmax 67 kg，血圧134/90 mmHg，脈拍76/min．整，左右差なし．心音，呼吸音とも異常認めず．頸動脈雑音は聴取せず．心電図　洞調律，整，68/min．胸部単純写真に石灰化像なし．尿検査上異常認めず．頸部エコーにて，頸動脈の平均内膜中膜複合体肥厚度（intimal and medial thickness：IMT）が右1.36 mm と肥厚していた．左は0.88 mm と正常範囲内であった（図2）．

[初診時血液検査]

FPG 115 mg/dl，HbA$_{1c}$ 6.2%，Fructosamine 292 μmol/l，AST 36 IU/l，γ-GTP 38 IU/l，T-chol 277 mg/dl，TG 332 mg/dl，HDL-chol 57 mg/dl．その他の末梢血液検査，一般生化学検査に異常なし．

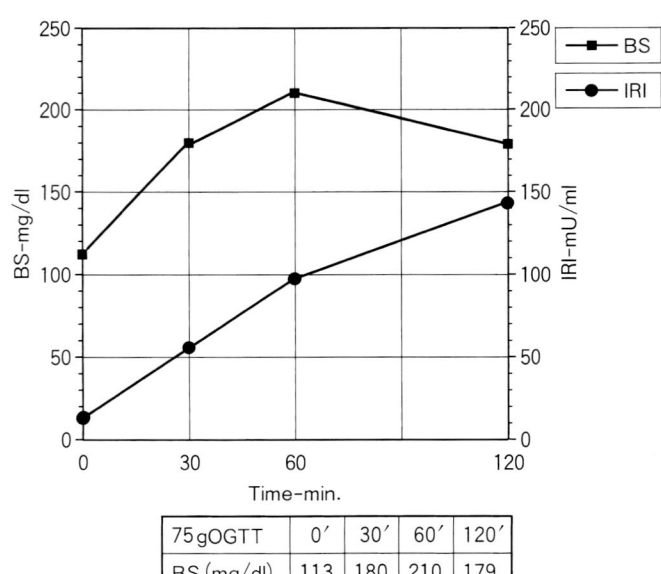

75 g OGTT	0′	30′	60′	120′
BS (mg/dl)	113	180	210	179
IRI (μU/ml)	11	68	102	149

図1　症例の 75 g OGTT

症例3●境界型糖尿病　　17

左内頸動脈

右内頸動脈

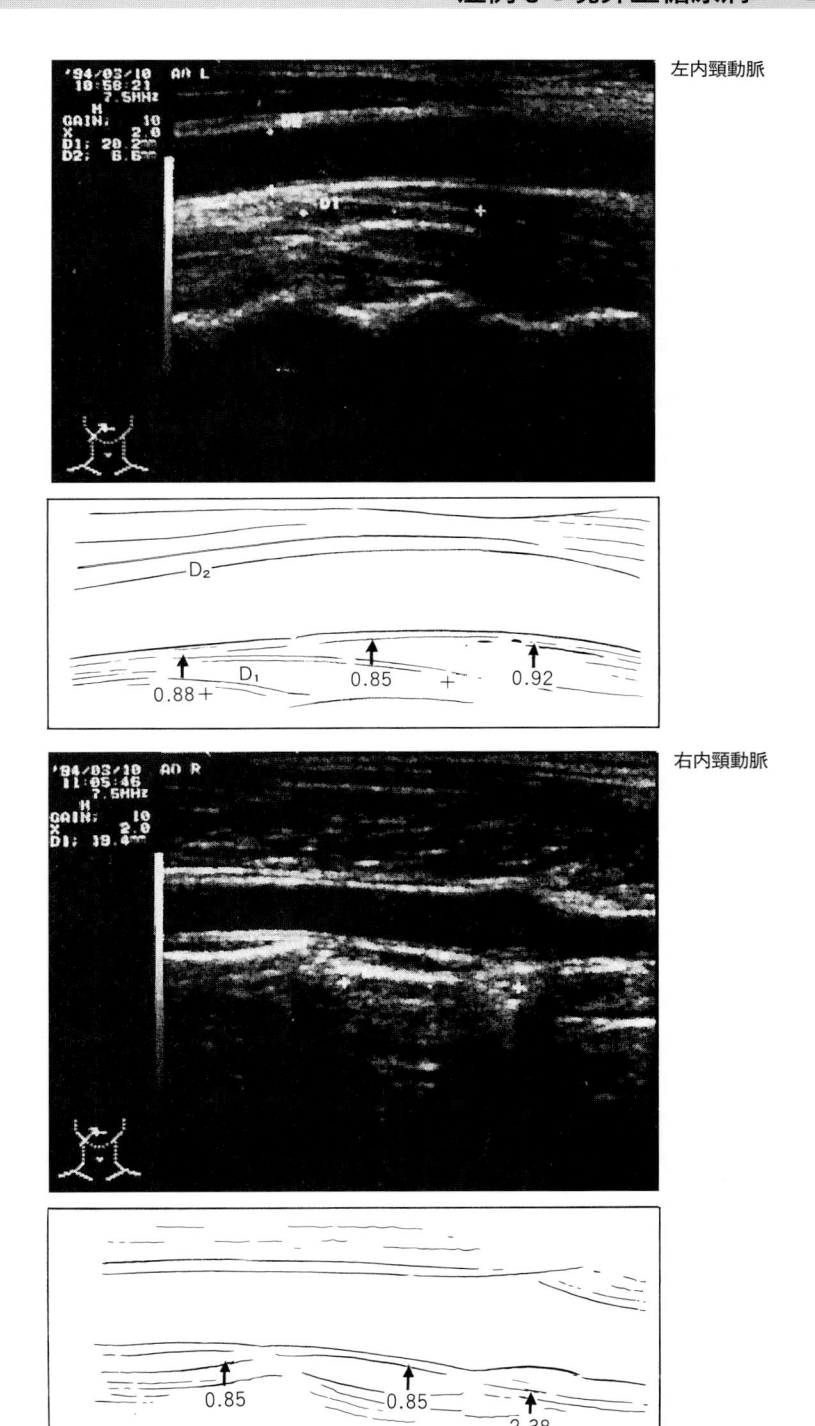

図2　右内頸動脈
　　　各点0.85, 0.85, 2.38 mm で平均1.36 mm．内径7.2 mm

[治療処方] 運動療法：早足歩行1日，10,000歩以上，食事療法：1日，約1,800 kcal と脂質摂取を2単位までとするように指導．特にこの症例は高インスリン血症があり，

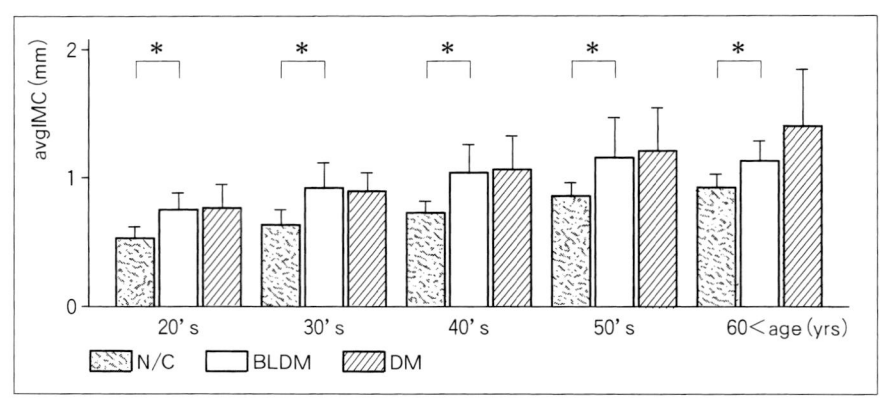

図3 健常者（N/C）120例，OGTT 境界型（BLDM）120例，糖尿病患者（DM）800例における B モードエコー法による頸動脈内膜中膜複合体肥厚度（avg IMC）の年齢別検索
（＊：P＜0.05の有意差あり）

IGT のなかでも動脈硬化の高危険因子群に属するため今後の追跡をしっかりしていくことが望ましい．

専門医のコメント

　この症例は境界型ではあるが拡張期高血圧，高脂血症，軽度過体重，高インスリン血症が認められ，Metabolic syndrome に属する．病態の基本にあるものとしては，インスリン抵抗性の代償機序の結果，高インスリン血症が存在しており，さらに肥満や 2 次的な代謝異常が追加因子として悪影響を及ぼしている．したがって，インスリン抵抗性を減らすことから治療を始めなければならない．

1）境界型の定義

　1999年の新しい糖尿病診断基準では，境界型は糖負荷試験において正常型にも糖尿型にも属さない群と定義された[1]．すなわち，空腹時血糖が 110 mg/dl 以上 126 mg/dl 未満，75 g 経口ブドウ糖負荷（OGTT）後 2 時間血糖が 140 mg/dl 以上 200 mg/dl 未満のものである．米国糖尿病学会（ADA）と WHO の新基準での IGT（Impaired glucose tolerance：空腹時血糖 126 mg/dl 未満かつ 75 gOGTT 2 時間値 140 mg/dl 以上 200 mg/dl 未満）と IFG（Impaired fasting glucose：空腹時血糖 110 mg/dl 以上 126 mg/dl 未満）がこのカテゴリーに属する．

2）境界型の疫学

　境界型は糖尿病患者の 2～3 倍存在し，加齢とともに上昇し，現在人口の20～30％と推定されている．糖尿病への移行は，境界型のなかでも初診時 75 gOGTT 2 時間値が 170 mg/dl 以上の群では，それ未満の群の約 2 倍高頻度で移行し，糖尿病合併症の頻度も 2 倍近くなる[2]．このため，境界型でも 75 gOGTT 2 時間値が 170 mg/dl 以上の群を高リスク群として管理する必要がある．また，小坂らは IGT のうち，100 gOGTT での Insulinogeic Index（$\Delta IRI_{30min}/\Delta PG_{30min}$）が0.5未満（75 gOGTT では0.4未満と考えられる）で，糖尿病発症が多いことを指

摘しており[3]，インスリン分泌不全が日本人の糖尿病へ移行する重要な決定因子と考えられる．

3）動脈硬化の高リスクとしての境界型

山崎らは，早期動脈硬化の指標である頸動脈超音波検査での内頸動脈の内膜中膜複合体肥厚度(IMT)でみると，IGTは2型糖尿病と同程度の動脈硬化をきたしていることを報告した(図3)[4]．その原因として，境界型はインスリン抵抗性を有する症例が多く，それに起因する他の危険因子（肥満，脂質代謝異常，高血圧）を合併するMetabolic Syndromeであることが考えられる．最近，舟形スタディにより[5]，境界型でもIFGは心血管イベントのリスクとはならず，IGTがこのリスクとなることが示された．さらに，DECODEスタディ[6]でも，食後高血糖が空腹時血糖より，全死亡率と心血管障害と強く相関することが明らかにされ，境界型では食後高血糖が動脈硬化危険因子として重要であることが示された．

4）境界型の管理

糖尿病予備軍である境界型の糖尿病への進展阻止を目指した，1次予防大規模臨床研究の成績が最近明らかにされた．Finnish StudyとDiabetes Prevention Program（DPP）では，生活習慣の改善によりIGTから糖尿病への移行率を約60％阻止できることが報告された．また，経口糖尿病薬による介入試験では，DPPではビグアナイド剤メトフォルミンを，STOP-NIDDM trialではα-グルコシダーゼ阻害剤アカルボースを用い，IGTから糖尿病への進展をそれぞれ約30％抑制できた．これらの成績を踏まえ，ADAは境界型の治療として，生活習慣の改善による体重の適正化と週150分間の中等度強度の運動を推奨している．薬物療法の適応に関しては医療経済学的問題もあり，現在は時期尚早であり，今後のエビデンスの蓄積が待たれる．

また，動脈硬化の危険因子としては，生活習慣の改善に加え，他の危険因子を糖尿病に準じ，可及的に改善すべきであると考えられる．

●文　献●

1) 糖尿病診断基準検討委員会：糖尿病の分類と診断基準に関する委員会報告．糖尿病 42：385-404, 1999
2) 伊藤千賀子：糖尿病発症危険因子としてのIGT. Diabetes Frontier 3：136, 1992
3) 小坂樹徳：IGTに関する3つの問題点について．糖尿病大血管障害シンポジウム第3巻：23
4) Yamasaki Y, Kawamori R, Matsuhisa M, et al : Asymptomatic hyperglycemia is associated with increased intima plus medial thickness of carotid artery. Diabetologia 38：585-591, 1995
5) Tominaga M, Eguchi H, Manaka H, et al : Impaired glucose tolerance is a risk factor for cardiovascular disease, but not impaired fasting glucose : the Funagata Diabetes Study. Diabetes Care 22：920-924, 1999
6) DECODE study group : Glucose tolerance and mortality ; comparison of WHO and American Diabetes Association diagnostic criteria. Lancet 354：617-621, 1999

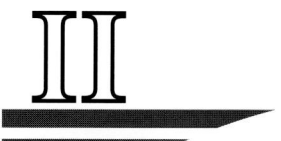

II 1型糖尿病の病態と治療

1. 1型糖尿病とは

　1型糖尿病は，膵島β細胞が特異的に破壊された膵島炎(insulitis)の結果生じるインスリンの絶対的不足により発症する．ウイルス感染など初発因子の作用で膵β細胞抗原に対する細胞性免疫異常，ヘルパーT細胞が膵島細胞傷害の主体と推定されている．すなわち，免疫学的寛容が破綻し，自己抗原を認識する自己反応性ヘルパーT(CD4$^+$；Th)細胞が活性化され，細胞障害性T細胞(CD8$^+$)の作用も加わり，再生力の弱い膵β細胞が破壊され，インスリン分泌が枯渇する．このような自己免疫性機序が想定されているが，膵β細胞傷害は臨床的な糖尿病の発症に先行して生じていると考えられる．

　膵島に対する自己抗体で臨床上重要視されているのは，膵島細胞抗体(ICA)，インスリン自己抗体(IAA)，glutamic acid decarboxylase 抗体(GAD65抗体)，IA-2抗体がある．ICAは1型糖尿病の診断と発症予知のsensitivityがきわめて高いとされるが，測定法もきわめて煩雑であることから，GAD65抗体，IAA，IA-2抗体が臨床上頻用されている．それぞれの抗体の陽性率には差があり，また，罹病期間によっても違いが認められることから，ひとつの抗体を他の抗体によって代表させることは困難である．1型糖尿病の近親者では，陽性抗体数の増加ととも1型糖尿病患者の発症リスクが増し，すべて陽性の者は5年以内の1型糖尿病発症は必至とされる．

　HLAは免疫応答の有無やその調節に関与する遺伝子である．従来より1型糖尿病患者では特定のHLAが高頻度に見出されることから，疾患への関与が示唆されてきた．最近のrandom marker approach(罹患同胞体法)を用いたゲノムスクリーニングにおいても，HLAはこれまで解析された遺伝子のなかで最も強く疾患感受性に関与する遺伝子であることが明らかとなっている．しかし，HLA領域には免疫応答に関与し，かつ多型を有する候補遺伝子が多数存在し，

これらが互いに強い連鎖不均衡の関係にあって，特定の組合せ（ハプロタイプ）のまま子孫に遺伝することが知られている．このため，HLA のなかで特にどの遺伝子が直接1型糖尿病の疾患感受性を規定しているかを決定することは必ずしも容易ではない．

近年，自己抗体陰性の急激に発症進行しインスリン分泌が廃絶する劇症1型糖尿病が Imagawa らより提唱され[1]，新しい1型糖尿病として注目されている．この疾患の特徴は，発症が急激であるため，血糖が著しく高値であるにかかわらず，発症時の HbA_{1c} が軽度上昇にとどまり，また膵外分泌酵素の上昇を伴うことが多い．

2．1型糖尿病の合併症の発症・進展予防

1型糖尿病の細小血管合併症の発症・進展阻止のためには，Diabetic Complication Control Trial（DCCT）の結果で示されたように，できる限り厳格な血糖管理が必要である．さらに，われわれが若年1型糖尿病患者を対象に頸動脈超音波検査を行ったところ，同年齢の健常人に比し頸動脈内膜中膜複合体肥厚度（IMT）の肥厚が進行しており，この進展阻止のためにも厳格な血糖管理が重要であることを報告している[2]．

このような厳格な血糖管理を達成するためには，1型糖尿病患者では絶対的に不足した内因性インスリンを，できる限り生理的に近い動態で補充することが重要である．しかしながら，従来用いられてきた速効型や中間型インスリン製剤では，たとえ頻回注射を行っても細小血管障害の発症進展を予防しうる厳格な血糖管理（HbA_{1c}＜6.5%）の達成は困難な症例が多い．近年，超速効型インスリンや持効型インスリンなどの新しい特性を有したインスリンが登場してきたが，より簡便かつ疼痛を伴わない方法をもってインスリンを適切に投与すること，また非観血的に real time で血糖測定できることなどの解決すべき課題が多く残されている．

かかる現状で，1型糖尿病の根治療法として確立されたものは膵臓移植だけであり，欧米では年間1,800例の症例に行われている．さらに最近，免疫抑制療法の進歩改良と2層法など膵保存法の向上の結果，より非侵襲的で繰り返し行える膵島移植がほぼ臨床応用可能となった．今後は，膵臓移植に変わり膵島移植が主流になるものと考えられる．しかしながら，ドナー不足，拒絶反応，医療費の高騰など問題点も多く，異種移植や自己細胞由来の β 細胞移植などの実現も待たれる．

3．1型糖尿病の予防

1型糖尿病の一次予防に関して．インスリン療法，ニコチナマイド，免疫抑制治療などが試みられてきた．2002年に報告された Diabetes Prevention Trial 1（DPT-1）では，膵島自己抗体陽性非糖尿病患者におけるインスリン治療は，糖尿病の発症率，C-ペプチド反応いずれにも効果がないことが示された[3]．また，ドイツで行われた Deutsche Nicotinamide Intervention Study（DENIS）では，ニコチナマイドも1型糖尿病の予防効果がないと報告された．現在，より大規模な European Nicotinamide Diabetes Intervention Trial（ENDIT）が行われてお

り，その報告が近くなされる予定である．また，免疫抑制療法では，その薬剤の副作用の問題も大きく，大規模スタディは行われていない．しかしながら，新規発症1型糖尿病患者を対象に，移植療法時の拒絶反応抑制に用いられる抗CD3モノクローナル抗体治療が，その後の膵β細胞傷害の進行を一部抑制できることが最近報告された[4]．また，われわれも，免疫抑制療法中膵腎同時移植症例の患者自身の膵臓に免疫応答から逃れた単離β細胞が存在することを見出し，免疫抑制療法は臨床応用の可能性がある．

わが国では緩徐発症1型糖尿病（slowly progressive IDDM）を対象に，早期インスリン治療時と経口血糖降下薬治療時の膵β細胞傷害の抑制効果を比較検討するTokyo Studyが進行中である．中間報告段階ではあるが，インスリン療法の有用性が示唆されおり最終報告が待たれる．

● 文　献 ●

1) Imagawa A, Hanafusa T, Miyagawa, et al : A novel subtype of type 1 diabetes mellitus characterized by a rapid onset and an absence of diabetes-related antibodies. Osaka IDDM Study Group. N Engl J Med 342 : 301-307, 2000
2) Yamasaki Y, Kawamori R, Matsushima H, et al : Atherosclerosis in carotid artery of young IDDM patients monitored by ultrasound high resolution B-mode imaging. Diabetes 43 : 634-639, 1994
3) Diabets Prevention Trial-Type 1 Diabetes Study Group : Effects of insulin in relatives of patients with type 1 diabetes mellitus. N Engl J Med 346 : 1685-1691, 2002
4) Herold KC, Hagopian W, Auger JA, et al : Anti-CD3 monoclonal antibody in new-onset type 1 diabetes mellitus. N Engl J Med 346 : 1962-1968, 2002

症例 4　1型糖尿病（血糖コントロール不良例）

[症　　　例] 27歳　女性
[主　　　訴] 意識障害
[既　往　歴] 特記すべきことなし
[家　族　歴] 特記すべきことなし
[現　病　歴] 12歳時，1型糖尿病と診断され，当院小児科に入院．インスリン治療が開始される．その後，血糖コントロール不良のため，数回入退院を繰り返していた．眼底検査で22歳時はじめて単純糖尿病網膜症を指摘される．26歳時，急速に眼底所見の悪化を認め，前増殖性糖尿病網膜症および硝子体出血と診断され，光凝固（photo coagulation：PC）を数回施行された．現在，速効型インスリンペンフィル R（8，8，10，0）中間型インスリンペンフィル N（0，0，0，14）で血糖コントロールを行っているが，血糖の変動が激しく，HbA_{1c} は9.6%とコントロール不良の状態である．今回，2日前より減量目的にインスリン注射を行わず，本日より意識が混濁としてきたため入院となる．
[入院時現症] 身長 158.7 cm，体重 58.5 kg，血圧 122/74 mmHg，脈拍 90/min
[検 査 所 見] WBC 13,300/μl，RBC 370×10⁴/μl，Hb 12.5 g/dl，Plt 35.7×10⁴/μl，Na 122 mEq/l，K 5.4 mEq/l，Cl 97 mEq/l，BUN 42.9 mg/dl，Cr 1.1 mg/dl，FPG 966 mg/dl，T-Bil 0.5 mg/dl，AST 81 IU/l，ALT 68 IU/l，ALP 358 IU/l，LDH 165 IU/l，CRP 1.2 mg/dl，GAD 抗体<1.3 U/ml，尿ケトン体（2＋），動脈血ガス：pH 7.118，$PaCO_2$ 17.4 mmHg，PaO_2 84.9 mmHg，HCO_3^- 5.9 mEq/l，BE －21.9 mEq/l

[膵内分泌機能検索]
尿中Cペプチド1日排泄量　0.91 μg/日

グルカゴン（1 mg）負荷試験

	血糖値（mg/del）	血中Cペプチド（ng/ml）
0 分	80	0.2
6 分	102	0.2

[入院後経過] 生理食塩水および速効型インスリンの輸液にてアシドーシス，低Na血症，高カリウム血症は改善，血糖は漸減し，意識も回復した．入院後3日目には血糖値は100～200 mg/dl にコントロールされた．同日より食事摂取も可能となり，再度強化インスリン療法を開始するも血糖変動が大きくコントロール困難であった．そこでまず，眠前の中間型インスリン量の適正を評価するため，夜間3時の血糖測定を行なったところ 48 mg/dl と低血糖の後，起床時高血糖（226 mg/dl）を認め Somogyi効果が認められた（表1）．このため，中間型インスリンを減量したが，8単位では起床時まで効果が持続せず，9単位では眠前血糖から3時にかけて血糖が低下することが明らかとなった．このため，持効型インスリングラルギン（ラ

症例4 ● 1型糖尿病（血糖コントロール不良例）

表　1

	起床時	朝2時間	昼食前	昼2時間	夕食前	夕2時間	眠前	夜間3時
インスリン	R8		R8		R10		N14	
血　糖	226	377	287	344	214	324	176	48
インスリン	R8		R8		R10		N8	
血　糖	241	296	186	256	179	288	149	132
インスリン	R8		R6		R7		ランタス8	
血　糖	121	191	144	203	162	224	122	89

ンタス®) 8単位に変更したところ，夜間の低血糖を生じることなく空腹時が140 mg・dl 以下となり安定した．しかも，日中の血糖変動は日差変動が小さくなり血糖管理しやすくなり，速効型インスリン（8, 6, 7）で退院となった．このとき，各食前血糖によるの速効型インスリンのスライディングスケールも加え，160 mg/dl 以上で1単位，200 mg/dl 以上で2単位，250 mg/dl 以上で3単位の追加投与を，また眠前には超速効型インスリンの同量のスライディングスケールを行うこととした．

専門医のコメント

1型糖尿病は若年者に発症する場合が多く，その発症にはウイルス感染，免疫反応の異常が関与しているといわれている．その発症に明らかな自己免疫が関与しているものを Type 1A，特発性のものを B Type 1B と分類され，その頻度はそれぞれ60％，15％とされている．この他に，急激な血糖の上昇によって発見されることがあり，1型糖尿病 type 1B の亜型として急激な発症の様式を呈する劇症型1型糖尿病という概念が最近 Imagawa らにより報告されている．わが国では劇症型1型糖尿病は1型糖尿病の約10％程度と考えられ，欧米での発症頻度は極めて低い．Type 1A の場合，ある程度膵機能が残存している場合があり，発症直後のコントロールは困難ではない場合がある．しかし病期の進行につれて，インスリン分泌の低下，注射部位の硬結によるインスリン吸収遅延，自律神経障害による胃腸運動障害のための食物吸収障害などから血糖コントロールは困難となってくることが多い．このため，血糖コントロールの目標である HbA_{1c} 値が6.5％以下を達成するのは大変困難であり，医療サイドのみならず，患者自身の多大な努力を要する．本症例のように，発症時期が思春期である場合には1型糖尿病の受け入れが困難であることが多く，治療に抵抗を示すものが多い．特に1型糖尿病は1～10万人に1人の発症といわれ，思春期に発症した患者はまわりに同じ患者がおらず，精神的に苦痛を伴うことが多い．患者会などで同じ境遇の患者同士で話し合うことや友達になることは病気の受け入れ，その後の治療に対する意欲に大きな利点となる場合がある．

症例 5 1 型糖尿病（新規発症例）
経過中ハネムーンピリオドを認めた

[症　　例] 43歳　女性
[主　　訴] 口渇，多尿，体重減少，易疲労感
[既　往　歴] 特記すべきことなし
[家　族　歴] 兄；糖尿病，母：関節リウマチ
[現　病　歴] 1ヵ月前より，口渇，多飲，多尿，易疲労感を自覚するようになり，2ヵ月で5 kgの体重減少を認めたため当科受診，尿糖（3＋），空腹時血糖 268 mg/dl，甲状腺腫を触知し，精査加療目的で入院となった．
[入院時現症] 身長 150 cm，体重 36 kg，甲状腺腫（3×4 cm）を触知する．胸腹部異常なし，神経学的異常を認めず．
[検査所見] 血糖日内変動（図1，表1）．HbA$_{1c}$ 14.0％，PG 405 mg/dl，T-chol 164 mg/dl，TG 138 mg/dl，HDL-chol 57 mg/dl，AST 33 IU/l，ALT 10 IU/l，ALP 268 IU/l，BUN 19.7 mg/dl，Cr 0.9 mg/dl，総ケトン体 1,950 μmol/l，アセト酢酸 193 μmol/l，3ヒドロキシ酪酸 1,757 μmo/l，抗核抗体 陽性（speckled pattern），RAテスト（＋），サイロイドテスト400倍，マイクロゾームテスト 25,600倍，FT$_3$ 2.5pg/ml，FT$_4$ 0.9 ng/dl，TSH受容体抗体 0％，GAD抗体 12.6 U/ml，ICA（−），ICSA 6.9％，HLA-DR$_4$（4＋），ECG 安静時，負荷後ともに正常範囲内，CV$_{R-R}$ 2.4％，眼底　両眼 NDR，甲状腺エコー　両葉ともび漫性に腫大．
尿タンパク（−），尿糖（4＋），尿潜血（−），尿中ケトン体（3＋）

[膵内分泌機能検索]
尿中CPR　5.4 μg/day
グルカゴン（1 mg）負荷試験

	血糖値（mg/dl）	血中Cペプチド（mg/ml）
0分	126	1.0
6分	152	1.2

[入院後経過] グルカゴン負荷試験にてインスリン反応低値，尿中CPR排泄量低値，尿中ケトン体強陽性であったため，食事療法と同時に速効型インスリン（ヒューマカート®）（4，4，4，0）の1日3回投与を開始した．SMBGの結果からインスリン投与量を調節し，1日19 Uまで増量したが，その後低血糖症状をときどき認めるようになり，インスリン量を減量，導入後第7週目にはインスリンを離脱して良好な血糖コントロールが得られ退院となった．退院時のHbA$_{1c}$ 9.8％，尿中CPR 34 μg/day

[退院後経過] 食事・運動療法のみで退院後HbA$_{1c}$ は8％台を推移していたが，寛解後3ヵ月

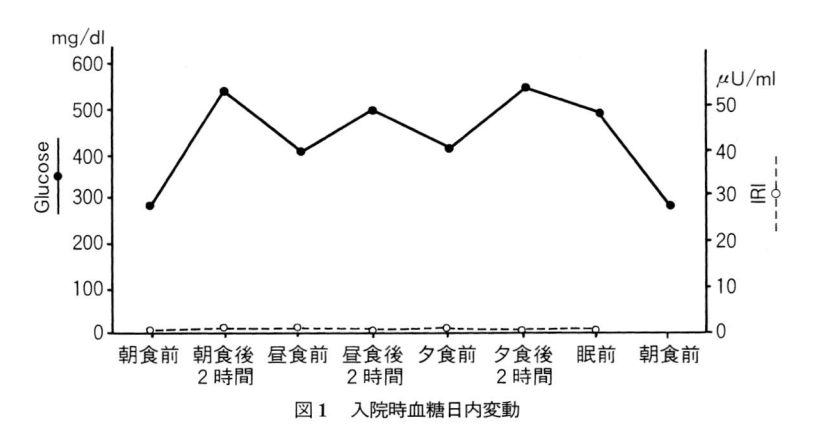

症例5 ● 1型糖尿病（新規発症例）経過中ハネムーンピリオドを認めた

図1　入院時血糖日内変動

表 1

	朝食前	朝食後2時間	昼食前	昼食後2時間	夕食前	夕食後2時間	眠前
血糖値 (mg/dl)	284	516	388	471	402	523	494
IRI (μU/ml)	1	1	1	0	1	0	0

　目頃より HbA$_{1c}$ の再上昇を認めたためインスリン再導入を行った．ヒューマカート R（4，4，4，0）から開始したが，以前のようにコントロールすることはできなかった．徐々にインスリンを増量し，ヒューマカート R（8，6，9，0）に加え，ヒューマカート N（0，0，0，7）を投与にて，まずまずの血糖コントロールが得られた．

専門医のコメント

1) 1型糖尿病の成因

　1型糖尿病の発症には免疫異常がかかわっていると考えられている．1型糖尿病は HLA に代表される素因に，複数の環境因子（ウイルス感染，食習慣，生活環境など）が作用し，それに引き続く自己免疫的機序により膵β細胞が破壊され発症するものと考えられている．1型糖尿病の免疫学的マーカーとして，抗膵島細胞抗体（islet cell antibodies：ICA），インスリン自己抗体（insulin autoantibodies：IAA），IA-2（insulinoma-associated antigen-2）抗体，GAD（glutamic acid decarboxylase）抗体がある．これらの複数の自己抗体が同時に検出される例では，1型糖尿病を発症する確率が高いことが報告されている．1型糖尿病では，膵臓以外の自己免疫疾患または自己抗体の頻度が高いことが知られており，その発症機序に自己免疫反応が関与していることの傍証ともなっている．

2) 寛 解 期

　1型糖尿病発症早期の治療後，一部の症例では一時的にインスリン治療がまったく不要，もしくはきわめて少量のみで代謝異常が是正される時期を迎えることがある．この時期は寛解期（ハネムーンピリオド）と呼ばれる．しかし，ほとんどの1型糖尿病患者では寛解期の数週間後

から数年の間に再燃し，インスリン治療を必要とするようになる．寛解期は以前は免疫の寛容などと考えられることがあったが，最近は異なる考え方が提唱されている．自己免疫機序により破壊途上にあるβ細胞が感染症などを契機としてインスリン抵抗性をきたし高血糖が生じ，高血糖による糖毒性のためさらにβ細胞傷害の進行およびインスリン抵抗性の悪化をきたす（1型糖尿病発症）．次にインスリン治療による血糖降下のため糖毒性が消えて破壊の途上にあるβ細胞のインスリン分泌が回復，インスリン抵抗性も減弱し，寛解期を迎える．しかしながら，β細胞の破壊が続くためにインスリン分泌が低下し，再度血糖値が上昇するというものである．逆に数日のうちにほとんどすべてのβ細胞が破壊される劇症型1型糖尿病では寛解期を迎えたという報告はない．

症例 6 ウイルス感染（コクサッキーウイルス）を契機に発症した1型糖尿病の1例

[症　　　例] 36歳　男性
[主　　　訴] 口渇, 多飲, 多尿
[家　族　歴] 糖尿病の家族歴なし
[既　往　歴] 26歳時；胆石症
[現　病　歴] 35歳時, 人間ドックではFPG 104 mg/dl, HbA$_{1c}$ 4.8%, 尿糖（－）であった. 36歳時, 鼻閉・発熱（38℃）などの感冒様症状が出現したが数日で軽快した. その後, 口渇感が出現, 徐々に増強し, 全身倦怠感とともに多尿も出現した. 夜間頻尿・多飲・体重減少（3 kg/3 週）を認めたため, 近医を受診したところ, 随時血糖 453 mg/dl より糖尿病と診断され, 速効型インスリン8単位の投与を受けた. 翌日当科紹介受診となり, 外来検査にてFPG252 mg/dl, HbA$_{1c}$ 10.3%, アセト酢酸 653 μmol/l, 3 ヒドロキシ酪酸 1,862 mol/l, インスリン＜3 μU/ml であったため, 糖尿病の精査・加療目的で入院となった.
[入院時現症] 身長170 cm, 体重58.6 kg（BMI 20.3）, 血圧106/60 mmHg, 脈拍64/分・整
[入院時検査] RBC 525×10^4/μl, Hb 14.5 g/dl, Ht 43.8%, WBC 7,080/μl, PLT 19×10^4/μl, Na 136 mEq/l, K 4.5 mEq/l, Cl 98 mEq/l, BUN 14 mg/dl, Cr 0.6 mg/dl, AST 11 IU/l, ALT 11 IU/l, γ-GTP 10 IU/l, ALP 118 IU/l, ChE 3,982 IU/l, Amy 62 IU/dl, CRP＜0.2 mg/dl, T-chol 214 mg/dl, TG 113 mg/dl, HDL-chol 40 mg/dl, Lp(a)22.9 mg/dl, FFA 2.2 mEq/l, T-Bil 0.7 mg/dl, HbA$_{1c}$ 10.3%, アセト酢酸2,323μmol/l, β-ヒドロキシ酪酸 1,015μmol/l, GH 0.1 ng/ml, Cortisol 11.1 μg/dl, ACTH 21 pg/ml, Glucagon 197 pg/ml, Catecholamines 0.16 ng/ml, TSH 3.68 μU/ml, FT$_3$ 3.2 pg/ml, FT$_4$ 1.1 ng/dl, 尿VMA 3.24 mg/日, 尿HVA 3.96 mg/日, 比重1.039, pH 6.0, 蛋白（－）, 糖（4＋）, ケトン体（2＋）, 潜血（－）, 尿化学：Na 164 mEq/日, K19 mEq/日, UN 4,386 mg/日, Glc 98 g/日, Alb 感度以下, C-peptide 11.8 μg/日, Ccr 78 ml/min

感染症：

コクサッキー B1	NT 4 倍未満	コクサッキー B2	NT 4 倍未満
	CF 4 倍未満		CF 4 倍未満
コクサッキー B3	NT16倍	コクサッキー B4	NT32倍
	CF 4 倍		CF 4 倍
コクサッキー B5	NT16倍		
	CF 4 倍未満		

ムンプス IgM（－）, 麻疹 IgM（－）, CMV IgM（－）, EBV IgM（－）
自己抗体：GAD抗体（－）, インスリン自己抗体（IAA）（－）, 抗膵島細胞抗体

(ICA)（＋）
インスリン分泌能評価：
1）空腹時検査
　　採血：FPG 224 mg/dl, IRI 4 μU/ml, CPR 1.1 ng/ml
　　蓄尿：CPR 11.8 μg/日
2）グルカゴン負荷試験

分	0	6
PG（mg/dl）	224	242
CPR（ng/ml）	1.1	1.7

3）高血糖クランプ（カッコ内は正常値）

分	0	5	90
PG（mg/dl）	157（89.4±5）	212（170±29）	218（181±12）
IRI（μU/ml）	4（4.3±1）	4（31.7±21）	5（20.9±6.5）

（インスリン抵抗性評価）
正常血糖高インスリンクランプ

	180分
PG（mg/dl）	98（83.5±10.2）
IRI（μU/ml）	77（83.2±18）

GIR（glucose infusion rate）　6.8（8.9±1.4）mg/kg/min

［入院後経過］入院時，グリクラジド 40 mg/day 投与にもかかわらず，食後血糖は 400 mg/dl 台であった．このため，速効型インスリンの毎食前頻回注射療法を開始した．入院後の血糖日内変動を次に示す．病型の鑑別として内分泌疾患など二次性糖尿病は血中および尿中ホルモンの測定より否定され，発症形式および抗 ICA 抗体陽性などから 1 型糖尿病と診断できた．

	B0	B2	L0	L2	S0	S2	BS
第1病日 SU剤のみ	211	409	345	506	380	498	462
第2病日 R（10, 6, 8, 0）	208	298	182	172	241	212	232
第8病日 R（10, 6, 8, 0） N（0, 0, 0, 4）	187	255	159	185	195	289	272
第12病日 R（10, 6, 8, 0） N（0, 0, 0, 6）	132	177	76	89	132	99	125

速効型インスリンのみでは早朝空腹時血糖の低下は認められず，中間型インスリン（ペンフィル N）を眠前に追加し，自己測定血糖値に基づき投与インスリン量を調節した．その結果，良好な血糖コントロールを得たので第14病日退院となっ

症例6 ●ウイルス感染(コクサッキーウイルス)を契機に発症した1型糖尿病の1例

た.
退院時処方：ペンフィル R（10，6，8，0），ペンフィル N（0，0，0，6）

専門医のコメント

　本症例は発症の経過よりコクサッキーウイルス感染を契機として発症していること，ICAが陽性であること，グルカゴン負荷試験での反応性が低いこと，発症形式が急激でありケトーシスを伴うこと，インスリンの基礎分泌，追加分泌が欠如していること，糖尿病の家族歴がないこと，比較的若年でやせ型であることなどから1型糖尿病と診断した．従来，コクサッキーB，流行性耳下腺炎，風疹，EBウイルス，サイトメガロウイルスの感染の後に発症した1型糖尿病症例が報告されているが，それらのウイルスと1型糖尿病発症との直接的な因果関係は証明されていない．従来，間接的にはウイルス蛋白（コクサッキーウイルスBP2-C）とGADの抗原に相同性を認めることからウイルス感染を契機として自己抗原が誘導されることが考えられている．また最近ではコクサッキーウイルス感染によりβ細胞自体の傷害が起こり，それを契機としてβ細胞内にあった自己抗原が外部にさらされるために，β細胞反応性のT細胞が活性化するという説が報告されている．

症例 7　Slowly Progressive IDDM

[症　　例] 37歳　男性，菓子職人
[主　　訴] 全身倦怠感，口渇，体重減少
[既　往　歴] 18歳時　リウマチ熱
[家　族　歴] 特記すべきことなし
[現　病　歴] 4年前の健康診断時に異常指摘されず．本年3月より口渇，全身倦怠感を認め，感冒と思っていたが症状改善せず，体重も2ヵ月で60 kgから53 kgへと7 kg減少したため，近医受診．血糖値290 mg/dl，HbA$_{1c}$ 10.4%，尿糖3＋のため当科紹介受診し，精査加療目的のため入院となった．体重は20歳時57 kg，1年前63 kgであった．
[入院時現症] 身長167.5 cm，体重50.5 kg，脈拍72/min 整，血圧105/75 mmHg
[入院時検査所見]
　　　　末血：RBC 434×10^4/μl，Hb 13.7 g/dl，Ht 40.4%，Plt 18.1×10^4/μl，WBC 6,000/μl，生化学：BUN 16.8 mg/dl，Cr 0.77 mg/dl，UA 3.2 mg/dl，AST 12 IU/l，ALT 9 IU/l，γ-GTP 11 IU/l，TP 6.5 g/dl，Alb 4.4 g/dl，T-chol 137 mg/dl，HDL-chol 48 mg/dl，TG 52 mg/dl，FBS 149 mg/dl，HbA$_{1c}$ 11.2%，グリコアルブミン 40.5%，内分泌検査：TSH 0.55 μU/ml，FT$_4$ 1.32 ng/dl，FT$_3$ 1.80 pg/ml，自己抗体：GAD抗体 380倍，ICA（－），インスリン分泌能：尿中CPR 29 μg/day，BSDP（血糖値 mg/dl/インスリン μU/ml）：朝食前240/1，朝食後2時間417/3，昼食前352/2，昼食後2時間428/3，夕食前352/1，夕食後2時間446/1，眠前423/1，グルカゴン負荷試験（血糖値 mg/dl/C-peptide ng/ml）：0分値 162/1.3，6分値 181/2.2
[合　併　症] 眼底検査；NDR（Non-diabetic retinopathy）
　　　　Urinary albumin 4.2 μg/min，CCr 104 ml/min
　　　　シェロング試験；陰性，CV$_{R-R}$：安静時3.53%，深呼吸時5.41%
　　　　安静時心電図：W.N.L.，マスター心電図：陰性
　　　　（頸動脈エコー（average IMT）lt. 0.72，rt. 0.82 mm）
[入院後経過] 入院時直ちに食事療法（1,600 kcal：25 kcal/kg）を開始したが，食前血糖値が250～350 mg/dlと高値を示した．入院翌日のBSDPと1日尿中CPR測定および入院3日目のグルカゴン負荷試験ではインスリン分泌能の障害が認められた．食事療法のみで血糖値は徐々に改善傾向を認めたが，GAD抗体価高値よりSlowly Progressive IDDMと診断し，頻回インスリン療法（速効型毎食前投与）を開始した．インスリン投与開始後，血糖値は速やかに正常化した．入院後3週間目には血糖値も正常化し，自覚症状も消失したため，速効型インスリン（2，2，2単位）投与を続行して退院とした．退院時グリコアルブミンは22%まで改

症例 7 ● Slowly Progressive IDDM

善した．

専門医のコメント

　Slowly progressive type 1 diabetes（SPIDDM）とは，発症当初は食事や内服薬のみで治療可能な 2 型糖尿病の病態を呈するが，膵島自己抗体が持続的に陽性で徐々にインスリン分泌能が低下し，最終的にはインスリン依存状態となる糖尿病のことをいう．その特徴を以下にまとめる．

(1) 発症時は 2 型糖尿病の臨床像を呈するが，数年の経過でインスリン依存の 1 型糖尿病の臨床像を呈するようになる．

(2) 膵島細胞抗体（ICA），GAD 抗体，インスリン自己抗体（IAA），IA-2 抗体などの膵島関連自己抗体が持続的に陽性である．

(3) 発症年齢が30〜50歳台と若年発症の 1 型糖尿病に比べ，比較的高齢に発症することが多い．

(4) β 細胞障害の速度は女性より男性のほうが速やかである．

(5) Class II MHC である HLA-DR4-DQA 1*0301-B1*0401 との関連がみられるが，急性発症 1 型糖尿病と関連する HLA-A24 との関連は薄い．

(6) β 細胞は若干残存している場合が多いが，膵外分泌組織には高度の萎縮がみられる．また残存膵機能があるため血清 C ペプチドが検出されることが多い．

　このような SPIDDM の症例は 2 型糖尿病と考えられていた症例のなかに日本では数％存在すると報告されている．2 型糖尿病のなかでの鑑別方法としては GAD 抗体が有用であるとされている．ICA 抗体や GAD 抗体が陽性の 2 型糖尿病患者では 2 年後には50％の頻度で，また 4 年後には100％の頻度でインスリンが必要になるとされている．実際の治療として，これらの症例について発症早期からインスリンを使用することによって，SU 薬治療に比して C ペプチド反応が保持されることが Kobayashi らにより報告されており，現在少量のインスリンを用いた SPIDDM の進展阻止の多施設でのランダマイズトライアル（Tokyo study）が進行中である．

症例 8　膵移植待機患者

[症　　例] 38歳　男性
[主　　訴] 膵腎同時移植適応評価
[現 病 歴] 18歳時，口渇および急激な体重減少（−10 kg）のため近医受診したところ，糖尿病を指摘され速やかにインスリン療法が開始された．以後15年間通院加療を受けるも，糖尿病に伴う腎機能悪化を認め，35歳時より人工血液透析が導入され，週に3回人工透析治療を受けている．38歳時，膵臓移植中央調整委員会に膵腎同時移植適応評価申請を行った．
[既 往 歴] 特記すべきことなし
[家 族 歴] 特記すべきことなし
[入院時現症] 身長168.7 cm，体重60.5 kg，血圧122/74 mmHg，脈拍80/min，HLA：A（11，24），B（35，61），C（w3，−），DR（4，−），DQ（3，−）

[膵臓移植の禁忌事項に関する情報]
　　①重篤な活動性の感染症の有無　　　なし
　　②悪性腫瘍の既往の有無　　　　　　なし
　　③進行中の壊疽　　　　　　　　　　なし
　　④重度虚血性心疾患・重度心不全　　なし
　　⑤重度脳虚血障害　　　　　　　　　なし
　　⑥高度の神経障害　　　　　　　　　なし
　　⑦活動性の前増殖性網膜症　　　　　なし

[膵内分泌機能検索]
　　インスリン投与量　　速効型インスリン　　朝12単位，昼12単位，夕14単位
　　　　　　　　　　　　中間型インスリン　　眠前16単位
　　尿中ペプチド1日排泄量　0.91 μg/日
　　グルカゴン（1 mg）負荷試験

	血糖値	血中Cペプチド
0分	80	0.2
6分	102	0.2

[血糖管理の不安定性の評価]
　　M値*：41.2　　MAGE値**：179.4
　　低血糖の頻度　3回/週程度

*M値：1日の各血糖が120 mg/dlからどの程度離れているか，また1日の日内変動がどの程度であるかの指標[1]
**MAGE値：1日の血糖変動から血糖コントロールの安定性を知る指標[2]

[合併症]
　　　　自律神経障害：起立性低血圧（−41 mmHg）を認める．
　　　　眼底：増殖糖尿病網膜症（眼科医のコメント：現時点では落ち着いており，移植に際し問題ないと考える．2年前に両側網膜光凝固ずみ）
　　　　腎症：週3回人工血液透析中

[動脈硬化性病変の評価]
　　　　心電図：W.N.L.　負荷心電図：マスターダブル陰性
　　　　Tl 運動負荷心筋シンチグラフィー：75W負荷にて虚血所見なし
　　　　API（Ankle Pressure Index）：左1.0　　右1.1
　　　　頸動脈ドップラーエコー：mild atherosclerotic change　有意狭窄なし

[一般検査項目]
　　　　HBs-Ag（−），HBs-Ab（−），HCV-Ab（−），Wa-R（−），TPHA（−），HIV-Ab（−），HTL-1-Ab（−），CMV-Ab（−），RBC 465×10^4/μl，Hb 12.5 g/dl，WBC 5,200 μl（分画：正常），Plt 21.2×10^4/μl，Na 137 mEq/l，K 5.1 mEq/l，Cl 97 mEq/l，BUN 77.8 mg/dl，Cr 13.9 mg/dl，FPG 102 mg/dl，T-Bil 0.3 mg/dl，AST 141 IU/l，Al-p 358 IU/l，Ch-E 152 IU/l，γ-GTP 26 IU/l，T-cho 151 mg/dl，TG 107 mg/dl，HDL-cho 45 mg/dl，TP 6.7 g/dl，Albumin 4.0 g/dl，HbA$_{1c}$ 8.3％，CRP ＜0.3（透析前データ）
　　　　免疫学的検索：GAD抗体　陰性
　　　　上部内視鏡検査：慢性胃炎

[申請結果] 申請を受けて3週間後に開かれた地域膵臓移植適応検討委員会において，
　　　1）内因性インスリン分泌の著しい低下を認め，低血糖を頻回に来たし血糖コントロールに苦慮していることが認められる．
　　　2）糖尿病に伴うと考えられる腎機能低下のため人工血液透析を受けている．
　　　3）移植手術に際しての心血管病変については問題なし．
　　　4）合併症または併存症による制限については現在のところ問題なし．
　　　　以上より膵腎同時移植の適応ありと判定された．判定結果は速やかに膵臓移植中央調整委員会に提出され，中央調整委員会でレシピエント登録して問題なしと判定された．

専門医のコメント

　膵移植は1型糖尿病の根治療法としてアメリカを中心に施行されている．膵移植は手技的に困難を伴うことが多いが，1966年に1例目が施行されて以来，2001年末までにアメリカを中心に約18,000例施行されており，年々増加傾向にある．移植手術自体にリスクがあること，インスリン治療という代替手段があることなどから膵単独移植は少なく，腎不全を伴う糖尿病患者に膵，腎をともに移植する膵腎同時移植が主流であり88％を占める．移植手技，免疫抑制剤，臓器保存方法，拒絶診断の改善により，アメリカでの膵移植成績は良好となってきており，膵

腎同時移植の1年患者生存率は94%，1年後の移植臓器生着率が82%となっている．

　この治療により膵臓が生着し機能を果たすと，血糖値が正常化しインスリン注射が不要となり，生活の質（QOL）の向上が得られる．また，糖尿病合併症については移植によりその進行を防ぐことが報告されている．最近の報告では膵単独移植10年後の症例で腎の組織学的な改善が認められた．網膜症や神経障害でもこのような長期成績に関する報告が待たれる．

　日本では1994年までに15例の膵移植が施行されているが，1997年に臓器移植法案が制定されて以降は15例の脳死または心停止下膵移植が施行された．実際の膵移植適応評価申請のための書式も平成11年度にようやく確立し，地方適応委員会の適応評価は平成11年7月より開始された．今回の症例は膵移植の適応基準を十分に満たしており，評価は速やかに行われた．適応申請症例のなかには，1）膵内分泌機能廃絶が認められず，内因性インスリンの分泌が認められるもの，2）眼底所見が落ち着いておらず，移植を行うに際し問題のある症例，3）重度の虚血性心疾患を合併するもの，などがあり，不適応あるいは適応保留となる症例が多く見受けられる．

●文　　献●
1) Schlichtkrull J, et al. Acta Med Scand 177 : 95-102, 1965
2) Service FJ, Molnar GD, Rosevear JW, et al : Mean amplitude of glycemic excursions, a measure of diabetic instability. Diabetes 19 : 644--655, 1970

症例 9 膵腎同時移植

[症　　例] 30歳　男性
[主　　訴] 膵腎同時移植
[家 族 歴] 父；高血圧
[現 病 歴] 13歳時，1型糖尿病を発症し，以来インスリン療法を継続したが，血糖コントロールは不良であった．1995年糖尿病に伴う慢性腎不全を指摘された．1996年，血液透析が導入された．1999年に膵腎同時移植適応評価を申請し，適応と判定され，1999年10月，日本臓器移植ネットワークへ登録した．
2000年4月25日くも膜下出血による脳死ドナー（50歳台女性，152 cm 43 kg）が現れた．血液型が同じでHLA-A2, DR8の2マッチでレシピエント第一候補となり，膵腎同時移植目的に同日入院となった．

[入院時現症] 身長168 cm，体重67.5 kg，血圧216/94 mmHg，脈拍87/分・整，四肢浮腫あり．
[入院時検査] 血算：WBC 5,650/μl, RBC 334×10⁴/μl, Hb 10.2 g/dl, Ht 31.0%, Plt 16.1×10⁴/μl

生化学：TP 7.2 g/dl, Alb 3.6 g/dl, Na 137 mEq/l, K 5.8 mEq/l, Cl 98 mEq/l, BUN 56 mg/dl, Cr 13.3 mg/dl, Glucose 304 mg/dl, HbA$_{1c}$ 8.6%

[入院後経過] 症例から膵腎同時移植手術承諾書によるインフォームドコンセントを取得した．ドナー膵腎が救急車，新幹線を用い当院に到着後，速やかにドナー膵腎の血管再建を含むbench surgeryを開始した．引き続き，膵グラフトを右腸骨窩に留置し，膵液は十二指腸乳頭部を介して膀胱内にドレナージした．後腹膜経路で左腸骨窩にドナー腎臓を移植した．
膵グラフトの血流再開直後，血糖値は80 mg/dlに安定し，移植腎も血流再開後，ただちに自尿が出現し，術後より尿量は2,000 ml/日以上を維持できた．免疫抑制剤は，移植直後はmethylprednisolone（MP）パルス療法，抗ヒトリンパ球抗体（ALG）の大量療法と維持療法としてprednisolone（PSL）100 mg/日，tacrolimus（TAC）0.06 mg/kg/日の持続静注，mycophenolate mofetil（MMF）2 g/日を開始した（図1）．TACは12病日から0.2 mg/kg/日の経口投与へ切り替えた．術後，急性期の血栓症など術後合併症予知のため，人工膵島（STG-22，日機装社）により経時的血糖値モニターを行った．術直後のMPパルス療法により血糖値が上昇すると，人工膵島の管理下にインスリン持続静注を開始した．特に術後2〜3病日にかけて，インスリン必要量が約200単位/日に増大した．術後4病日，食事の開始とともに速効型インスリン皮下注を開始した．インスリン皮下注射量は30単位/日を最大に，術後27病日には，食事（1,760 kcal）・運動療法の併用によりインスリン離脱にまで改善した（図2）．膵腎同時移植で外分泌液を膀胱にドレナージした場合，尿中アミラーゼ値が低下することが膵グラフト障害や拒絶

II. 1型糖尿病の病態と治療

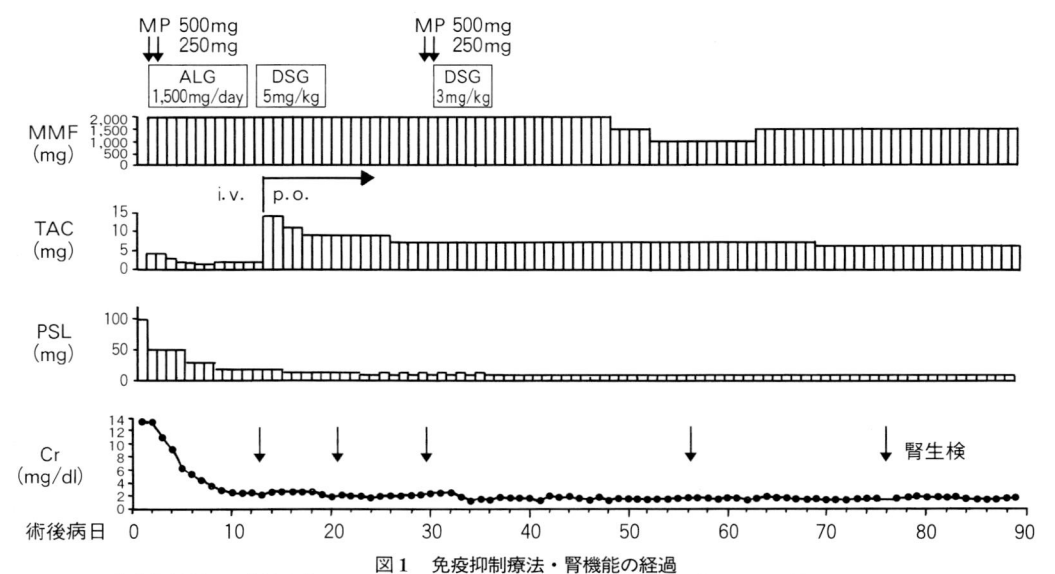

図1 免疫抑制療法・腎機能の経過

免疫抑制剤は，移植直後は methylprednisolone（MP）パルス療法，抗リンパ球抗体（ALG）の大量療法と維持療法として prednisolone（PSL），tacrolimus（TAC），mycophenolate mofetil（MMF）を開始した．腎機能の改善を確認しながら PSL，TAC，MMF を減量した．拒絶反応が疑われた第10病日と第29病日に deoxyspergualin（DSG）により免疫療法を強化した．

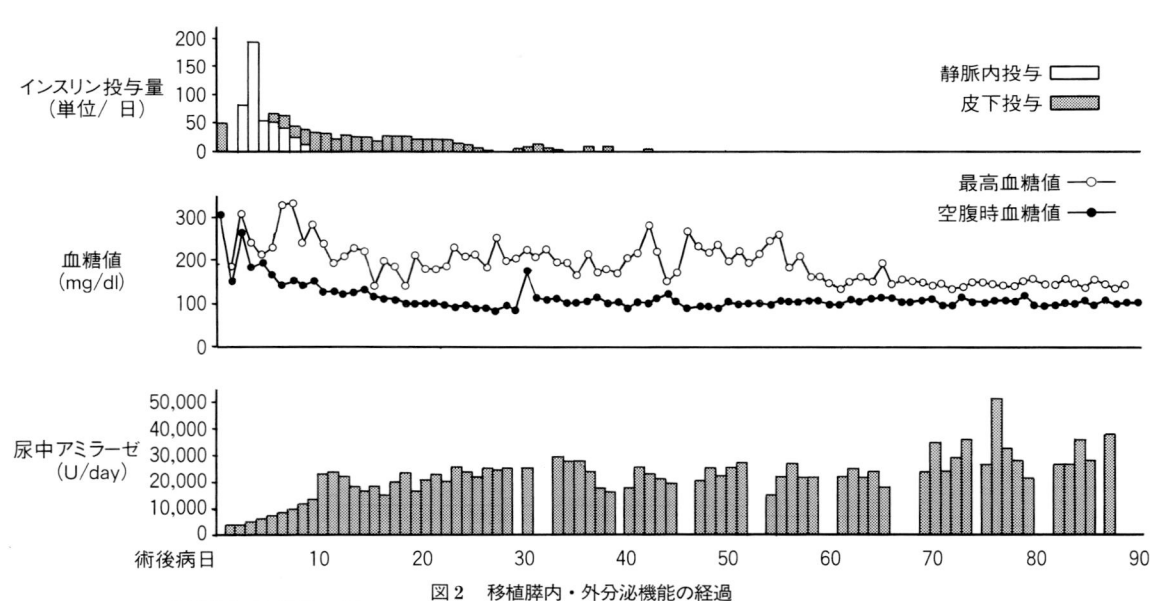

図2 移植膵内・外分泌機能の経過

移植膵外分泌機能の指標1日尿中アミラーゼ量は術直後より徐々に上昇し，20,000U/day 以上を維持した．インスリン必要量は徐々に低下し，第27日に離脱し，空腹時血糖は 100 mg/dl 前後で推移した．

の指標となる[1]．術翌日の尿中アミラーゼは3,937単位/日で徐々に増加し，術後11病日以降20,000単位/日前後となり，以後も膵グラフト障害を疑わせるような低下は認めなかった（図2）．

血清クレアチニン値は術後 13.3 mg/dl から速やかに改善した．経時的に行った5回の腎生検のうち，第10病日の腎生検では軽い拒絶反応が認められたため，deoxyspergualin (DSG) 300 mg/日を投与した（図1）．第30病日の血清クレアチニン軽度上昇時，拒絶反応を疑い MP パルス＋DSG 療法を追加したが，腎生検の結果，TAC による腎毒性と考えられた．この時，血糖値の上昇に対しインスリン皮下注射を一時的に行った．

第78病日の日内変動では，各食前平均血糖値 96 mg/dl，最高血糖値は 150 mg/dl と良好にコントロールされていた．一方，血中インスリン濃度は空腹時 7 μU/ml から食後2時間 19 μU/ml と低値であった．HbA_{1c} は入院時 8.6% から退院時 5.4% まで改善し，糖尿病網膜症の増悪は認めなかった．腎機能は退院時血清クレアチニンが 1.4 mg/dl まで低下し，免疫抑制剤は退院時 PSL 10 mg, TAC 6 mg, MMF 1.5 g とした．

専門医のコメント

膵臓移植は，米国ミネソタ大学において1966年にはじめて行われ，近年，世界的には年間約1,800例行われる1型糖尿病の根治治療として定着している．移植成績も著しく向上し1年生着率は80％以上に達している．生着率，生命予後の点から，80％以上の症例で膵腎同時移植が行われている．わが国でも1997年10月臓器移植法が制定され，脳死ドナーからの膵腎同時移植への道が開かれた．以後，2000年4月25日その第1例を経験し，2002年までに，脳死ドナーから9例の，また心停止ドナーより1例の膵臓移植が行われた．

移植直後，血栓症などの急性合併症により膵グラフト機能が急激に低下すると血糖上昇を認めることが知られており，膵グラフト機能の評価のため術後3日間人工膵島による血糖モニターを行った．本症例ではステロイドパルス療法による急激な血糖上昇をきたした．われわれは糖毒性による膵β細胞機能障害の回避を目指し，膵移植後の血糖値の管理目標を 150 mg/dl 以下にするという方針で人工膵島を用いて血糖管理を行った．

移植膵からの内因性インスリンは門脈ではなく体循環に直接流入するため，末梢血中インスリン濃度は約2倍になる．このため，血中 C-peptide (CPR) によりインスリン分泌能が評価できるグルカゴン負荷試験を経時的に施行した．術後6病日では負荷前 CPR は腎機能が改善していないため 4.9 ng/ml と見かけ上の高値を呈していたが，グルカゴン負荷後6分間の CPR 増加量 ΔCPR は 0.6 ng/ml と低値を呈した．術後38病日の時点でも，インスリンを離脱していたにもかかわらず ΔCPR は 0.9 ng/ml と依然低値であった．しかしながら，移植3カ月の時点では ΔCPR は 2.6 ng/ml まで改善し，ある程度時間を要しても膵グラフト機能の改善が可能であった．

Troppmann らは，本症例のように移植後インスリン分泌の回復が遅れるものを「Delayed Endocrine Pancreas Graft Function」(DEGF) と呼んでいる[2]．その定義は1日必要インスリン総量が移植術後5日から10日の間に30単位以上である，あるいは11日から15日の間に15単

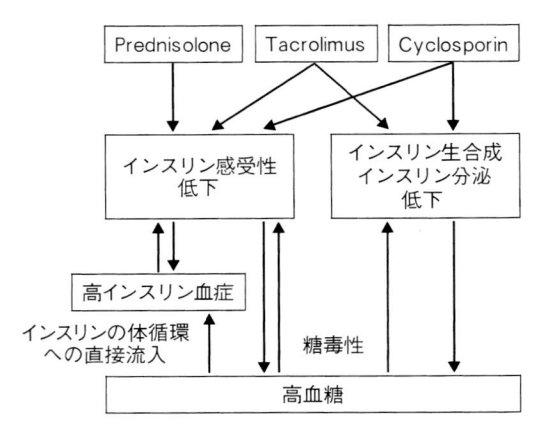

図3 免疫抑制剤による耐糖能障害の機序

位以上であるものとしている．本症例も定義に適合する．彼らの施行した膵腎同時移植症例のうち，このような症例は69％に認められた．DEGFは，1）80 kg以上のレシピエント体重，2）45歳以上のドナー年齢，3）外傷以外によるドナー死因と有意な相関があり，脳血管障害や心血管障害の死因と相関する傾向がある．今回の移植も，1）ドナーとレシピエントの体重格差，2）50歳台後半のドナー年齢，3）脳血管障害による脳死状態より，膵グラフトはDEGFが起こりやすい状態であったと考えられる．これらの要因に，インスリン分泌障害とインスリン抵抗性を生じる免疫抑制剤が加わり[3)4)]，インスリン分泌能の改善に時間を要したと考えられる（図3）．DEGFがある場合の予後はDEGFなしに比べ1年生着率は76％ vs 94％，3年生着率は59％ vs 82％と低いことが報告されているため，今後，本症例の膵内分泌機能を注意深く観察していく必要がある．

●文　献●

1) Prieto M, Sutherland DE, Fernandez Cruz L, et al : Experimental and clinical experience with urine amylase monitoring for early diagnosis of rejection in pancreas transplantation. Transplantation 43 : 73-79, 1987
2) Troppmann C, Gruessner AC, Papalois BE, et al : Delayed endocrine pancreas graft function after simultaneous pancreas-kidney transplantation. Incidence, risk factors, and impact on long-term outcome. Transplantation 61 : 1323-1330, 1996
3) Redmon JB, Olson LK, Armstrong MB, et al : Effects of tacrolimus (FK506) on human insulin gene expression, insulin mRNA levels, and insulin secretion in HIT-T15 cells. J Clin Invest 98 : 2786-2793, 1996
4) Berweck S, Kahl A, Bechstein W, et al : Clinical use of the euglycemic hyperinsulinemic clamp for diagnosis of tacrolimus-induced insulin resistance after combined pancreas-kidney transplantation. Transplant Proc 30 : 1944-1945, 1998

III 2型糖尿病の病態と治療

III-1 2型糖尿病の管理

 糖尿病患者が増加の一途を辿っているなか，近年，糖尿病合併症の発症・進展阻止に関する大規模臨床試験の成績が報告され，糖尿病患者の血糖コントロールの意義が明確となった．1型糖尿病に対して行われたDCCT（Diabetes Control and Complications Trial），2型糖尿病に関するわが国での少数ながらインスリン治療により厳密に検討されたKumamoto study，また英国で行われたUKPDS（United Kingdom Prospective Diabetes Study）により，厳格な血糖コントロールが糖尿病性細小血管障害の進展阻止を可能とならしめることが明らかにされた．一方，糖尿病患者における動脈硬化性疾患（大血管障害）の発症・進展を抑制するための血糖コントロールの意義についても，多くの疫学調査によってその重要性が明らかとなってきた．

1．血糖コントロールの管理基準

1）細小血管障害の点から

 インスリン治療による厳格な血糖コントロールは，2型糖尿病の細小血管障害発症の一次予防，およびすでに合併症を有する糖尿病患者の細小血管障害の進展予防（二次予防）に有効であることが示された．Kumamoto studyでは，2型糖尿病患者で，新規またはインスリン治療中の患者（110名）を一次予防群，二次介入群の2群に分け，それぞれ現行の中間型インスリン治療（CIT群）とインスリン頻回治療（MIT群）に無作為に割り付し，8年間にわたって血糖コントロール状態と細小血管障害の累積悪化率の追跡調査を行った．MIT群は，CIT群に比しHbA_{1c}値を2.3％低下させることができ，すべての細小血管障害発症に対してその進展阻止効果は顕著であった．慢性血糖コントロール状態を反映するHbA_{1c}値が上昇するに伴い，糖尿病網膜症の発症率は指数関数的に増加する．この結果から，少なくとも$HbA_{1c}<6.5％$が，糖尿

表 1

コントロールの評価	優	良	可	不可
HbA$_{1c}$	5.8未満	5.8〜6.5	6.6〜7.9	8.0以上
空腹時血糖 (mg/dl)	100未満	100〜119	120〜189	140以上
食後2時間血糖 (mg/dl)	120未満	120〜169	170〜199	200以上

病細小血管障害の発症進展予防のために達成すべき目標とされる．これを受け，日本糖尿病学会は，表1のように血糖コントロール状態の指標と評価を挙げ，「優および良」を目指すことを推奨している．

またUKPDSは，2型糖尿病患者における血糖管理と糖尿病合併症の発症を検討したもので，対象を従来型治療（CT）群および，SU薬またはインスリンによる血糖コントロール強化群（IT群）に割り付した，10年の追跡期間で，10年後のHbA$_{1c}$値はCT群7.9％に比べてIT群では7.0％であった．IT群については，SU薬の種類，インスリンとの間でも，臨床効果に差がなかった．IT群はCT群に比し体重が平均2.9 kg増加したものの，糖尿病関連死亡は10％低下し，全糖尿病関連イベント，糖尿病細小血管障害の発症リスクが，それぞれ12％，25％低下した．また，網膜症の進展は12年間で21％減少し，微量アルブミン尿の合併も33％低下した．しかしながら，糖尿病合併症の発症・進展阻止のためのHbA$_{1c}$の閾値は認められなかった．

2）大血管障害の点から

高血糖と動脈硬化疾患の発症の関連がFinnish Study, Honolulu Heart Program, Framingham Heart Studyなどの疫学調査で報告された．Finnish Studyでは，65歳以上2型高齢糖尿病者の3.5年間の追跡調査により，心血管死の発症率はHbA$_{1c}$が6.0％未満，6.0〜7.9％，8.0％以上で，それぞれ1％，5％，13％であった．わが国の成績では，久山町研究では空腹時血糖値120 mg/dl以上，HbA$_{1c}$ 6.5％以上で，また国立循環器病センターを中心に多施設共同研究（MSDM）にて行われた成績では，空腹時血糖値140 mg/dl以上にて有意に冠動脈硬化，脳動脈硬化を合わせた発症頻度が上昇すると報告された．これらの成績から，血糖管理状態と大血管障害が密接に関連することは明らかである．最近，DECODEスタディで，空腹時高血糖と独立して食後高血糖のレベルも，心血管死亡率の危険因子であることが示された．

耐糖能異常者において動脈硬化性疾患の発症を予防するためには，高血糖だけでなく，高血圧，高脂血症等の危険因子を可及的厳格に管理をすることが重要である．とくに，糖尿病患者の血糖コントロールと動脈硬化症発症との関連については，細小血管障害に見られる直接的関連よりも，ほかの動脈硬化危険因子の作用をさらに増強する可能性が示唆されている．治療の原則は，生活習慣の是正による肥満の軽減（BMI 25 kg/m² 未満）と禁煙はいうまでもなく，血糖値の管理目標はHbA$_{1c}$ 7％未満に，血圧値は130/80 mmHg以下，血清コレステロール値は冠動脈硬化症がない場合には200 mg/dl（LDL-C 120 mg/dl）以下に管理することが推奨されている．高血圧，脂質代謝異常の管理の詳細に関しては別項をご参考いただきたい．

症例10 2型糖尿病初診患者の取り扱い

[症　　　例] 45歳　男性
[主　　　訴] 口渇
[現　病　歴] 5年前の会社の健診にて尿糖を指摘されるも放置．2年前の会社健診でも高血糖（160 mg/dl）・高血圧を指摘されたが放置．本年の会社健診にて著明な高血糖（FPG 291 mg/dl）および肝機能障害（AST 55 IU/L，ALT 47 IU/L，γ-GTP 368 IU/L）を指摘され，主治医より運動・食事療法を勧められ入院となる．
体重変化：高卒時；72 kg，大卒時；87.8 kg，入社時；110 kg，最大；118 kg（3年前），現在；101 kg
ウイスキー：平均0.5本/日　喫煙40～60本/日×15年
[既　往　歴] 特記すべきことなし
[家　族　歴] 父が糖尿病，高血圧，脳梗塞
[現　　　症] 身長174.2 cm，体重101 kg（理想体重66.8 kg，BMI：33.3），血圧156/102 mmHg，脈拍68/分整，神経学的所見に異常を認めず
[入院時検査] 末血：RBC 554×10⁴/μl，Hb 18.1 g/dl，Ht 52.6%，PLT 17.2×10⁴/μl，生化：Na 136 mEq/l，K 3.7 mEq/l，Cl 101 mEq/l，BUN 9 mg/dl，UA 6.5 mg/dl，Cr 0.5 mg/dl，AST 25 IU/l，ALT 36 IU/l，γ-GTP 198 IU/l，ChE 4,880 IU/l，T-chol 151 mg/dl，TG 155 mg/dl，HDL-chol 32 mg/dl，TP 7.2 g/dl，Alb 3.9 g/dl，FPG 253 mg/dl，HbA$_{1c}$ 9.3%，尿定性：比重 1.036，pH 5.5，蛋白（−），糖（3＋），ケトン体（−），潜血（−）
[合　併　症] 眼底検査：非糖尿病網膜症（NDR），Urinary albumin 6.7 μg/min，CCr 125 ml/min，シェロング試験：陰性，CV$_{R-R}$：安静時2.68%，深呼吸時5.19%，マスター心電図：陰性，頸動脈エコー：avg IMT（lt. 0.88，rt. 0.90 mm），API（ankle pressure index）：lt. 1.10，rt. 1.12，腹部エコー：Fatty liver, mild splenomegaly
[入院後経過] 上記の通り糖尿病に関する合併症を検査した後，食事療法（25 kcal/kg）および運動療法（ウォーキング1万歩/日以上）を開始．薬物療法を行うことなく，4週間後には8 kgの減量に成功し，FPG 110 mg/dl，HbA$_{1c}$ 7.8%と食前・食後血糖値の改善を認めたため退院となる．また，血圧も130/85 mmHg未満となり適正にコントロールされた．その後の外来通院でも，厳格に食事・運動療法を続けており，体重増加も認めず経過良好である．

III．2型糖尿病の病態と治療　1）2型糖尿病の管理

専門医のコメント

1）治療方針

　糖尿病発症の背景として，大きく遺伝的要因と環境的要因の2つに分けられる．そして，環境的要因として主に肥満，運動不足が挙げられる．これらはともにインスリン感受性を低下させ，糖尿病を誘発する．したがって，肥満や運動不足がある場合には，まずこれらを改善する必要がある．これらを無視して治療すれば，インスリン抵抗性のためにインスリン需要量がより多くなり，薬物療法が本来不要と考えられる症例でも薬物療法が必要になることがある．そして，こうした症例に安易にSU薬やインスリン注射を用いると，それがさらに肥満を助長し血糖コントロールを悪化させかねない．糖尿病の治療の基本はまず食事・運動療法であり，これで功を奏しないときに薬物療法が適応となる．

2）食事療法

　活動度により異なるが，一般に入院患者では25～30 kcal/kg/dayで設定する．この際の体重は理想体重を指す．ただし，減量を目的とするときはLCD（low calorie diet：800～1,200 kcal/day）やVLCD（very low calorie diet：450 kcal/day）を考慮する．VLCDには禁忌があるのであらかじめ適応になるかどうかを検討する必要がある（詳細はVLCDの項参照）．

3）運動療法

　まず運動療法の禁忌であるが，おもなものは，1）著明な高血糖でケトアシドーシスが認められるとき，2）進行性の合併症があるとき，3）整形外科的な疾患があり運動により悪化するおそれがあるときなどである．したがって，運動療法を開始するにあたってはこれらのチェックが必要である．運動療法の効果は多岐にわたるが，特に期待されるのは肥満の改善とインスリン感受性の改善である．糖尿病では特に食後の血糖値の上昇が大きいことから，これを小さく押さえる目的で食後30～60分くらいに1回当たり30分以上の運動が理想的とされる．ただし，インスリン抵抗性に与える運動の効果は2～3日続くため，週に2～3回でもある程度の効果は期待できる．

4）薬物療法

　食事・運動療法を厳格に行っても血糖コントロールが十分に改善しないときに適応となる．インスリン分泌不全が主たる高血糖の原因と考えられるときはSU薬やインスリン注射が，インスリン抵抗性が主たる病態と考えられるときはビグアナイド薬やインスリン抵抗性改善薬が適応となる．ビグアナイド薬は過去には乳酸アシドーシスが問題になっていたが，現在では肝腎疾患がなく過剰投与しなければほとんど問題にならないとされており，UKPDSでも特に肥満2型糖尿病患者に対して，メトホルミンは心筋梗塞や糖尿病に関連した死亡の発生率を低下させ，血糖低下作用以上の効果が認められ有効との結果が出ている．また，食後血糖改善薬としてα-グルコシダーゼ阻害薬があり，グルコースの吸収を遅延させることにより，食後の急激な血糖の上昇を抑制する．さらに近年，新しいインスリン分泌刺激薬として速効型のナテグリニドやインスリン抵抗性改善作用をもつSU薬グリメピリドが登場し，それぞれの薬剤特性を考慮した幅広い治療戦略が可能となってきた．

症例 11 　2 型糖尿病の外来管理

[症　　例] 48歳　男性，事務職
[主　　訴] 高血糖
[家 族 歴] 兄が糖尿病
[既 往 歴] 特記すべきことなし．ビール3本/日．
[現 病 歴] 生来健康であった．5年前会社検診で尿糖陽性を指摘，近医にて糖尿病と診断され（食後血糖値 322 mg/dl）当科紹介された．まず21単位（1,680 kcal）の食事療法を指導され，その後経口血糖降下薬（オイグルコン）の投与をうけた．しかし同剤の増量（10 mg/日）にもかかわらず血糖コントロールは改善せず（HbA$_{1c}$ 10.4～12.1 %，空腹時血糖値 113～156 mg/dl），入院治療を行うことになった．
[身体所見] 身長 162 cm，体重 63 kg．貧血，黄疸，浮腫を認めず．血圧 148/70 mmHg，脈拍82/分，整．心肺に異常なし．振動覚は下肢でやや減弱．深部腱反射異常なし．
[検査成績] HbA$_{1c}$は 12.4 %，グリコアルブミン32%と著明高値，また1,5-アンヒドログルシトール（1,5-AG）は 0.3 μg/mlと低値であり，コントロール不良の糖尿病と考えられる．一方，空腹時血糖値（FPG）は 147 mg/dl とやや高値を示すのみであり，外来フォロー時と同じ傾向（HbA$_{1c}$の高値に比して FPG は軽度の高値）が見られた．内因性インスリン分泌能を示す尿CPR は 42.0 μg/日と保持されており2型糖尿病と考えられる．

尿アルブミン排泄率が 102 μg/min と微量アルブミン尿（糖尿病早期腎症）を示している．振動覚の異常は軽度の末梢神経障害を示唆する．眼底所見は点状出血のみであり，単純糖尿病網膜症（SDR）である（表1）．

表 1　検査成績

検　尿			
糖　3（＋）		Cr	1.0 mg/dl
蛋　白（＋）		BUN	11 mg/dl
潜　血（－）		UA	7.6 mg/dl
ケトン体（－）		AST	24 IU/l
沈査：異常なし		ALT	22 IU/l
		γ-GTP	32 IU/l
WBC	9200/mm³	T-chol	209 mg/dl
RBC	491万/mm³	HDL-chol	32 mg/dl
Hb	14.2 g/dl	TG	142 mg/dl
Ht	43.6 %	尿中CPR	42.0 μg/日
Plt	28.9万/mm³	尿アルブミン	
FBS	147 mg/dl	102 μg/min	
HbA$_{1c}$	12.4 %	安静時心電図：異常なし	
グリコアルブミン	32%	CV$_{R-R}$ 2.5 %	
1,5-AG	0.3 μg/ml	眼底検査：点状出血(SDR)	

[入院後経過] 入院による食事療法の徹底により，約2週間で食後2時間血糖値250〜320 mg/dl から 200 mg/dl 未満へと低下した．その後経口血糖降下薬を漸減し，Voglibose0.2 mg 3T 毎食前/日の投与にてコントロール良好となり，軽快退院となった．アルコールを含む摂取カロリー過多，不十分な食事療法などによって血糖コントロール不良となっていたと考えられる．

専門医のコメント

2型糖尿病外来患者のフォローに必要な検査項目を示す(表2)．重要なのは血糖コントロール状況，血管合併症の進展度を把握し，治療へとフィードバックすることである．

血糖コントロール指標に関しては，HbA$_{1c}$は過去1〜2カ月間のコントロール，グリコアルブミンは過去2週間のコントロール，1,5-AGは数日前から現在のコントロール，を示すことを知っておく．これら血糖コントロールを示す指標をみるうえで留意すべき点を表3に示した．

また血糖値は当然ながら瞬間値であり，検査直前の節制により低値となっていることが多い．したがって本例のようにHbA$_{1c}$，食後血糖値からみると明らかに高血糖が存在するにもかかわらず，空腹時血糖値はそれほど高値でない場合もある．

合併症評価のための検査は非常に多項目にわたる．表2にあげたルーチン検査で患者のアウトライン（血糖コントロール，尿中アルブミン排泄量，血圧，血中脂質値など）を常に把握しておくことが重要である．そして適時特殊検査で病状，病態の正確な評価を行う．とくに忘れてはならないのは定期的眼底検査である．自覚症状の有無にかかわらず網膜症のない患者（NDR）では年1回，単純網膜症（SDR）では6カ月に1回の検査が必要である．前増殖性（PrePDR）増殖性網膜症（PDR）の患者では，眼科専門医の指示に従うべきである．

表2　2型糖尿病外来 follow up の検査

① 血糖コントロール指標
　→血糖値，尿糖
　　HbA$_{1c}$，フルクトサミン，グルコアルブミン
　　1,5-アンヒドログルシトール（1,5-AG）
② 病態の把握（インスリン依存度など）
　→インスリン，C-ペプチド，ケトン体
③ 脂質系＝動脈硬化のリスク
　→コレステロール，HDL-コレステロール，
　　中性脂肪，Lp (a)，レムナント様リポ蛋白
④ 合併症の評価
　神経障害→振動覚，腱反射，CV$_{R-R}$，
　　　　　　Schellong 試験
　腎症→尿蛋白，尿アルブミン，クレアチニン，
　　　　BUN
　網膜症→眼底検査
　大血管症→血圧，末梢動脈拍動，心電図，
　　　　　　頸動脈エコー
（特殊検査：負荷心電図，心筋シンチ，頭部CT，MRI検査，神経伝導速度，蛍光眼底検査，血管造影など）

表3　検査値解釈の注意点

1. 尿糖：尿糖排泄　値に個人差がある
　・老人→出にくい
　・妊婦，ステロイド糖尿病→出やすい
2. 食後血糖値（食後1〜2時間で最高値）
　・高値：胃切除者，肝硬変，高齢者
3. HbA$_{1c}$：他施設での値と単純比較は困難
　・偽高値：腎不全，異常ヘモグロビン血症
　　　　　　アスピリン，ビタミンC内服
　・偽低値：貧血，肝硬変
4. 糖化アルブミン
　・偽低値：低蛋白血症，甲状腺機能亢進
5. 1,5-AG：他の指標と異なり，高値が正常
　・偽低値：腎性糖尿，腎不全，妊娠，胃切除者，非代償性肝硬変

症例 12 糖尿病の教育入院

- [症　　例] 52歳　男性，会社員
- [主　　訴] 多尿
- [既　往　歴] 特記すべきことなし
- [家　族　歴] 同胞3人中1人が糖尿病
- [現　病　歴] 47歳時よりジュース，アイスクリームを多くとるようになり口渇が出現するも放置．48歳時健診にて糖尿病を指摘され，友人の勧めでクロレラを服用していた．1ヵ月前，右下腿静脈炎が出現し，整形外科を受診したところ，高血糖を指摘され，体重減少も著明（13 kg/2年）なため，当科へ紹介され入院となった．
- [入院時現症] 身長172 cm，体重58 kg，血圧132/73 mmHg，眼底は単純（SDR）網膜症，胸腹部に異常なし，知覚障害なし，下肢振動覚軽度低下（10″/15″）を認める．
- [検査所見] 尿蛋白陰性で，HDLコレステロールがやや低値を示す以外，血液生化学に異常なし．75 gブドウ糖負荷試験では糖尿病型を示した．フルクトサミン412 μmol/l，HbA$_{1c}$ 8.7％と血糖コントロール不良であった（表1）．糖尿病教育入院中に施行した糖尿病や食事療法に関する理解度テストは良好であった．
- [臨床経過] 入院後，食事療法1,760 kcal/日，運動療法，Gliclazide 40 mg/日投与したところ，空腹時血糖値（FPG）は181→96 mg/dl，食後2時間血糖値は291→133 mg/dlに下降したため，Gliclazideを中止し，第14病日に退院となった．退院後もFPG 110～127 mg/dl，HbA$_{1c}$ 6.1％と血糖コントロール良好で，単純網膜症の進展・増悪はみられなかった．

表1　入院時検査成績

Urinalysis				75 gブドウ糖負荷テスト					
蛋白（-），糖（±），ケトン体（-）				時間　（分）	0	30	60	120	
ウロビリノーゲン（±），沈渣：正常				血糖値(mg/dl)	189	272	389	369	
末血				IRI　(μU/ml)	4	5	19	22	
WBC	8200/μl	RBC	530×10^4/μl	CPR　(ng/ml)	1.9	2.5	4.3	6.9	
HbW	16.3 g/dl	Ht	48.2％	空腹時血糖値　(mg/dl)			181		
Plt	25.2×10^4/μl			食後2時間血糖値　(mg/dl)			291		
生化				HbA$_{1c}$　(％)			8.7		
TP	7.0 g/dl	Alb	4.3 g/dl	フルクトサミン　(μmol/l)			412		
TBil	0.8 mg/dl	AST	14 IU/l	血中ケトン体　(μmol/l)			39		
ALT	18 IU/l	Ch-E	331 IU/l	尿中CPR排泄量			60.2～91.1 μg/day		
γ-GTP	15 IU/l			尿中微量アルブミン　AER：			16.1～23.9 μg/min		
UA	5.9 mg/dl	BUN	18 mg/dl	Creatinine Clearance Rate			83.3 ml/min		
Cre	1.3 mg/dl			ECG： within normal limits					
T-chol	192 mg/dl	TG	131 mg/dl	CV$_{R-R}$			2.45％		
HDL-chol	38 mg/dl	NEFA	0.90 mEq/l	Ankle pressure index			左　1.12		
Na 140 mEq/l, K 4.3 mEq/l, Cl 103 mEq/l							右　1.13		

本患者は社会的地位や知性に優れているにもかかわらず，糖尿病専門医との出会いがなかったため，民間療法（クロレラ）に頼っていたが，糖尿病教育入院により，糖尿病に関する知識の習得（食事療法，運動療法，薬物療法など）や，従来の誤った生活習慣を変容しようとする動機づけが行われ，退院後も良好な血糖コントロールの維持と単純(SDR)網膜症の進展が防止できた．

専門医のコメント

動機づけ（Motivation）が患者教育システム成功のキー・ポイントである．すなわち糖尿病治療を成功させるには医師による医療行為以外に，患者の従来の誤った生活習慣を変容させるための動機づけが不可欠である．そのためには患者教育の重要性を認識し，十分に動機づけられた医療チームの存在が必要となる．

1）教育入院のメリット
①糖尿病に関する正しい知識を習得できる．
②糖尿病治療に必要な技術（インスリン自己注射，血糖自己測定，尿糖自己測定など）を習得できる．
③従来の誤った生活習慣を変容させる動機づけが可能となる．
④外来に比し，確実に血糖コントロールが改善する．

2）患者教育のコツ
①医師がリーダー役となり，看護婦，栄養士，薬剤師，検査技師などで医療チームを編成するが，お互いの専門分野を乗り越えて，重複しながら指導する．

表2 教育入院のプログラム

	医師による教育	栄養士による教育	看護婦による教育	視聴覚教材
日			入院時オリエンテーション	
月	糖尿病とは	食事療法（総論）	家庭環境，社会環境の情報収集	
火	糖尿病の検査について	食品交換表の使い方		糖尿病といわれたら
水	運動療法			
木	経口血糖降下薬	献立作成の方法について	中間指導（個別指導）	食事療法
金	合併症(1)網膜症，腎症，神経障害	外食		いのち萌ゆる時
土				血糖自己測定
日			理解度テスト(採点，評価)	明日を走る
月	歯の手入れ，血糖自己測定	食品交換表(特に家族指導)	生活指導（婦長）	
火	緊急時の対策（含む昏睡）	甘味料，油の使い方，嗜好品	中間指導（個別指導）	運動療法
水	合併症(2)動脈硬化，壊疽，感染症	献立作成の評価(個別指導)		自己管理
木	インスリン療法 （含むSU薬二次無効）	食品交換表(付録について)	退院指導（個別指導）	春の旅立ち
金	退院後の自己管理	食事療法のまとめ		
土				

②糖尿病に関する一般的な事項については集団教育を行う（含む視聴覚教材）．
③各患者が持つ糖尿病のheterogeneityや生活環境にあわせて個別指導を行う．
④特殊な症例に対してはソーシャル・ケースワーカーやカウンセラーの参加を求める．
⑤毎日，患者にアプローチするようにプログラムを作成する．
⑥繰り返し，重複して患者教育を行う．
⑦十分に動機づけられた医療チームの編成・育成に努力する．
⑧定期的に医療チームによる運営会議を開き，患者教育の過程で生じた試行錯誤や医療の進歩を考慮して，教育入院システムやプログラムを改良していく．

表2に当院での教育入院プログラムを示した．患者教育の担当医師が少ない医療機関では，現聴覚教材（ビデオ，スライド）を利用したり，看護婦，検査技師，薬剤師の協力を得て，できるだけ毎日，患者にアプローチすることが，糖尿病治療の動機づけを行ううえで重要である．

症例 13　企業における糖尿病の管理

[症　例] 49歳の男性．高血圧，糖尿病，高尿酸血症，肝障害で13年来加療をうけていた．転勤してきた際の検査結果は FPG 121 mg/d*l*，尿酸 7.6 mg/d*l*，AST 28 IU/*l*，ALT 30 IU/*l*，γ-GTP 72 IU/*l* と比較的安定していたが，高血圧については nicardipine（ペルジピン®）60 mg 投与で血圧値 160/116 mmHg とコントロール不良であった．以後降圧剤の内服のみ続けていたところ，健康診断時に糖尿病の悪化が見いだされた（図1）．血糖値増悪の原因を問診で調べると，単身赴任による食事療法の乱れと飲酒量の増加であると推測されたので，食事指導と禁酒を指示し，一時的に SU 薬を使用し，さらにウォーキング程度の運動指導すると，血糖値コントロールの改善をみたので，SU 薬は1カ月半で漸減中止した．

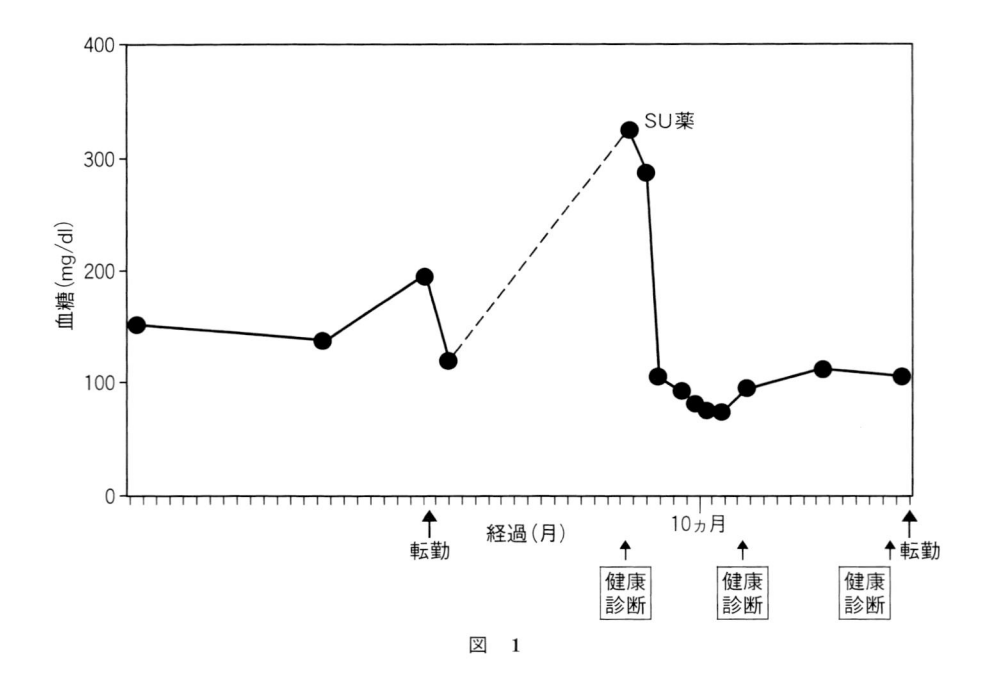

図 1

専門医のコメント

　企業内での糖尿病患者は，病態的には病院でみる患者と変わりはない．本症例も食事療法が乱れて増悪をみた例で，病院などの医療機関でよくみられる症例であり，とりたてて指摘するところはないと思われる．しかし，企業の健康管理をしていてよく遭遇する糖尿病患者例としてとりあげた．この例で，増悪が指摘されたのは定期の健康診断時であるように，企業での糖尿病管理は，健康診断と切り放せない．また糖尿病の増悪の原因は転勤に伴うストレス，単身

生活による食事療法の遵守不能，飲酒増量などがあり，仕事と糖尿病のコントロール状態の関連も考える必要がある．

そこで，企業での糖尿病管理についてのポイントを列挙する．

1）企業の健康診断の基本事項

企業の構成員の健康を守るための法的な拠り所は労働安全衛生法である．これに基づいて，作業環境や作業行程の管理や健康診断が行われる．健康診断は通常年1回であるが，有害物質を扱う職場や24時間職場でシフト勤務では年2回行われる．安全衛生法で定めている一般の健康診断項目は，検尿，胸部X線撮影，心電図，血圧測定，視力聴力測定とAST，ALT，γ-GTP，コレステロール，中性脂肪，血糖値，検血であり，臨床医学からみて十分といえるものではないため，企業によっては産業医の判断で法定項目以外を追加したりする．糖尿病健診については，一次検査でもHbA$_{1c}$を追加項目として選ぶことが認められている．経年的に管理を行うためにはコンピュータを用いてデータベース化しておくことが望ましい．

2）健康診断とその事後処理

血糖やHbA$_{1c}$を含めた定期健康診断を行うと，企業の年齢構成によって異なってくるが，約4％が糖尿病と診断される．糖尿病と判定された患者のうち，すでに医療機関に通院しているものと食事療法だけで十分管理できるものは80％程度で，残りの約20％の糖尿病者は，要治療であるにもかかわらず医療機関に通院しない．このような通院しない症例は普通の医療機関では遭遇することはない．企業の糖尿病管理ではこれらの症例についても放置することが許されず，アプローチを考えていく必要がある．例えば，保健婦が職場に直接出向いて，指導したり医療機関受診を勧める，というようなアプローチである．このような方法で大多数の症例は医療機関を受診するようになるが，未治療者や治療中断者としてとり残される症例もでてくる．このような症例についても継続的なアプローチや対策が企業内での糖尿病管理では必要とされる．

さらに就労についての判断は，糖尿病のコントロール状態がよければ通常制限を加えることは不用である．しかし，コントロールがきわめて悪い時，糖尿病の合併症がある時には就労制限（休業の指示）や就労時間の制限（残業や深夜労働の禁止指示）を指示する．さらに低血糖発作による一次的な意識の低下が本人と職場に危険を及ぼす場合には，まず作業手順の改善で対応するが，職種の変更を勧告する必要のある時もある．

3）企業職場の特性

職種によれば，勤務時間帯が24時間に及ぶシフト勤務がある．一般に夜勤と日勤を繰り返す職種の糖尿病患者のコントロールは悪化することが多い．その際，就業の制限ができない時には，食事と運動の指導をより厳格に行う必要がある．また企業では転勤があり，中高年者では，家族の諸事情で，単身赴任を選ばざるをえない場合がある．単身赴任者の食生活は，外食中心になり，飲酒習慣をもつ人では飲酒量が増えやすいので，外食のエネルギー量，野菜の取り方，飲酒について細かな指導が必要である．

飲酒習慣については，企業でも，糖尿病には飲酒は禁忌であると指導するのが原則である．営業などの接客のために飲酒を行う糖尿病患者が禁酒を守ることが困難であると訴える場合が

あるが，その場合でも小量の飲酒（1単位以下）を許可するよりは，飲酒が血糖値を悪化させることを繰り返し説明し，仕事を年余にわたって続けて行くには糖尿病のコントロールが必須であることを説明し，禁酒までもっていく方がかえって飲酒をコントロールしやすい場合が多い．

OA機器が導入されたり，企業のリストラでストレスが増加するために糖尿病が増悪することもあるので，糖尿病悪化の際には作業行程や作業環境や職場の人間関係についても調査することが必要である．

4）企業における糖尿病発症予防のための対策

労働安全衛生法によれば，企業は労働者の健康増進に努める必要があるとされ，健康増進（Total Health Promotion Plan；THP）のための施策として，積極的にフィットネスクラブで運動させたりすることが行われている．そのような施策を利用して，継続的な運動療法を行わせ，糖尿病の予防と治療を行うことも企業における糖尿病管理と考えられる．

III 2型糖尿病の病態と治療

III-2 食事療法

　糖尿病治療における食事療法の遵守は，運動療法と薬物療法とともに長期的に血糖管理の成否を分ける重要な治療である．食事療法の主目的は，適正な体重を維持し，過剰な血糖，脂質を改善することにある．

　適正摂取カロリーは，一般的に標準体重（身長(m)^2×22 kg）に，軽作業（25～30），中等度の作業（30～35），重作業（<35）に応じて，それぞれ括弧内の係数をかけて算出する．しかし，カロリー消費量は患者個々の身体活動度，年齢，性別などにより一様ではないので，食事量の適性度を評価するため，必ず毎日の体重測定を定時に行うことが推奨される．

　現在わが国では，糖尿病患者への食事療法は栄養素を4群6表へ分類し，1単位を80 kcalとする単位を用い，各表間で単位交換することで，できるだけ簡便に食事療法が行えるよう工夫されている（図1）．各食品の単位計算は食品交換表（日本糖尿病学会編）が用いられており，2002年，食品の多様化および量の変化に対応すべく食品交換表が大幅に改訂され第6版となった．なかでも，主食のご飯1単位の重量が55 gから50 gへ減少され，また果物の糖度が高くサイズが大きくなってきているため改訂が加えられた．

　表1（穀物，いも，豆など），表2（果物）に属する食品の食後血糖上昇は，単に糖質総量でのみ規定されるのではなく，その吸収速度なども関与するため，血糖上昇速度として glycemic index を指標とすることが推奨されている．すなわち，glycemic index の低い食品ほど食後過血糖が抑制され，良好な血糖管理が得られるとされる．食品別の glycemic index（ごはんの糖質50 g摂取時の血糖上昇度を100として算出）を表1に示した．実際の食事では，これら食品のもつ glycemic index に加え，副食の内容も glycemic index に影響を与えるのでより複雑になる．

　また，糖尿病患者では種々の合併症により食事療法を個別に変更することが大事である．糖尿病腎症合併時には，それまでのカロリー制限食から高カロリー，蛋白制限，塩分制限食へ移

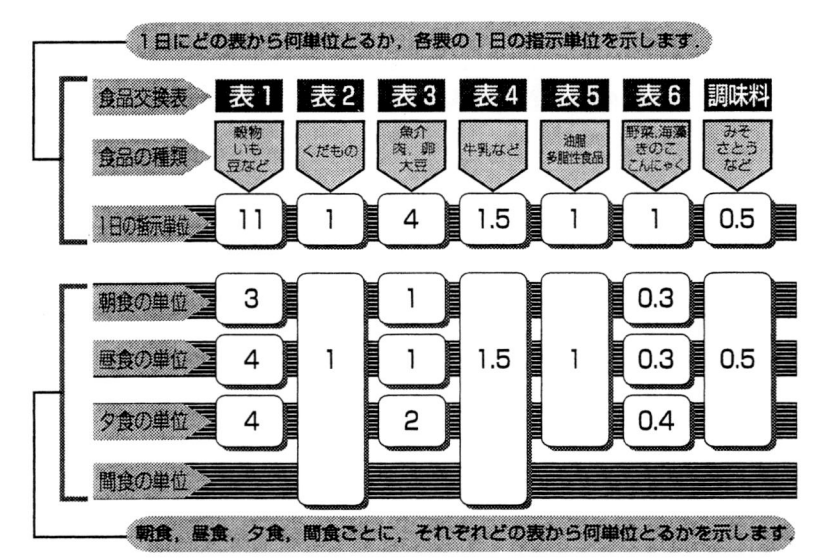

図1　1日指示単位の各成分の配分（日本糖尿病学会編「糖尿病食事療法のための食品交換表」第6版）

行するため患者の戸惑いも大きい．また，高血圧，肥満，高脂血症，高値尿酸血症などを合併した時も，それぞれの疾患に応じた制限を食事療法に加える必要がある．個々の合併症における注意点は，それぞれの項を参考いただきたい．

　食事は単に生命維持のためのカロリー補充の意味だけではなく，その風土のなかで育まれた大きな楽しみを与えてくれる文化でもある．とりわけ日本食は，視覚的にも味覚的にも優れた食文化である．その点を考慮に入れ，継続できる正しいかつ楽しい食事療法を指導することを心がけるべきである．

表1　Glycemic Index（GI）[2]

試験食（糖質50 g）	GI±SD
ごはん（147 g）	100
粥	99±38
おにぎり	97±29
焼おにぎり	94±22
バターライス	96±48
カレーライス	82±33
寿司めし	67±14
パン	92±38
うどん	58±19
そ　ば	56±34
スパゲッティー	56±37
コーンフレーク＋牛乳	68±16
糖　液	122±26
煎　餅	111±44
赤　飯	105±20
餅	101±18

ごはんの糖質50 gを100としたときのGIで表示
（杉山みち子，2000[2]）

●文　　献●
1) 日本糖尿病学会編「糖尿病食事療法のための食品交換表」第6版，文光堂，東京，2002
2) 杉山みち子ほか：米飯ならびに米加工品のグライセミック・インデックスに関する研究．Health Sciences 16：175-185, 2000

症例 14　食事療法一般

　一日の総カロリーの設定と各栄養素のバランスおよび摂取のタイミングが大切である．総カロリーは，年齢，性，肥満度，仕事量，肝機能，腎機能の程度，妊娠，授乳の有無によって決めるので，一概にいえないが，基本的な総摂取エネルギーの決定方法は，生活活動強度によって表1のように決める．

　一般に男性では，1日1,400〜1,800 kcal，女性1,200〜1,600 kcalとする．栄養素の配分は，糖質50〜60％，蛋白質15〜20％，脂質25〜30％程度である．まず蛋白質を決める．蛋白質0.8〜1.2 g/kg（Crが正常上限では，0.8 g/kgを選択）とする．次に糖質を50〜60％とするが，1日100 g以下にならないようにする．また，砂糖，果糖，ブドウ糖などは吸収が早いので1日10 g以内とする（Glycemic Index GI 血糖指数を参照）．残りを脂質とする．実際に食事療法を行う際には，まず，これまでの患者の食事量を把握することが大切である．いきなり厳しい制限をするのではなく，段階的に制限した方がうまく行く場合もある．食事指導には，市販されている「糖尿病食事療法のための食品交換表」（日本糖尿病学会・文光堂）を用いると便利である．

表1　生活活動強度

1．軽度　20〜25 kcal/標準体重 kg（主婦，管理職，事務職など）
2．中程度　25〜30 kcal/標準体重 kg（営業，製造業，医師，教員など）
3．やや重度　30〜35 kcal/標準体重 kg（農業，漁業，建設業など）
4．重度　35〜40 kcal/標準体重 kg（プロスポーツ選手，運搬作業）
肥満者，高齢者では低い値をとり，やせ，若年者では高い値をとる．

[症　　　例] 43歳　女性，主婦
[主　　　訴] 尿糖陽性
[既　往　歴] 腎結石（保存療法）
[家　族　歴] 特記すべきことなし
[現　病　歴] 3年前に腎結石の治療を受けた際，初めて尿糖陽性を指摘されたが，自覚症状がないため放置していた．今回，健康診断で再び尿糖陽性を指摘され，精査をすすめられたため外来受診．糖尿病を指摘され，精査・加療目的で入院となった．
[現　　　症] 身長162.5 cm，体重67 kg（BMI 25.4），胸腹部異常なし，血圧158/90 mmHg．
[検査所見] 検尿：蛋白（−），糖（±），PH 6，尿沈渣　正常，HbA$_{1c}$ 8.2％，T-chol 343 mg/dl，TG 157 mg/dl，HDL-chol 49 mg/dl，AST 15 IU/l，ALT 18 IU/l，LDH 374 IU/l，TP 6.6 g/dl，BUN 12 mg/dl，Cr 0.9 mg/dl，amylase 102 IU/l，FPG 158 mg/dl，尿中微量アルブミ

表2

	0	30	60	120
血糖値（mg/dl）	127	272	353	308
IRI（μU/ml）	5	10	28	35

ン 7.8 mg/g・Cr，眼底所見：NDR，心電図　異常なし，腹部 CT：左腎結石，右腎のう胞，脂肪肝，入院時の 75 g 経口ブドウ糖負荷試験（表 2）

[入院後経過]　75 g OGTT は，糖尿病型を示し HbA$_{1c}$ 8.2% と高値であり，未治療の 2 型糖尿病と考えられる．網膜症，腎症，神経障害などの合併症は認められず，約 2 週間の教育入院を行った．食事の指示カロリーは，標準体重が 58 kg であるので 25(kcal/kg)×58＝1,440 kcal（18単位）とした．また，高血圧，高脂血症も認められたため 1 日食塩 10 g 以下，コレステロール 300 mg 以下とした．

専門医のコメント

1） 食品交換表

通常の一食分の卵 1 個，魚一切れ，肉薄切れ一枚，バナナ 1 本などのカロリーが約 80 kcal であることから，80 kcal を 1 単位とし，食品を単位で表現したものである．交換表はその成分によって 4 つの群に分けられ，さらに食品の種類によって表 1 から表 6 に食品を分類してある．野菜は 300 g を 1 単位とする．

基礎食 1,200 kcal（15単位）の献立を示す．これに指示量の不足分を付け加えると比較的容易に食事を作ることができる．

2） Glycemic Index GI（血糖指数）

ブドウ糖を摂取した場合の120分間の血糖上昇面積を分母として，各食物の血糖上昇度を％で表したもの．糖質については，摂取カロリーのみを重視していたが，穀類の種類がその精製度によって実際は血糖上昇には差がある．例えばブドウ糖を100％とすると，米72％，じゃがいも80％，大豆15％と低値である．オレンジ，リンゴも低い．これは果実類に多く含まれる食物繊維の関与のためと考えられている．実際の食事は種々の食品からなるため，血糖の上昇度は複雑である．

3） 食物繊維

人の消化酵素で消化されない食物成分の総称．

食物繊維は，セルロース，ヘミセルロースなどの不溶性食物繊維とグルコマンナン，ペクチン，グアガムなどの可溶性食物繊維がある．可溶性食物繊維は，血糖上昇抑制効果が大きいが，逆に，脂溶性ビタミンやミネラルの吸収阻害を起こす作用がある．実際には，食物繊維を穀類，いも類，豆，キノコ，海草，果実などから摂取している．一日の適正摂取量は，20〜25 g 程度である．

症例 15　超低カロリー療法

[症　　　例] 31歳　女性，家事手伝い
[主　　　訴] 肥満，尿糖
[既　往　歴] 特記すべきことなし
[家　族　歴] 糖尿病認めず
[現　病　歴] 7～18歳頃より太りはじめたが，とくに気にせず食事制限はしなかった．20歳頃に高血圧といわれたが放置していた．最近，右膝関節痛のため整形外科を受診したところ，尿糖陽性を指摘されて，当外来受診となり，精査加療目的にて入院となる．
[現　　　症] 身長 160 cm，体重 88 kg（BMI 34.4），BP 170/90 mmHg，ウエストヒップ比 0.85
[検　査　項　目] FPG 136 mg/dl, Na 140 mEq/l, K 4.6 mEq/l, BUN 13 mg/dl, Cr 0.7 mg/dl, UA 5.7 mg/dl, TP 8.4 g/dl, ALB 4.4 g/dl, Ch-E 7,280 IU/L, TBil 0.4 mg/dl, AST 19 IU/l, ALT 24 IU/l, LDH 339 IU/l, γ-GTP 19 IU/l, ALP 200 IU/l, T-chol 142 mg/dl, HDL-chol 38 mg/dl, TG 44 mg/dl, HbA_{1c} 8.8%, GH 2.9 ng/ml, コルチゾール 19.4 g/dl, ACTH 55 μg/ml, TSH 1.13 μIU/ml, FT_4 1.4 ng/dl, FT_3 2.3 pg/ml，胸部X線 異常なし，心エコー 異常なし，腹部エコー 脂肪肝
腹部CT計測法による内臓脂肪測定：皮下脂肪面積 261.9 cm^2，内臓脂肪面積 131.5 cm^2
眼底：非糖尿病網膜症（NDR）

[入院後経過] 入院後，検査所見より，Cushing症候群，甲状腺機能低下症，インスリノーマなどの二次性肥満を鑑別し，単純性肥満と診断した．
　肥満の治療方法として，運動困難である本症例でも短期間で効果の期待できる超低カロリー療法（very low calorie diet：VLCD）を8週間試みた．VLCDを行ううえで支障をきたす可能性のある合併症として，虚血性心疾患，脳血管障害，肝・腎障害，消化性潰瘍，精神疾患，糖尿病網膜症などがある．まず，これらの除外を進めながら，入院当初は 1,360 kcal，その後，1,200 kcal，1,000 kcal，800 kcal と漸減し，450 kcal（オプテイファスト70，サンド薬品）による VLCD を導入した．体重は初めの1ヵ月は－1.75 kg/week，あとの1ヵ月は－1 kg/week の体重減少を認め，退院時には 77 kg（BMI 30）まで減少した．図1に治療前後の糖代謝の変化を示した．75 g OGTT では，血糖値の改善が認められ，またインスリン分泌も改善が認められた．その後は 800kcal，1,200kcal と漸増して退院を迎えた．退院時，体重のリバウンドを抑制するため 1,360kcal の食事療法を指導した．アセト酢酸（正常値 19.7±5.9 μmol/l）とヒドロキシ酪酸（正常値 25.1±7.3 μmol/l）は VLCD 中，高値（1,038 μmol/l，2,078 μmol/l）を示しており脂

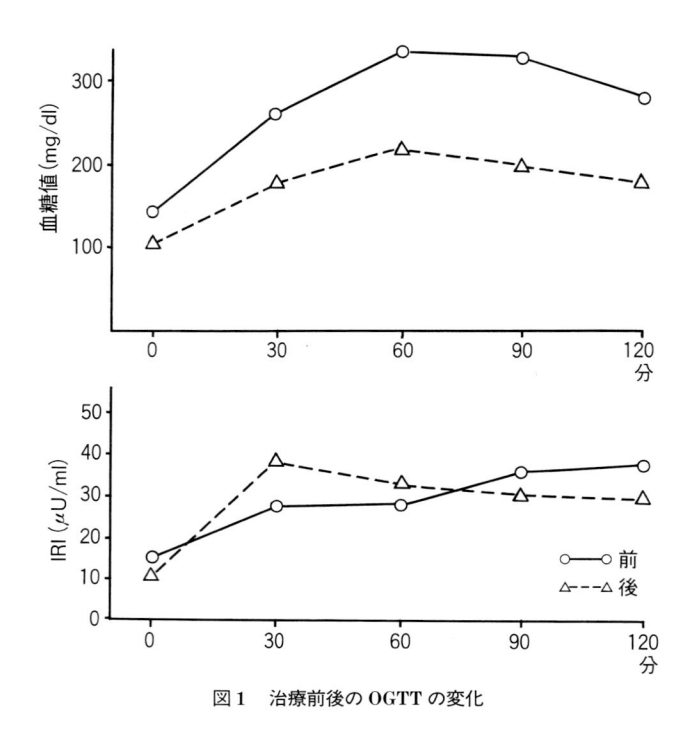

III. 2型糖尿病の病態と治療　2）食事療法

図1　治療前後の OGTT の変化

脂肪燃焼が十分に行われていることが示唆された．VLCD 中最もよく認められる合併症の1つに高尿酸血症があげられるが，この症例では正常値に保たれた．

専門医のコメント

　VLDL 治療は，1930年代に Strang らが295人の患者に 300〜400kcal/day の食事療法を行い 89.9 kg の減量に成功したことを報告したことが始まりである．その後，治療途中に死亡したり終了後に体重増加がみられたりしたため，より安全で確実な療法が必要とされた．当院では VLDL をオプティファストを用いて行っている．450 kcal/day で，30〜70 g 生物価の高い良質の蛋白と 30〜45 g 糖質，必要量の必須脂肪酸，ビタミン，ミネラル，電解質などを含有している（表1）．VLCD 療法は基本的には十分な減量効果が得にくい肥満者で入院中の患者を対象と

表1　オプティファスト70の含有量

	オプティファスト70（5 bags）	1日必要摂取量
熱量（kcal）	420	
蛋白質（g）	70	31〜132
脂肪（g）	2.0（無コレステロール）	
糖質（g）	30	30〜40
Na（g）	0.92	5
K（g）	2.0	3
塩化物（g）	2.2	
Ca（g）	1.0	0.4〜0.8
ビタミン，ミネラルなど		

する．虚血性心疾患，脳血管障害，肝・腎障害，消化性潰瘍，精神疾患，糖尿病網膜症などを有する患者の場合は，中止または慎重に実施する．一般的に VLCD 療法で問題となるのは，1）窒素平衡，2）電解質欠乏，3）貧血，4）高尿酸血症などである．VLCD 期には血中ケトン体や血清尿酸値，血清 AST/ALT 活性の上昇などさまざまな血清学的変化がみられる．投薬により容易にコントロールできたり，VLCD 終了とともに回復するものが多いとされるが，VLCD 療法中は全身把握のため定期的に検査を行い，異常の早期発見に努め，危険を未然に防ぐ必要がある．また，あるスタディによると施行後１年の時点で33～45％得られた体重減少の50％以上に相当する体重の逆もどりが確認されている．これに対しては行動療法（生活習慣）の改善と VLCD 療法の併用にて抑制効果がみられていることが報告されている．

症例 16　アルコール

[症　　例] 43歳　男性，教師
[主　　訴] 全身倦怠感
[既 往 歴] 特記すべきことなし
[家 族 歴] 糖尿病認めず
[現 病 歴] 半年前より，起床時に嘔気，心窩部鈍痛があるが，毎日日本酒2～3合とビール3本程度を飲酒していた．2～3年前に健康診断で尿糖を指摘されたが放置していた．最近，倦怠感が強くなったため外来を受診，精査，加療のため入院となった．
[現　　症] 身長157 cm，体重47 kg（BMI 19.1），心窩部に軽度圧痛あり．
[入院時検査所見]
TP 6.9 g/dl, ALB 4.0 g/dl, T-Bil 1.3 mg/dl, D-Bil 0.7 mg/dl, AST 66 IU/l, ALT 134 IU/l, LDH 231 IU/l, γ-GTP 1114 IU/l, T-chol 153 mg/dl, TG 240 mg/dl, HDL-chol 30 mg/dl, FPG 170 mg/dl, Na 142 mEq/l, Cl 100 mEq/l, K 4.0 mEq/l, BUN 12 mg/dl, Cr 1.0 mg/dl, UA 6.9 mg/dl, amylase 73 IU/l, HBs抗原（－），HCV抗体（－），WBC 6400/μl, RBC 464×10^4/μl, Hb 15.9 g/dl, Ht 47.3%.
上部消化管造影　異常なし，胃内視鏡検査　軽度出血性ビラン，腹部超音波検査では肝左葉肥大，辺縁鈍，膵臓　異常なし，眼底　NDR，心電図　異常なし
[経　　過] 糖尿病にアルコール性肝障害が合併した症例と考えられ，禁酒と食事療法を行なった．指示総カロリーは，職業とやせ（BMI 19.1）があることから30 kcal/標準体重kgを採用し1,600 kcal/日とした．約1ヵ月後，肝機能はAST 34 IU/l, ALT 24 IU/l, γ-GTP 136 IU/lに，空腹時血糖値も128 mg/dlに改善した．体重は49 kgに増加し，心窩部痛，倦怠感も消失した．

専門医のコメント

①アルコールは原則として禁止することがベストである．規則正しく行うべき食事療法を乱し，栄養バランスを崩れやすくするからである．またアルコールは，7 kcal/gと高カロリーで食欲を増進させるうえ，酒のあては高カロリーのものが多く過食の原因になる．

しかし，逆に本症例のようにアルコール多飲者では，食事，副食をとらないようなケースもある．アルコールは，肝障害，脂肪肝，高中性脂肪血症を起こすばかりでなく，ガストリンが上昇することにより胃，十二指腸潰瘍を生じやすく，また高尿酸血症も誘発する．

本症例では，教師という職業のため禁酒への動機づけが強く禁酒することができた．しかし，

禁酒がどうしてもできない場合，コントロール良好ならば，総カロリーの枠外で1日2単位までを許可する．表1に各種アルコールの量とカロリーの関係を示した．

② chlorpropamide（ダイヤビニーズ，メリトスC）によるアルコール急性中毒あるいはSU剤によるアルコール耐性の低下，アルコール低血糖の助長があることに注意する．

③慢性アルコール中毒では，肝臓のSU剤の代謝が促進しており，SU剤の効果は減弱する．

表1 各種アルコールとカロリー量

品　　名	カロリー(kcal)
清酒1級1合	198
ウイスキーシングル	75
ブランディーシングル	75
ビール大瓶1本	246
ビール中瓶1本	195
ビール大ジョッキ一杯	195
ビール中ジョッキ一杯	156
ビール小ジョッキ一杯	117
缶ビール350 ml	137
ワイン白グラス一杯	45
ワインロゼ	45
ワイン赤	44
梅酒シングル	42

III 2型糖尿病の病態と治療

III-3 運動療法

1. はじめに

　糖尿病治療の一つの柱として運動療法は重要である．糖尿病であるないにかかわらず，日常からの規則正しい運動は精神面・身体面の健康維持に好影響をもたらす．健常者における日常からの運動は，有疾病者には運動療法として必要となる．糖尿病症例において，インスリン抵抗性の改善と血糖コントロールのために運動療法は重要であるが，顕性また潜在的に有している合併症の危険率が高いため，運動を有効かつ安全に実行するために，メディカル・チェックを含めた注意深い配慮が必要である．運動生理学を理解し，合併疾患を把握したうえで，統合的な判断のもとで症例に適した運動処方を行う．

2. 運動生理学（中等強度（最大酸素摂取量 VO_2max の50％くらい）の運動時）

　運動時，エネルギー代謝は大きく変動するため，循環動態，ホルモン分泌の迅速な応答が必要となる．糖尿病の運動療法では，運動時の生理的反応がいかに糖尿病患者のエネルギー代謝異常を代償するかを考える必要がある．健康維持のための運動として推奨される，中等強度の運動時における代謝動態の生理的反応をまとめる[1]．

1）健常状態における運動時の代謝動態

　運動時のエネルギー源として，運動初期は主として筋肉のグリコーゲン分解によるブドウ糖を利用するが，運動時間が長くなり，筋グリコーゲンが減少してくると血中の（肝のグリコーゲン分解によるものを含む）ブドウ糖，また遊離脂肪酸（FFA）が重要となる．さらに長時間の運動時では，肝の糖新生由来のブドウ糖も供給される．

糖代謝動態に着目すると，ヒトの安静時のブドウ糖利用率は2〜3 mg/kg/分くらいであり，運動時にはエネルギー需要が増加しブドウ糖利用率は安静時の7〜20倍に達する．それに応じて肝の糖産生（グリコーゲン分解と糖新生）による血中へのブドウ糖供給がなされ，血糖値はほとんど変化しない．肝糖産生を規定するのは，血中インスリン低下とグルカゴン増加である．

2）糖尿病における運動時の代謝動態

インスリンが充足されている状態での運動では，筋肉の糖利用増加が増幅され，肝の糖産生増加が抑制され，血糖値は低下する（glucose lowering effect：運動の血糖降下作用）．インスリン過剰，運動量が過剰な際は低血糖も生ずる．インスリン欠乏状態では，逆に血糖値は上昇し，FFA動員と利用が亢進した結果，ケトーシスを起こすこともある．

3．運動療法の意義

定期的な運動によりもたらされる好影響はたくさんある．日常の身体活動が，虚血性心疾患を予防することは周知であるが，最近の疫学的検討では，糖尿病発症を予防することも報告されている．米国における6,000人の非糖尿病男性を対象に，1962〜1976年まで約15年間の糖尿病発症を追跡した検討では，余暇時間における運動の消費エネルギーが500 kcal/週増加するごとに2型糖尿病の発症率が6％低下した[2]．運動による予防効果の機序としてインスリン抵抗性の改善が想定される．2型糖尿病のインスリン抵抗性の背景には筋肉のグルコース・トランスポーター（GLUT4）のインスリン刺激による細胞質から細胞膜へのトランスロケーションが障害されており，運動がそれを改善すると考えられている．

数々のevidenceから導き出された，今日一般的に考えられている運動療法の意義を下にあげる．運動療法の目的は病態を配慮して考えるべきであり，症例別に設定する．

1）体重減少あるいは適正体重の維持
2）血糖コントロールの改善
3）インスリン感受性を亢進
4）脂質代謝の改善（中性脂肪減少，HDLコレステロール増加）
5）高血圧の改善
6）動脈硬化性疾患の予防
7）心肺機能の改善
8）健康感，精神面での健康の維持

2型糖尿病症例では，1回1回の運動による血糖降下作用だけでなく，慢性効果としてインスリン抵抗性改善が期待できるため，理想的な適応といえる．1型糖尿病では，血糖コントロール改善に対する運動療法の有効性・安全性は必ずしも確立されていない．運動のやりようによっては低血糖も高血糖も生ずる．そのため，運動に際して血糖測定を行い，インスリン量と補食を調整する必要がある．実際に1型糖尿病症例で，インスリンと補食の調整を行い，75 kmのクロスカントリー・スキー時の血糖変動を良好に保ったという報告がある[3]．

表 1　メディカル・チェック

一般的事項
- 心血管系：　虚血性心疾患と不整脈
　　　　　　　運動時の過度の血圧上昇，低血圧
- 筋骨格系：　整形外科的疾患

糖尿病に関連する事項
- 代謝系：　ケトーシス（血糖コントロール不良で尿ケトン体陽性）
　　　　　　ケトーシスがなくてもインスリン欠乏を否定できない状態
　　　　　　（インスリン治療中の症例を含む）では運動を行わない
- 網膜症：　単純性：強度の高い運動は行わない
　　　　　　増殖性：眼科治療により安定した状態で，歩行程度の運動可
　　　　　　重篤な網膜出血は運動療法の禁忌
　　　　　　いずれの病期も Valsalva 型（息をこらえて力む）運動は避ける
- 腎　症：　第3期：中等強度までの運動可
　　　　　　（ただし，血清クレアチニンが上昇する場合は強度を弱くする）
　　　　　　第4期：原則として運動処方は行わない
　　　　　　（血清クレアチニン値で男性 2.5 mg/dl，女性 2.0 mg/dl 以上）
- 神経障害：末梢神経障害：足の潰瘍に注意する
　　　　　　水泳，自転車による運動がよい
　　　　　　自律神経障害：起立性低血圧がある場合，運動処方は行わない

4．運 動 処 方

　運動療法を開始する前に，必ず，病歴・検査結果よりメディカル・チェック（運動開始前の安全性の評価）を行い，適切な運動と不適な運動を区別したうえで各個人に適した運動プログラムを考える．運動療法の一般的な注意事項として，整形外科的疾患のチェック，運動中の突然死などを予防するための心血管系疾患のチェックがあげられ，さらに糖尿病では特別な留意事項がある．

1）メディカル・チェック

　糖尿病患者の運動療法に必要なメディカル・チェック項目を表1にまとめる．心血管系疾患におけるメディカル・チェックの意義は，「みかけ上健康であっても，潜在性の冠動脈疾患がないかを確認すること」である．糖尿病においても，潜在性の合併疾患を調べるチェックが必要となる．表1の項目をチェックし，さらに適応に迷う場合は各科専門医と相談する．

2）運動プログラム

　運動療法を実施する留意点を下にあげる．簡単な説明として昔より「いつでも，どこでも，1人でもできる運動」とされる一方，忙しい現代社会では，トレーニングジムやフィットネスクラブで人と一緒に行うことにより，運動の楽しさが得やすいかもしれない．
　(1)　有酸素運動
　　ある程度持続時間の長い，身体の大筋群を使用するリズミカルな運動が望ましい．
　(2)　1回20～60分くらい，週に3回以上

まとめ

表2 運動のエネルギー消費量

運動項目	エネルギー消費量 (kcal/kg/分)	1単位(80 kcal)の運動時間(分) (体重60 kg として)
歩 行（分速60 m）	0.053	約25
歩 行（分速70 m）	0.062	約21
歩 行（分速80 m）	0.075	約18
ジョギング（軽い）	0.138	約10
ジョギング（強い）	0.156	約9
体 操（軽い）	0.055	約24
自転車（平地10 km）	0.080	約13
階 段（のぼる）	0.135	約10
階 段（おりる）	0.066	約20
乗 物（電車・バス立位）	0.038	約36
草むしり	0.055	約24
掃 除（はく，ふく）	0.068	約20
掃 除（電気掃除機）	0.050	約27
ジャズダンス（普通）	0.152	約9
バット素振り	0.264	約5
遊 泳（クロール）	0.374	約4
遊 泳（平泳ぎ）	0.161	約8
テニス（練習）	0.144	約9
卓 球（練習）	0.149	約9
ゴルフ（平均）	0.084	約16

（日本体育協会スポーツ科学委員会資料を改変）

　運動強度を週700〜2,000 kcal になるよう調節する．運動・スポーツ種目別の具体的なカロリー消費量は表2などを参照にする．1回1回の運動では VO₂max の50〜70％くらいとする．

(3) ウォームアップとクールダウンを行う．
(4) 適切な靴を選択する．

　インスリン，経口血糖降下薬による治療を行っている症例では，運動時・運動後の低血糖に注意する．インスリン治療例では，運動終了10時間以上後にも低血糖が出現することがある (postexercise late-onset hypoglycemia)．

　インスリン治療例での具体的な注意点をあげる．運動時の低血糖を予防するため，運動は食後1〜2時間に行う．運動量が大きい場合，運動前のインスリン量を2／3から1／2にまで減量する．運動中に低血糖が起こった際は，糖質を含んだジュース，コーラなどを摂取する．一方，運動後の低血糖の予防には，チーズ，クッキーなど効果が長く続く食品を補食する．

　なお，糖尿病の運動処方は現在のところ，特に1型糖尿病に関して，画一的な方法というものはなく，各症例に適するよう処方すべきである．そのため，他の教科書，文献も参照にされたい[4)5)]．

●文　　献●
1) Diabetes mellitus and exercise (Eds, Devlin J, Horton, ES, Vranic M et al), 1992
2) Helmrich SP, Ragland DR, Leung RW, et al : Physical activity and reduced occurrence of non-insulin-dependent diabetes mellitus. N Engl J Med 325 : 147-152, 1991
3) Koivisto VA, Fyhrquist F, Sane T, et al : Fuel and fluid homeostasis during long-term exercise in healthy subjects and type 1 diabetic patients. Diabetes Care 15 : 1736-1741, 1992
4) ADA［米国糖尿病学会］編：糖尿病の運動療法ガイド．メジカルビュー社，東京，1997
5) 日本糖尿病学会編：糖尿病療養指導の手びき．南江堂，東京，1999

症例17 運動療法の急性効果

[症　　　例] 28歳　男性

[現　病　歴] 2年前，感冒症状後，急激に口渇，多尿，倦怠感出現し，近医受診．1型糖尿病および糖尿病ケトアシドーシスと診断された．以後インスリン治療(速効型インスリン朝食前6単位，昼食前6単位，夕食前6単位と眠前に中間型インスリン12単位)で FPG 160 mg/dl, HbA_{1c} 7.6％と比較的良好なコントロールを得ていた．仕事の関係で食事が不規則となり血糖コントロールが乱れてきたため，自己判断で朝約1時間のマラソンを開始した．血糖コントロールがその後悪化し，空腹時血糖 350 mg/dl, HbA_{1c} 11.1％となったため，入院となった．

[入院時所見] 身長 172.5 cm, 体重 64.0 kg (BMI 24.9), 血圧 112/76 mmHg, 脈拍 76/min, 胸部異常なし．腹部異常なし．神経学的異常認めず．

[入院時検査] T-chol 240 mg/dl, TG 150 mg/dl, HDL-chol 32 mg/dl, AST 25 IU/l, ALT 70 IU/l, γ-GTP 25 IU/l, UA 5.6 mg/dl, BUN 14 mg/dl, Crea 0.9 mg/dl, FPG 322 mg/dl, CPR 0.3 ng/ml(空腹時), 血中ケトン体 560 μmol/l. 糖尿病網膜症，腎症，神経障害による所見認めず．心電図　正常範囲内．

[入院後経過] 血糖コントロールの良否により同じ運動でも，糖代謝に及ぼす影響が異なることを患者に理解してもらうため，患者の了解のもとに以下の条件で運動療法を行った．

　　食事療法：1日 1,860 kcal，インスリン治療（速効型インスリン朝8単位，昼6単位，夕6単位，眠前中間型インスリン12単位）の治療下で，表1に示したように，入院後第8病日①血糖コントロール不安定な状態，入院第18日②血糖コントロールが安定した状態において最大酸素摂取量（VO_2 max）の約45％強度のエルゴメーター運動負荷を30分施行し，運動中および運動終了30分後の血中ケトン体を測定した．

　　図1に示すようにある程度血糖コントロールされた状態では，運動により血糖の軽度低下が認められた．逆に，血糖コントロール不良時（インスリン欠乏時）

表1　運動開始前の血糖コントロールの状態

〈前日の血糖日内変動（mg/dl）〉

	朝食前	昼食前	夕食前	眠前
①	316	362	352	333
②	120	140	164	142

〈運動当日〉

	朝食前血糖	尿ケトン体	血中総ケトン体
①	416	（＋）	560 μmol/l
②	128	（－）	95

①入院後第8病日（血糖コントロール不良）
②入院後第18病日（血糖コントロール良好）

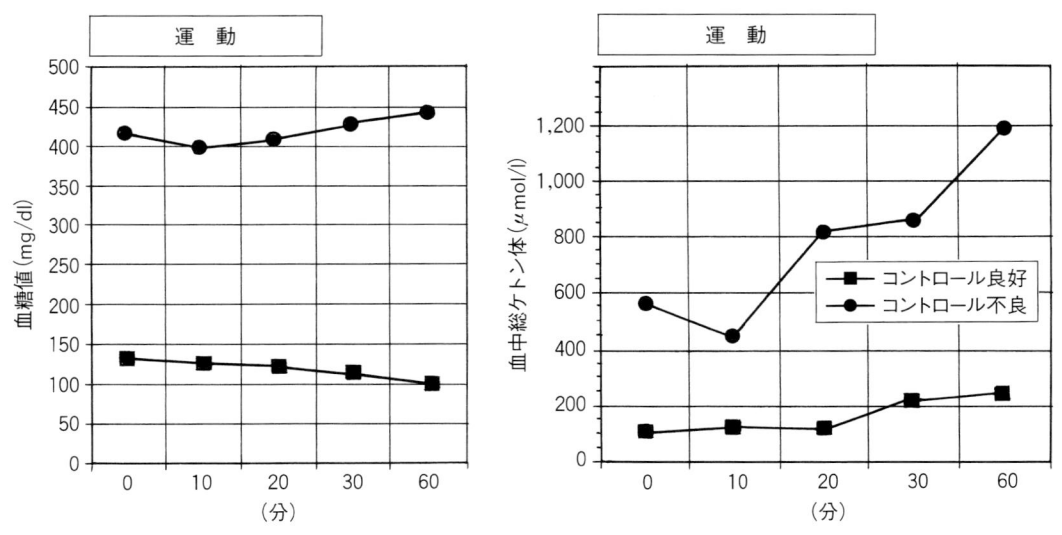

III. 2型糖尿病の病態と治療　3）運動療法

図1　運動時の血糖値と血中ケトン体の変化

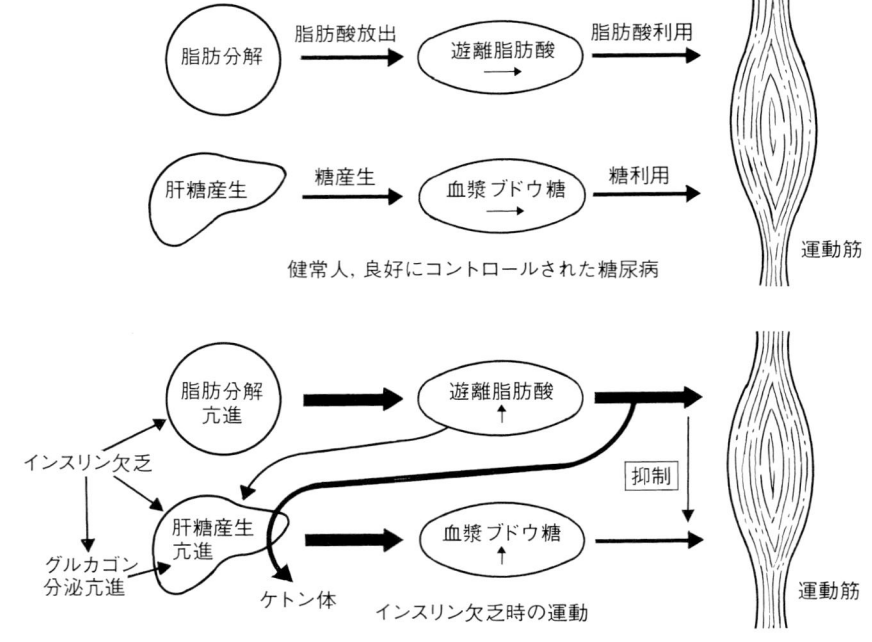

図2　1型糖尿病のおける運動時の代謝の流れ

の運動は，血糖値は著明に上昇し，ケトン体は前者でも軽度上昇したが，後者では著明なケトーシスを起こした．このように運動開始時におけるインスリンの程度が運動に対する代謝を大きく決定する因子であり，血糖コントロール不良時の運動は悪影響を及ぼすことを患者に指導した．

専門医のコメント

1型糖尿病における運動時の代謝の流れ

血糖コントロール不良時（インスリン欠乏時）は，図2に示すとおり運動時の肝糖産生増大作用はより顕著になり，同時に末梢での糖利用の増大反応が減弱する結果，血糖は上昇し，ケトーシスを生じる．この症例で検討していないが，運動強度も運動時の血糖変動に関わる重要な因子である．

運動強度が50% VO_2 max以上になるとノルエピネフリン分泌が，75% VO_2 max以上になるとエピネフリン分泌が劇的に増加し，肝糖産生を増大させるという報告がされている．したがって，激しい運動では中等度の運動と異なり，肝糖産生が糖利用を上回り血糖値は上昇する．運動療法は血糖コントロールだけでなく，動脈硬化性疾患の予防効果，ストレス解消，心肺機能の改善などに好影響をもたらすが，本症例のように逆に悪影響をもたらすこともある．特にインスリンの欠乏している1型糖尿病において，運動療法は"MUST"ではないことを患者に指導し，本人が望むなら，血糖コントロールに注意して，例えば血糖にみならず尿ケトン体，できれば血中ケトン体などを測定し，慎重な対応が必要である．また，短時間の激しい運動を避け，中等度以下の運動を勧めることが，糖尿病患者においても安全に運動を施行できる方法であると思われる．

症例 18　運動療法の急性効果

[症　　　例] 18歳　男性，大学生
[主　　　訴] 運動時低血糖
[現　病　歴] 17歳時，1型糖尿病発症，以降他院にて通院加療を続けていた．1993年4月，大阪の大学に入学し，初めて一人暮らしを始める．これまでスポーツの経験はなかったが，5月よりテニスサークルに入会したところ，練習中にたびたび低血糖を起こしたため，同年6月，当科外来初診となる（表1）．
[既　往　歴] 特記すべきことなし．
[家　族　歴] 特記すべきことなし．
[現　　　症] 身長169 cm，体重61 kg，BMI 21.4，胸腹部理学所見異常なし．
[初診時検査所見] 血液検査は，昼食前血糖値 160 mg/dl，HbA_{1c} 7.5%，T-chol 152 mg/dl，HDL-chol 45 mg/dl，TG 280 mg/dl，他に特記すべき異常を認めなかった．網膜症，腎症，神経障害による所見は認めず．

　　　　　　　胸部X線で大動脈石灰化を認めず，CTR47%，足背動脈触知可，左右差なし．安静時およびMaster double負荷時ECG異常なし，血圧132/68 mmHg，脈拍数66/分・整．

[経　　　過] 初診時，患者は食事療法：一日1,860 kcal，インスリン療法：速効型インスリン朝食前10単位，昼食前6単位，夕食前6単位，眠前に中間型インスリン6単位皮下注射を施行していた．サークルの練習は月・木曜日の午後5時から8時に行っており，練習日サークル活動終了後にインスリン注射と食事を行っていた．図1に患者の練習中低血糖を起こした日（上）と練習のない日（下）の自己血糖測定記録を示す．低血糖を起こした日の翌日は高血糖となることが多く，練習中に低血糖を起こさなかった日でも就寝中か翌朝に低血糖が出現することがあったという．

　　　　　　　そこで，練習日の食事とインスリン療法を変更するよう指導した．食事は，従来の1,860 kcalに，運動による消費カロリーとして320 kcalを加え，2,180 kcalとした．原則として，運動前に160 kcal，運動中，運動後にそれぞれ80 kcal補

表1　サークル練習日・非練習日の血糖値（mg/dl）

	練習日	非練習日
朝食前	131	138
昼食前	158	150
夕食前	163	152
（練習中）	*49	
眠　前	247	181
翌日朝食前	231	129

*夕食を摂らずにサークル活動を行い，低血糖出現

症例18 ● 運動療法の急性効果

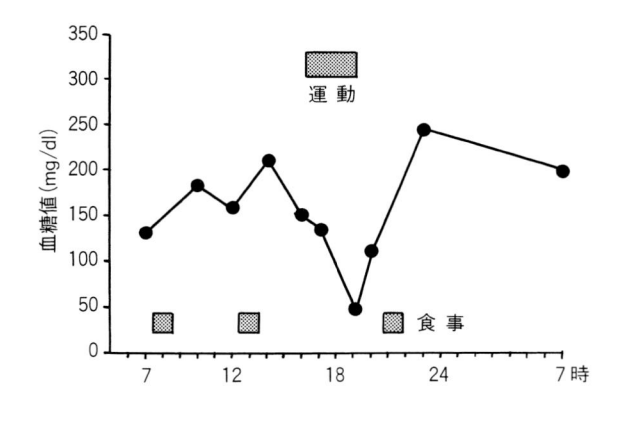

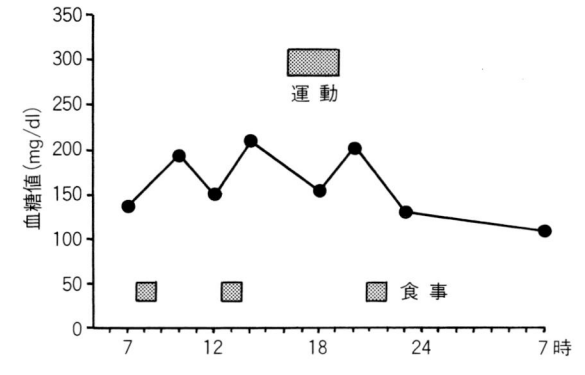

図1
上：運動日（上）と非運動日（下）の血糖値

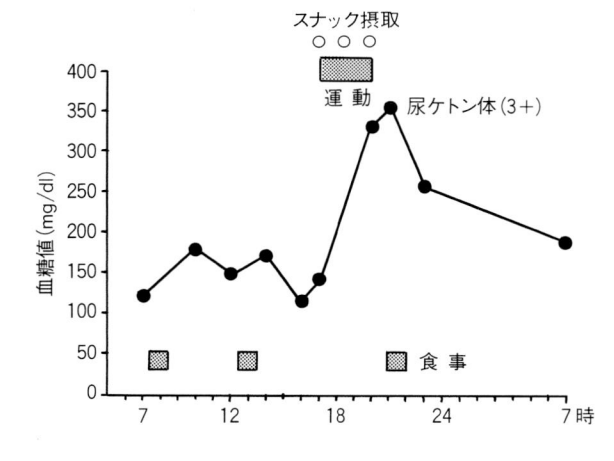

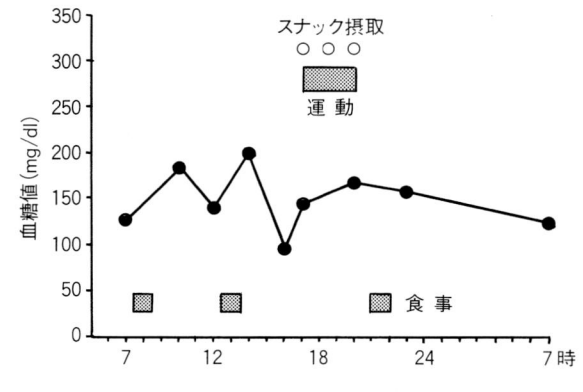

図2
上：コントロール不良時（昼食前速効型インスリン4単位皮下注射）
下：コントロール良好時（昼食前二相型インスリン4単位皮下注射）

食することとし，また，昼食前の速効型インスリンは4単位に減量するよう指示した．運動前の自己血糖測定値が120 mg/dl以下の時には運動時の補食量を増加させ，逆に250 mg/dl以上のときには，尿ケトン体が（−）であることを確認した後，運動を開始させた．

治療法変更により，低血糖の出現はなくなったが，逆に夕食前高血糖となり（図2上），昼食前の速効型インスリン皮下注射では運動終了時までインスリン作用が持続しないことが考えられた．そこで昼食前のインスリンを二相型（速効型30％，中間型70％）に変更した．結局，自己血糖測定に基づくインスリン投与量の変換により，練習日には速効型インスリン朝食前10単位，二相型インスリン昼食前6単位，速効型インスリン夕食前4単位，眠前に中間型インスリン4単位皮下注射とすることが最適と判明した．

その後サークル活動日の血糖値は図2下に示すように安定し，6ヵ月後，体重は61.5 kgと変化しなかったが，HbA$_{1c}$ 7.2％と，糖尿病コントロールの改善も認められた．

専門医のコメント

従来食事療法とインスリン療法により比較的良好にコントロールされていた1型糖尿病症例で，運動開始に伴って低血糖を生じたものであった．

1）インスリン療法前の運動療法

インスリン療法を施行している糖尿病患者での根本的な問題は，インスリン注射後に運動をすると，生理的状態では下がるべきインスリン濃度が上昇してしまうことである．また，運動による急性効果・注射インスリンのインスリン効果発現は，同一人においても，運動の種類，代謝制御状況により左右される．運動の血糖低下作用とインスリン効果のピークが重なると低血糖を生じ，逆にインスリン作用減弱時や血糖コントロール不良時の運動は代謝状態をより悪化させる原因となる．以上の点で，インスリン療法を施行している糖尿病患者に運動処方を行う際には，綿密な注意が必要である．

一方，運動は糖尿病患者に対して，血糖コントロールだけに影響を及ぼすわけではなく，動脈硬化性疾患の予防効果，精神面への好影響など，大きな恩恵をもたらしうる．したがって，運動による危険・副作用に十分注意をはらったうえで，インスリン療法施行中の糖尿病患者にも積極的に運動運動療法を勧めるべきである．

2）運動療法の実践

表2にインスリン療法時の運動療法指導のポイントをまとめた[1]．

インスリン使用中の患者では，前述したとおり運動による効果が変化しやすいため，運動はできれば決まった種類のものを計画的・規則的に施行するのが望ましい．

運動前・中・後の自己血糖測定は，インスリン使用中の患者では必須のものといえる．運動前の血糖値が100 mg/dl未満では，運動による低血糖を防止するために補食を摂らせる．250

表2 インスリン療法時の運動療法指導のポイント

運　　動
1) 運動量法処方箋作成に際し，必要な負荷検査を施行する．
2) 運動は軽度なものより開始，徐々に強度，時間を増やす．
3) 毎日規則正しく，一定の時間に行い，生活の中に組み込む．
4) 空腹時，注射インスリンのインスリン効果のピーク時，または低下時は避ける→食後1～2時間以内に開始する．
5) 運動終了数時間後に低血糖が起こることがある．
6) 血糖管理不良時には運動を中止する．

自己血糖測定
運動による血糖応答を把握する．
(代謝動態 check)
100 mg/dl 未満　　　　補食の摂取
100～250 mg/dl　　　　運動可
250 mg/dl 以上
　尿ケトン体（−）　　　運動可
　尿ケトン体（＋）　　　（−）となるまで運動不可

食　　事
1) 運動強度と持続時間により，運動前・中・後に補食を
2) 低血糖，脱水予防のためスナック，ドリンクの準備

インスリン
1) 運動前のインスリン注射量を減量
2) 運動筋以外の部位にインスリン注射を→腹部皮下が望ましい

mg/dl 以上では，尿ケトン体のチェックを行い，インスリン欠乏状態でないことを確認する．

運動時の補食であるが，運動が激しかったり，長時間にわたる場合には，運動前・中・後に適宜0.5～1単位分の糖質摂取を行う．低血糖出現時に備え，運動時に糖質を携帯しておくことも重要である．

運動前のインスリン注射量は，患者の経験と，その時の自己血糖測定により適宜変更してよい．規則正しい運動を行う前では，インスリン投与量を通常の1/2～2/3に減量して注射するのがよいと報告されている．また，運動筋ではインスリン吸収が促進するため，変動を避ける意味で，運動前のインスリン注射は腹部にするのが望ましい．

本症例では，運動の経験がなかったことと運動療法に関する知識が乏しかったため，開始当初，低血糖の発現をみた．しかし，従来の糖尿病コントロールが比較的良好であったこと，施行する運動が規則正しいものであったことより，運動日のインスリン療法と食事療法を調整することによって安定した治療効果を得ることができた．

●文　献●
1) 河盛隆造：糖尿病の運動療法―指導の要点，薬物療法における運動療法/症例を中心に （1）インスリン：IDDM の場合．プラクティス 7：391-394, 1990

症例 19　運動療法の慢性効果

[症　　　例] 52歳　男性
[主　　　訴] 糖尿病コントロール目的
[現　病　歴] 高校大学時代は，全日本クラスのテニス選手であったが，この20年間は運動不足が顕著であった．5年前の健診より尿糖を指摘されているが自覚症状はまったく認めていない．2000年4月，健診時に空腹時血糖高値のため，糖尿病を指摘され，同年5月治療目的で当科外来初診となる．
[既往歴，家族歴] 特記すべきことなし．
[現　　　症] 身長 168 cm，体重 73 kg，BMI 25.9，胸腹部理学所見異常なし．
[初診時検査所見] 空腹時血糖値 152 mg/dl，HbA$_{1c}$ 7.5%，T-chol 220 mg/dl，HDL-chol 41 mg/dl，TG 360 mg/dl，75 g OGTT の結果は糖尿病パターンであった（表1）．網膜症，腎症，末梢神経障害等による所見認めず．心電図 R-R 間隔の CV 値2.8%と低下．

　　　　　　　胸部 X 線では大動脈石灰化を認めず，CTR50%，足背動脈触知可，左右差なし，安静時および Master double 負荷時心電図異常なし，血圧 150/90 mmHg，脈拍68/分整．また，体脂肪量を dual energy X-ray absorptiometry（以下，DEXA 法と略す[*1]）にて評価した体脂肪率・% FAT は24.2%であった．

　　　　　　　運動負荷テスト：運動能力ならびに心機能，代謝状況の評価のため，以下の運動負荷を行った．運動負荷は，座位自転車エルゴメーターにより，3分間のウォームアップ後，10 watt/分の直接的漸増運動負荷（ramp 負荷）を行い，VE，Vco$_2$ 等の換気反応をみる呼気ガス分析を breath by breath に施行し，同時に心電図，血圧をモニターした．嫌気性解糖閾値[*2]は，酸素摂取量 13.1 ml/kg/min，運動強度 60 Watt，心拍数111拍，と測定された．

[経　　　過] そこで，食事療法，運動療法で治療を開始した．食事調査より患者の最近の食事量は，平均 3,200 kcal/日であり，食事指導を 1,860 kcal（標準体重当たり 30 kcal）とした．運動による消費カロリーを，1日 200 kcal とし，歩行運動を中心とさせた．運動強度としては，111心拍が，嫌気性解糖閾値であるので，運動強度は，95～105心拍とした．具体的には，普通歩行 80 m/分で50分とテレビ体操30分とした．

[*1] dual energy X-ray absorptiometry（DEXA 法）：38 KeV，30 KeV のエネルギーピークを持つ X 線が，骨組織と軟部組織で異なった透過率を示すことを応用して，脂肪量を測定する方法．BMI が体脂肪量を推定するのに過ぎないのに対し，体脂肪量・体脂肪分布を精度高く測定することができる[1]．

[*2] 嫌気性解糖閾値：運動強度直接的漸増負荷運動において，運動筋に供給される酸素が不足し，乳糖産生が増加し，重炭酸塩を主とする緩衝系の作用により二酸化炭素産生が増大する点に酸素摂取量，運動強度のことを指す．筆者らは，運動処方実践の指標のひとつとして重視している[2]．

図1 臨床経過

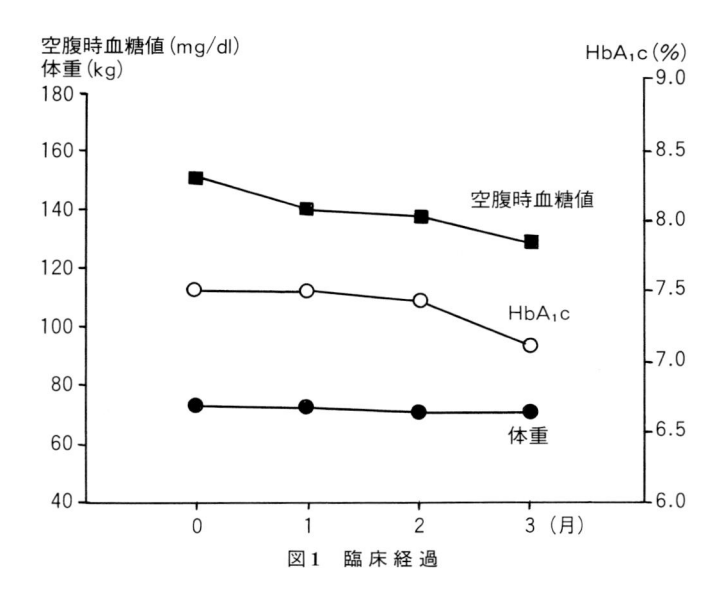

図1に空腹時血糖値，HbA₁c，体重の経過を示す．3ヵ月後体重とBMIにはほとんど変化が認められなかった（体重71 kg，BMI 25.1）が，DEXA法にて測定した％FATは19.5％まで減少した．空腹時血糖値は130 mg/dl，HbA₁cは7.1％まで減少し，75 g OGTTでも，耐糖能の改善が認められた（表1）．

表1 運動療法前後での75 g OGTT

時間（分） 血糖値（mg/dl）	運動療法前	運動療法後
0	148	130
30	187	175
60	226	192
120	241	208
IRI（μU/ml)		
0	9	9
30	28	30
60	39	39
120	51	42

専門医のコメント

1）2型糖尿病患者に対する運動療法

運動は，インスリン感受性の短期的改善と，長期効果として，体脂肪の量と体内分布の変化をもたらす．

血糖コントロールに対しては，継続的な運動が有効でありHbA₁cを改善する．一方，肥満つまり脂肪の蓄積はインスリン抵抗性の原因となる．とくに内臓蓄積脂肪はインスリン抵抗性の原因であり，運動は内臓蓄積脂肪を減少するとされる[3]．この点でも，運動は2型糖尿病患者の治療に有効である．

2）運動療法の実践

理論的には，2型糖尿病患者に対して運動療法が有効なことは疑う余地のないところであるが，実際的には，患者が理想的な運動療法を施行し，期待する治療効果をあげることは，なかなか難しい．以下に，運動療法の実践にあたっての主な留意点をあげる．

(1)規則正しく継続する：長期的な血糖コントロールの改善を得るためには，運動療法を規則正しく続けなくてはならない．したがって，治療に対する患者の動機づけをいかにうまく行うかが重要なポイントとなる．患者に，運動療法の目的をよく理解させ，また運動することが楽しいように導くことが必要である．

(2)運動によるリスクの理解：一過性の激しい運動は，心肺系への負担が大きいばかりか，運動による代謝促進効果も期待できない．また，無理をして慣れない運動を行うことは，整形外科的事故，心血管系障害を起こしたり，糖尿病の合併・併発症を悪化させる原因となる．とくに2型糖尿病患者では，高齢者・肥満者が多いため，患者個人により実行できる運動の量・種類は異なる．それぞれの患者に適応した運動を指導し，運動に伴うリスクを説明し，運動前のメディカルチェックの必要性を教えることが重要である．

(3)運動の消費エネルギーは少ない：運動による消費エネルギーは意外と少ない．したがって，運動療法の効果を期待するためには，食事療法の徹底が原則であり，とくに肥満の改善を得るためには必須であるといえる．

(4)運動の効果を過信しない：糖尿病のコントロール状態が不良なとき，運動による効果が期待できないどころか，禁忌のときさえある．必要時には積極的に経口血糖降下剤・インスリン療法を導入し，代謝状態を良好に安定させたうえで運動療法を施行する．

以上，2型糖尿病患者に対する運動療法について概説したが，実際の臨床では，運動により，本症のように好結果が得られるときばかりではない．運動による効果をよく理解し，患者との信頼関係を深め，諸刃の剣である運動療法をいかにうまく活用するかが肝心である．

●文　献●
1) 久保田稔：糖，脂質代謝関連よりみた運動処方のあり方；DEXA法，脂肪負荷下血糖クランプ法，関節カロリメトリー法を用いた検討．体力研究 85：137-145, 1994
2) 河盛隆造：運動療法はどこまで効果があるのか．日経スポーツ＆メディシン夏号, pp36-42, 1990
3) 松沢佑次：内臓脂肪症候群の概念．臨床科学 29：451-454, 1993

症例20 運動療法と合併症（合併症悪化例）

[症　　例] 61歳　女性，主婦
[主　　訴] 左足底部痛，歩行困難
[既　往　歴] 特記すべきことなし
[家　族　歴] 特記すべきことなし
[現　病　歴] 糖尿病罹病歴10年の女性，インスリン治療（中間型インスリン1日2回投与）を行っている．網膜症に対して両眼とも光凝固を施行しており，顕性蛋白尿があり，両下肢の著明なしびれと知覚低下があった．近医にて運動療法を指示され，一日約1万歩の歩行運動を行っていた．さらに，サンダルばきで歩行する習慣があり，左足底部に小創を生じたが本人は痛覚を感じず，気づかなかった．家人が気づき注意を促したが，患者本人は気にせず歩行，運動療法を続けていた．次第に創は拡大し，潰瘍を生じ，感染による炎症を併発し，熱感，腫脹が激しいため，歩行困難となり来院した．初診時より足底部の潰瘍が重症なため，入院治療が必要となった．
[現　　症] 身長156 cm，体重59 kg（BMI 24.2），胸部，腹部に異常を認めず．四肢末端の知覚低下，深部腱反射の消失．左足底部に直径3.5〜4.0 cmの潰瘍を認める．
[検査所見] 入院時の空腹時血糖は229 mg/dl，HbA$_{1c}$ 10.4％と血糖コントロールは不良であった．入院後，徐々に血糖コントロールは改善し，経過中を通じて肝機能，腎機能に問題はなかった（表1）．足背動脈の触知は両側とも良好であり，潰瘍は動脈硬化性より，神経障害性のものと考えられた．単純X線，骨シンチ，MRIなどの検査では左足底骨の破壊像が認められ，感染巣のデブリドメント施行時の培養検査では，Enterococcus，Yeast like fungsが検出されたが，深部感染の起因菌とは考えにくく，以後頻回の培養検査にても病因と考えられる菌は検出されなかった．

表1　血糖値および生化学検査の推移

	入院時	第40病日	第80病日
FPG（mg/dl）	229	193	122
HbA$_{1c}$（％）	10.4	9.1	6.9
T-chol（mg/dl）	133	ND	ND
TG（mg/dl）	85	ND	ND
HDL-chol（mg/dl）	24	ND	ND
WBC（/mm3）	9,200	5,000	5,300
AST（IU/l）	8	9	11
ALT（IU/l）	7	5	6
γ-GTP（IU/l）	7	5	7
BUN（mg/dl）	8.8	9.7	13.2
CRE（mg/dl）	0.61	0.60	0.66
CRP（mg/dl）	13.9	0.54	0.2未満

ND：データなし

78　III．2型糖尿病の病態と治療　3）運動療法

[入院後経過] 左足底部の炎症は骨膜にも及んでいたが，ベッド上安静の状態を保ち，抗生剤，PGE1等の投与，インスリンによる糖尿病コントロールを行った．その結果，治療開始後約2週間は，全身の発熱，病巣部の拡大がみられたが，次第に炎症は軽快し，外科的に創の開放と排膿処置を加えることにより，潰瘍は徐々に縮小し，下肢切断は免れた．

[治　　療] 患足の安静を保つため，体位はベッド上安静とし，軽度の足の挙上を行い，患部へ直接の刺激が加わらないようにした．薬物療法は，抗生剤，シロスタゾールとPGE1といった抗血小板薬，血管拡張薬を用いた．糖尿病コントロールは，28 kcal/kgの食事療法，および中間型インスリンの一日2回注射(total 24単位/日)により第80病日において，空腹時血糖110〜130 mg/dl，HbA$_{1c}$ 6.9%とコントロール良好となった．

専門医のコメント

本症例は，神経障害による知覚障害が著明であり，潰瘍形成後も痛みを自覚できなかった．足の皮膚は触診で温かく，色調もピンク色で足背動脈の拍動はよく触知した．潰瘍底の肉芽形成も良好であり，発生部位が足底であったことなどから，糖尿病による神経障害性足潰瘍と診断された．

糖尿病による足潰瘍，壊疽などの足病変（diabetic foot）は，血管性機序または神経障害性機序，あるいは両者によって生じうるものである．本症例は神経障害性の足病変と考えられ，知覚障害のために，足底病変の出現にもかかわらず歩行運動を継続し，増悪した症例である．

運動療法は，糖尿病治療のうえで重要であるが，本症例のように，運動療法のために合併症が増悪し，患者のQOLに大きく悪影響を及ぼすこともある．一般に，ケトーシスを含むインスリン欠乏によるコントロール不良時では，運動時に，グルカゴンやカテコラミンなどのホルモン作用が増悪し，血中FFAやケトン体が増加し，代謝状態が悪化する[1]．単純網膜症の患者では，運動療法は行ってもよいが，前増殖性以上の進行性の網膜症では硝子体出血を生じやすく，禁忌である．腎症については，微量アルブミン尿の時期，持続性蛋白尿でも，クレアチニンクリアランスの正常な場合は通常の運動療法は許可される．しかし，ネフローゼ症候群を示している場合や，進行性に蛋白尿や腎機能が悪化している場合は禁忌である．

神経障害では，上下肢の痛みやしびれ感のある患者が運動療法により血流が改善し，自覚症状が軽快し，末梢運動神経伝達速度が改善した，という報告がある[2,3]．この場合には運動療法は問題ないと思われるが，知覚障害の高度な場合では本症例のように外傷や潰瘍を生じる危険がある．また，高度な自律神経障害では，無自覚性の低血糖や心血管系障害の発症に対しての注意が必要である．

まとめると，合併症の進んだ症例では，運動療法が逆に障害をもたらす危険性がある（表2）[4]．このため運動療法実施前には，メディカルチェックを十分に行ったうえで，適応と運動プログラムの内容を決定する必要がある．メディカルチェックの項目としては，糖尿病コント

ロールの状態と糖尿病性合併症（網膜，腎，神経障害）の有無，程度を評価する．ついで，循環器系検査，安静時心電図と胸部レントゲン検査を行い，異常がなければトレッドミルやエルゴメーターのような多段階運動負荷試験を行う[5,6]．必要があれば，肺機能，整形外科的チェックも行う．低血糖の発症についても注意し，患者への指導は十分に行う．

運動療法は，その適応とプログラムを適切に指導しなければ，かえって糖尿病治療の障害となってしまう．

表2 糖尿病患者における運動療法による障害

心血管系	心機能障害と不整脈の誘発
	急激な血圧上昇
	運動後の起立性低血圧
網膜症	網膜症の増悪
	眼底出血
腎症	蛋白尿の増加
	腎機能の増悪
神経障害	下肢の潰瘍
	関節疾患の増悪
	シャルコー関節などの整形外科的障害
代謝系	高血糖の増悪とケトーシス
	経口剤やインスリン治療患者の低血糖

● 文　　献 ●
1) Berger M, Berchtold P, Cuppers HJ, et al: Metabolic and hormonal effects of muscular exercise in juvenile type diabetics. Diabetologia 13: 355-365, 1977
2) 松岡健平ほか：糖尿病性神経障害における多発性神経障害の治療と対策．最新医学 39：510-515, 1984
3) 藤沼宏彰ほか：合併症と運動療法．糖尿病治療研究会報 8：106-117, 1987
4) Schneider SH, et al: Exercise and NIDDM. Diabetes Care 13: 785-789, 1990
5) 糖尿病治療研究会：糖尿病運動療法のてびき（第2版）．医歯薬出版, 1988
6) 平田幸正：糖尿病 Q&A．日本医事新報社, 1991

III 2型糖尿病の病態と治療

III-4 経口糖尿病薬

　従来，経口血糖降下薬による治療はスルフォニル尿素薬（SU薬）が主流であったが，1994年のα-グルコシダーゼ阻害薬，1997年のインスリン抵抗性改善薬，そして1999年には，速効型インスリン分泌促進薬が臨床応用されるに至った．また，欧米ではすでに広く使用されていた膵外作用が強いSU薬（グリメピリド）も2000年に日本でも認可され，新しい作用機序をもつ経口薬が次々に開発されるなか，乳酸アシドーシスの副作用のため敬遠されていたビグアナイド薬についても，その再評価がなされ，広く臨床応用されてきている．

　このような種々の作用機序をもつ薬剤が登場すると（表1，2），糖尿病患者の個々の病態を正確に評価し，できる限り適切な薬物を選択することが重要となる．今回は，新しく使用されるようになった速効型インスリン分泌促進薬，第3世代のSU薬とも言うべきグリメピリド，最近見直されるようになったビグアナイド薬について簡単に述べる．

1．速効型インスリン分泌促進薬（ナテグリニド）

1）作用機序

　SU骨格を持たないが，SU薬と同様に膵β細胞上のSU受容体に結合してインスリン分泌を促進する．血中薬物濃度の上昇と消失がSU薬より速やかであるため，食後30分をピークとした早期のインスリン分泌を再現する．膵β細胞に結合する時間が短いことから，従来のSU薬より二次無効が起こりにくいのではと期待されている．

2）対象

　食後高血糖を呈する2型糖尿病患者

表1　経口血糖降下薬

一般名	商品名	1錠中含量（mg）	1日用量（mg）	用法
SU薬				
第一世代				
トルブタミド	ラスチノン	250, 500	250～1500	分1-3
アセトヘキサミド	ジメリン	250, 500	250～1000	分1-2
第二世代				
グリクラジド	グリミクロン	1.25, 2.5	40～160	分1-2
グリベンクラミド	オイグルコン, ダオニール	40	1.25～10	分1-2
第三世代				
グリメピリド	アマリール	1, 3	1～6	分1-2
速効型インスリン分泌促進薬				
ナテグリニド	スターシス, ファスティック	30, 90	270～360	分（食前）
ビグアナイド薬				
メトフォルミン	メルビン	250	250～750	分2-3
ブフォルミン	ジベトスB	50	50～150	分2-3
インスリン抵抗性改善薬				
ピオグリタゾン	アクトス	15, 30	15～45	分1
α-グルコシダーゼ阻害薬				
アカルボース	グルコバイ	50, 100	150～300	分3（食前）
ボグリボース	ベイスン	0.2, 0.3	0.6～0.9	分3（食前）

表2　おもな経口血糖降下薬の力価

1群：インスリン分泌促進薬
ナテグリニド＜グリメピリド＜グリクラジド＜グリベンクラミド
2群：インスリン感受性改善薬
グリメピリド＝ビグアナイド剤＜インスリン抵抗性改善薬

3）使用上の注意

　作用はそれほど強くない．副作用として低血糖など．海外で重篤な肝機能障害が報告されており，肝機能にも注意を要する．

2．第3世代のSU薬（グリメピリド）

1）作用機序

　グリメピリドによる血糖値降下は，グリベンクラミドとほぼ同等であるにもかかわらず，インスリン分泌促進作用は低い．この機序としては，グリメピリドには，膵性作用に加え，膵外作用，すなわちインスリン分泌促進を介さずに肝臓と末梢組織に働き，血糖を下げるインスリン抵抗性改善作用があると考えられる．このことより，肥満を来し難く，インスリンの過剰分泌による膵β細胞の疲弊を防ぎ，SU薬2次無効を防止することが期待される．他にも，血小板

凝集抑制作用があり，心血管系にも好ましい効果が期待される．

2）対　　象

従来のSU剤は非肥満2型糖尿病がよい適応とされていたが，軽度肥満を伴う糖尿病患者にも適する薬剤と考えられる．

3）使用上の注意

副作用として食欲不振，下痢，発疹，肝機能障害など既存のSU薬と変わらず，その頻度も同等であり，比較的安全な薬物といえる．ただし動物実験にて催奇形性が報告されており，妊婦には投与禁忌である．

3．ビグアナイド薬

1）作用機序

1977年に致死的な乳酸アシドーシスの副作用が問題となったが，インスリン分泌促進を介さずに血糖を低下させる薬剤としてふたたび注目を浴びている．作用機序については，①空腹時の肝糖新生抑制，②食後の肝糖新生・小腸からの糖吸収抑制，③筋肉での糖取込み増加などが考えられている．最近この作用がAMPキナーゼを介することが明らかにされた．その他，体重減少，血圧降下，血清脂質の改善，血小板凝集抑制，PAI-1活性の低下など好ましい作用も認められている．UKPDSでは，肥満2型糖尿病患者において心血管障害抑制効果が認められたのを受け，臨床応用がますます広まりつつある．

2）対　　象

2型糖尿病患者の約半数に有効．肥満，高インスリン血症の症例で有効率が高い．

3）使用上の注意

副作用として消化器症状（下痢，悪心・嘔吐），乳酸アシドーシスなどがある．以前，致死的乳酸アシドーシスが起こるとして問題になったフェンフォルミンは，現在では使用されていない．乳酸アシドーシスの頻度は，メトフォルミンで1,000人に1人程度とされるが，多くは肝・腎不全などの重篤疾患合併例であった．したがって，乳酸アシドーシスを起こしやすい状態（肝・腎障害，過度の飲酒，感染症，1型糖尿病，手術など）では禁忌である．

症例 21　ＳＵ薬

[症　　例] 46歳　男性
[主　　訴] 口渇，両足底のしびれ感，全身倦怠感
[既往歴，家族歴]
　　　　　特記すべきことなし．
[現 病 歴] 44歳時，健診にて高血糖を指摘されたが放置していた．46歳になり，口渇，両足底のしびれ感，全身倦怠感が出現したため，当科を受診し，糖尿病と診断された．外来にて生活療法指導を行い，約2ヵ月間経過をみたが，空腹時血糖が 200 mg/dl，HbA$_{1c}$ 8.4％と血糖コントロールが不良であったため糖尿病教育を兼ねて入院となった．
[入院時現症] 身長 170 cm，体重 63.6 kg，血圧 120/80 mmHg．身体所見上，特記すべきことなし．
[入院時検査] FPG 262 mg/dl，HbA$_{1c}$ 10.2％，BUN 12.6 mg/dl，Cr 0.9 mg/dl，UA 4.3 mg/dl，AST 15 IU/l，ALT 16 IU/l，γ-GTP 10 IU/l，ALP 193 IU/l，LDH 258 IU/l，TP 7.0 g/dl，Alb 4.6 g/dl，T-chol 234 mg/dl，HDL-chol 46 mg/dl，TG 193 mg/dl，Amylase 51 IU/l，尿中 CPR 排泄量 70 μg/day，尿糖 9.6 g/day，尿中アルブミン排泄量 5 mg/day，CCr 112 ml/min．
　　　　　眼底所見：両眼とも正常．心電図：異常なし．
[入院後経過] 本症例は，比較的若年であり初回入院のため，2週間プログラムの糖尿病教育入院を導入した．入院中は 1,680 kcal（標準体重あたり 26.4 kcal）の食事療法と，特に合併症を認めないため 280 kcal/日相当の運動療法を実行した．しかし，入院2週間後の血糖値は，朝食前 225 mg/dl，朝食後2時間 332 mg/dl，昼食前 249 mg/dl，昼食後2時間 391 mg/dl，夕食前 291 mg/dl，夕食後2時間 429 mg/dl，眠前 136 mg/dl と生活療法のみでは改善しなかった．非肥満者で尿中 CPR 70 μg/day と内因性インスリン分泌も保たれていたため，Gliclazide 40 mg/日分2，朝夕食後すぐの投与を開始した．投与開始後10日目には，血糖値が朝食前 124 mg/dl，朝食後2時間 119 mg/dl，昼食前 85 mg/dl，昼食後2時間 191 mg/dl，夕食前 124 mg/dl，夕食後2時間 159 mg/dl，眠前 110 mg/dl と改善した．その後，昼食前に低血糖がみられたため，Gliclazide 20 mg/日分1，朝食後すぐの投与に減量し，退院となった．
[治　　療] 本症例は，食事・運動療法が十分になされているにもかかわらず血糖コントロール不良な非肥満2型糖尿病症例であったため，SU薬治療の適応となった．SU薬投与開始前の血糖値は高値を示したが，少量のSU薬にて速やかに血糖のコントロール状態は改善した．
　　　　　糖尿病では，高血糖それ自体がインスリン感受性およびインスリン分泌を低下

させ，その結果さらに高血糖を誘導するという悪循環を形成している（糖毒性；glucose toxicity）．

本症例では，SU薬の投与により，比較的長時間持続していた高血糖状態が是正された．その結果，上記の悪循環が改善され，SU薬投与量の減量に至ったものと考えられる．

専門医のコメント

SU薬は，血糖降下作用が強力であり，重篤な副作用も少ないため，1950年代の後半にトルブタミドが最初に臨床応用されるようになってから今日に至るまで，経口血糖降下薬の中心的な役割を果たしてきた．側鎖の違いによって数多くの種類が開発され，臨床応用されている．

1）SU薬の作用機序

SU薬による血糖降下の主たる機序は，膵β細胞膜に存在するSU受容体への結合を介したインスリン分泌促進による（膵作用）．これに加えて末梢組織に対する種々の作用（膵外作用）を有する薬剤もある．特に第3世代のSU剤とされるグリメピリドにこの作用が強い．

2）SU薬の適応と禁忌

・適　　応：適応は2型糖尿病で，食事・運動療法が十分になされているにもかかわらず，血糖コントロールが不良な症例である．そのなかでも，非肥満者で，低血糖に対して適切な対処ができる症例であることが望ましい．

・禁　　忌（表1参照）

3）SU薬投与開始の基準と使用法の実際

食事・運動療法が十分になされているにもかかわらず，常時空腹時血糖値が120 mg/dl以上，または朝食後血糖値が170 mg/dl以上，またはHbA$_{1c}$ 6.5％以上を示す場合には経口血糖降下薬の開始を考慮する．急激な血糖コントロールによる合併症の悪化がありうるため，経口血糖降下薬の投与開始に先立ち，糖尿病網膜症，神経障害，腎症，心血管系その他の合併症の程度を評価する必要がある．

薬剤の選択や，初期投与量の設定にあたっては，朝食前空腹時血糖値，食後血糖値を含めた1日血糖値の変化，HbA$_{1c}$値，血中インスリン値，体重・BMIなどを参考にする．一般的には効力の弱いSU薬より開始し，強力なものへと変更する．現在使用頻度の高いSU薬はグリクラジド，グリベンクラミド，グリメピリドである．本邦で市販されている製剤の詳細については次項に記す．

SU薬の血糖降下作用は必ずしもその血中濃度に比例せず，個人差が大きいため，使用前に臨床効果を予測することは困難である．したがって，投与開始前に低血糖時に対処方法を十分教育し，開始時には原則としてその製剤の最少量から始めるべきである．例えば，グリクラジド20〜40 mg/日，またはグリベンクラミド0.625〜1.25 mg/日，またはグリメピリド1 mg/日か

表1　SU薬の禁忌

1．インスリン依存状態
2．妊娠・授乳中
3．重症感染症を反復する症例
4．大きな外科手術時
5．高度の肝・腎障害を伴う症例
6．高度の肥満
7．アレルギーなどの副作用

ら開始する．分2のときは朝夕食後，分1は朝食後に内服とする．目標とする血糖値は各症例ごとに設定すべきだが，増量の目安は早朝空腹時で140 mg/dl，食後2時間値で200 mg/dlである．血糖値の安定には1～2週間かかるので，増量の際には，1～2週ごとに0.5～1錠ずつ増量していく．グリベンクラミドは最大10 mg/日まで増量可能だが，5 mg/日を越えるようであれば他剤との併用やインスリン導入を考慮したほうが良い．

また，一時的に網膜症，神経障害が急速に悪化することがあるため，血糖値は1～3カ月かけて徐々に下げる．

4）併用薬との相互作用について

SU薬と併用することでその作用を増強する薬剤，あるいは逆に減弱する薬剤があるため，薬剤間の相互作用に注意する（表2）．

5）SU薬の副作用

①低血糖
②その他の副作用：低血糖以外に副作用は少ない．
　a．造血器障害（溶血性貧血，再生不良性貧血，血小板減少）
　b．消化器症状（悪心，嘔吐）
　c．肝障害
　d．皮膚症状（発疹，瘙痒，光線過敏症）
　e．低ナトリウム血症

6）SU薬の問題点

SU薬による血糖降下は主としてインスリン分泌促進を介するものであるため，SU薬投与時には高インスリン血症が持続することになる．近年，大血管障害の発症・促進の危険因子として高インスリン血症が重要視されており，まだ明確な結論が出されていないが，SU薬の大血管障害に対する影響も考慮すべきである．

さらに食事・運動療法が不十分なときには，SU薬投与による相対的インスリン過剰分泌は肥満を惹起するだけでなく，インスリン抵抗性の増大，最終的にβ細胞の疲弊をもたらすおそれ

表2　SU薬と他剤との相互作用

血糖降下作用を増強する薬剤	血糖降下作用を減弱する薬剤
インスリン製剤	エピネフリン
ビグアナイド系薬剤	副腎皮質ホルモン
α-グルコシダーゼ阻害薬	甲状腺ホルモン
ピラゾロン系消炎剤	卵胞ホルモン
プロベネシド	利尿薬
クマリン系薬剤	ピラジナミド
サリチル酸剤	イソニアジド
β-遮断薬	ニコチン酸
MAO阻害薬	フェノチアジン系薬剤
サルファ剤	
ジヒドロエルゴタミン製剤	
クロラムフェニコール	
テトラサイクリン系抗生物質	
クロフィブラート	
ミコナゾール	

がある．
　また，従来のSU薬による治療では空腹時血糖は正常化しても食後高血糖の是正が困難な場合が多く，反面，半減期が長いため低血糖は遷延しやすく注意が必要である．

7）SU薬の一次無効と二次無効

　適応症例に対してSU薬を投与開始しても，最初から反応しない症例が10〜20％程度みられ，このような場合を一次無効という．また，一度は有効であったSU薬の効果が消失し，途中で血糖コントロールが悪化するものを二次無効という．このうち，食事療法や運動療法の不徹底，不規則な服薬など，明らかに血糖コントロールを悪化させる誘因を除外できるものを狭義の二次無効といい，かかる症例では糖毒性の解除のためにも早期にインスリン療法に切り替える必要がある．インスリン療法への切り替えが遅れ，高血糖が持続すれば膵β細胞はさらに疲弊し非可逆的にインスリン依存状態に漸次移行する．

●文　　献●
1) UK Prospective Diabetes Study Group: Lancet 352: 837-853, 1998
2) 佐藤右典：グリメピリド（HOE490）の基礎．日本臨牀 725：147-151, 1997
3) 近藤信雄：AY4166の基礎．日本臨牀 725：159-163, 1997
4) 小松英忠：KAD-1229．日本臨牀 725：171-179, 1997
5) 加来浩平：レパグリニド（NN-623）．日本臨牀 725：180-185, 1997

症例22 速効型インスリン分泌促進薬

[症　　例] 58歳　男性，会社員
[主　　訴] 体重増加
[既　往　歴] 特記すべきことなし
[家　族　歴] 父，母，姉が脳梗塞にて死亡
[現　病　歴] 4年前の会社の検診にて空腹時血糖高値（300 mg/dl）を指摘され，食事療法を指導された．しかし，口渇，多飲，多尿，体重減少（84 kg → 79 kg）を認め，会社の診療所にて血糖高値（307 mg/dl），HbA$_{1c}$ 11.9%を指摘され，グリクラジド（40 mg）1T 処方され空腹時血糖値 100 mg/dl 程度にコントロールされていた．しかしその後，徐々に体重が増加し，75 kg であった体重が1年後には84 kgとなった．さらに HbA$_{1c}$ 増悪（10.0%）を認めたため，ボグリボース（0.2 mg）3T が追加された．しかし，HbA$_{1c}$ の改善を認めなかったため当院紹介され，血糖コントロール目的および合併精査目的にて当院当科入院となった．
[入院時現症] 身長 174 cm，体重 82 kg，BMI 27.4，脈拍72分・整，血圧（r）130/80 mmHg，その他，身体所見，神経学的所見に異常なし
[入院時検査] 血算：RBC 472×10^4/μl，Hb 14.7 g/dl，Ht 42.1%，WBC 4,350/μl（St：4.0，Sg 55.6，Ly 35.9，Mo 2.3，Eo 1.1%），Plt 22.0×10^4/μl
止血：PT-% 100，APTT 30，Fib 300，FDP 10
生化学：Na 139 mEq/l，Cl 104 mEq/l，K 4.0 mEq/l，Ca 9.0 mg/dl，IP 3.9 mg/dl，UN 12 mg/dl，UA 6.5 mg/dl，Cr 0.9 mg/dl，AST 32 IU/l，ALT 22 IU/l，γ-GTP 36 IU/l，ALP 280 IU/l，ChE 200 IU/l，T-chol 234 mg/dl，TG 65 mg/dl，T-Bil 1.0 mg/dl，HDL-chol 50 mg/dl，CRP 0.2 mg/dl，TP 6.8 g/dl，Alb 4.2 g/dl，FPG 220 mg/dl，尿中Cペプチド 53.2 μg/日，HbA$_{1c}$ 10.8%
尿定性：蛋白（−），潜血（−），ケトン体（−），糖（++）
[入院後経過] 入院後 1,600 kcal の食事療法（24 kcal/kg IBW）を実施したところ，血糖日内変動にて食前の血糖値が 160〜180 mg/dl，食後2時間の血糖値は 230〜250 mg/dl と依然高値のままであった．糖毒性を解除する目的にて，一時的にボグリボース（0.2 mg）3T，グリクラジド（40 mg）1T を中止し，強化インスリン療法を開始したところ，速効型インスリン（朝2単位　昼4単位，夕6単位）にて食前血糖値 120 mg/dl，食後2時間値 180 mg/dl と良好なコントロールを得た（表1）．本症例の耐糖能とインスリン分泌能を評価するため 75 gOGTT（表2）を，またインスリン感受性を評価するため正常血糖高インスリンクランプ検査での平均ブドウ糖注入速度を計測した．その結果，Insulinogenic Index＝0.12と初期インスリン分泌の低下と，健常人の約40%程度のインスリン抵抗性を認めた（平

III. 2型糖尿病の病態と治療　4）経口糖尿病薬

表1　血糖日内変動　（mg/dl）

	朝食前	朝食後2時間	昼食前	昼食後2時間	夕食前	夕食後2時間	眠前
インスリン治療	126	179	131	163	116	147	125
ナテグリニド治療	131	161	81	172	136	142	115

表2　75 gOGTT

時間（min）	0	30	60	120
血糖（mg/dl）	136	211	267	310
インスリン（mU/l）	12	21	40	56

均ブドウ糖注入速度3.7 mg/kg/min：健常人8.9±1.4 mg/kg/min）．インスリン必要量が1日12単位程度であったので，経口剤への治療変更を考え，インスリン分泌の面からナテグリニド（90 mg）3錠/分3毎食前を選択した．その結果，血糖日内変動はインスリン治療時と同等の血糖コントロールが得られ退院となった（表1）．また，約1週間のナテグリニド治療後行った正常血糖高インスリンクランプ検査の結果，インスリン感受性の改善を認めた（平均ブドウ糖注入速度5.8 mg/kg/min）．

専門医のコメント

　フェニルアラニン誘導体であるナテグリニドは，SU構造を持たないがSU薬と同様に膵β細胞上のスルフォニルウレア受容体に結合してインスリン分泌を促進する．吸収が速やかであるため血中薬物濃度の上昇が急峻で，またスルフォニルウレア受容体との結合能が弱く消失が従来のSU薬より速やかである．このため，食後30分をピークとした早期のインスリン分泌を再現促進できる．しかしながら，作用は他のSU薬に比し弱いため，対象は比較的軽症症例となる．
　半減期が短いことより低血糖の危険が低く，軽度の腎障害症例や高齢者に対しても利用しやすい薬剤である．また，膵β細胞に結合する時間が短いことから従来のSU薬より二次無効が起こり難いと期待されている．
　また，膵外作用は有さないとされるが，われわれは症例を限れば本症例のようにインスリン感受性も改善しうることを認めている．

症例 23　ビグアナイド薬

[症　　例] 56歳　男性
[主　　訴] 血糖コントロール不良
[患　　者] 6年前，人間ドックの75 gOGTTで血糖値が0分値147 mg/dl，60分値315 mg/dl，120分値366 mg/dlとなり糖尿病と診断された．食事療法では十分に改善せず，近医にてグリベンクラミド2.5 mgが開始された．2年前から次第に血糖コントロールは悪化して，グリベンクラミド7.5 mgまで漸増したが，HbA$_{1c}$ 9〜10%と改善はみられなかった．これまで糖尿病合併症は指摘されていない．血糖コントロール目的で当院紹介となり，入院となった．
[入院時現症] 身長155.2 cm，体重52.9 kg (BMI 22.0 kg/m^2)，血圧138/78 mmHg，脈拍72/min・整，胸部 異常なし，腹部 平坦・軟
[入院時検査] TP 7.9 g/dl，Alb 4.2 g/dl，AST 32 IU/l，ALT 28 IU/l，γ-GTP 72 IU/l，LDH 179 IU/l，ALP 159 IU/dl，Ch-E 2,177 IU/l，T.bil 0.7 mg/dl，TG 114 mg/dl，T-chol 202 mg/dl，UA 7.2 mg/dl，BUN 13 mg/dl，Cr 0.5 mg/dl，Na 142 mEq/l，K 3.8 mEq/l，Cl 112 mEq/l，HbA$_{1c}$ 9.0%，フルクトサミン420 μmol/l，FPG 220 mg/dl，尿中Alb 82 mg/day，尿糖4.2 g/day，尿中CPR 102 μg/day，Ccr 92 ml/hr
[入院後経過] 入院後はグリベンクラミド7.5 mg（朝食前5.0 mg，夕食前2.5 mg）のままで1,520 kcalの食事療法で経過をみたが，血糖コントロールは改善しなかった．グリベンクラミドを10 mg（朝食前5 mg，昼食前2.5 mg，夕食前2.5 mg）に増量したが良好な血糖コントロールは得られず，ビグアナイド（BG）薬の追加投与を開始した．グリベンクラミドは10 mgで変更せず，ブフォルミンを1錠（50

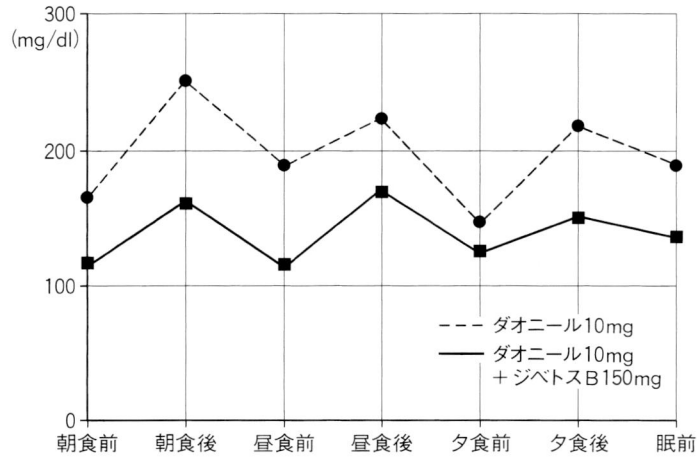

図1　SU剤では良好な血糖コントロールが得られなかったが，BG剤の併用で改善がみられている．

mg)より開始し,経過を見ながら3錠(150 mg 分3)まで漸増した.以後血糖コントロールの改善が見られた(図1).血中乳酸値は13 mg/dl 程度で正常範囲であった.

専門医のコメント

経口血糖降下剤としてはスルフォニルウレア(SU)薬が多く使用されている.ビグアナイド(BG)薬には重篤な乳酸アシドーシスが副作用にあるため,第一選択とされることは少なかった.しかし,禁忌に注意し(表1),適応となる症例を慎重に選び,定期的に血中乳酸値測定をしながら使用すれば,その有用性は高い.とくに肥満2型糖尿病患者ではその生命予後の改善も報告され(UKPDS),第一選択薬となる.また他の経口血糖降下薬やインスリンとの併用により,著効を認めることがある.

1)BG薬の作用機序

BG薬の血糖降下作用は,インスリンの分泌刺激作用によるSU薬とは異なり,①肝での糖新生の抑制,②嫌気性解糖の促進,③腸管からの糖吸収の抑制,④末梢組織での糖の取り込みの亢進,⑤グルカゴン分泌の抑制,⑥インスリン受容体の親和性の改善,などの膵外作用が中心とされる.

表1 BG薬の禁忌

①乳酸アシドーシスを起こしやすい状態
　肝機能障害
　腎機能障害
　心・肺機能障害
　脱水状態
　過度のアルコール摂取
　下痢・嘔吐など胃腸障害
　高齢者(70歳以上)
②重症の感染症,重篤な外傷,手術前後
③重篤な栄養障害
④妊娠
⑤1型糖尿病やケトアシドーシス

表2 日本で発売されているBG薬

一般名	商品名	(発売元)	剤型・含有量	用量
塩酸ブフォルミン	グリナビン	(小林化工)	錠 50 mg	50〜150 mg
	クレボホルミン	(明治薬品)	錠 50 mg	
	ジベトスB	(小玉)	錠 50 mg	
	ジベトンS(腸用剤)	(寿)	錠 50 mg	
	ブフォルマイド	(長生堂)	錠 50 mg	
塩酸メトフォルミン	グリコラン	(日本新薬)	錠 250 mg	
	メルビン	(住友)	錠 250 mg	250〜750 mg

2）BG 薬の使い方
(1) BG 薬単独療法

　適応は肥満2型糖尿病患者で食事療法，運動療法では良好な血糖コントロールが得られない場合である．肥満2型糖尿病の主病因は標的細胞でのインスリンの作用不全であって，インスリン分泌不全ではない．膵β細胞からインスリン分泌の促進作用があるSU薬を肥満糖尿病患者に投与すれば，さらに高インスリン血症となり，インスリン抵抗性を増強させる可能性があり，望ましくない．このような例では膵外作用を主とするBG薬は有用である．BG薬は1～2錠より開始し，血糖値・血中乳酸値をモニターして増量する．

(2) SU 薬・BG 薬併用療法

　適応は食後の血糖上昇をSU薬単独投与では抑制できない場合である．作用機序の異なるSU薬とBG薬の併用が奏効することが多い．BG薬をSU薬に追加して食前に投与する．BG薬は1～2錠より開始し，血糖値・血中乳酸値をモニターして増量する．

3）BG 薬の副作用

　BG薬にはフェンフォルミン，ブフォルミン，メトフォルミンがある．乳酸アシドーシスは1959年フェンフォルミン，1970年ブフォルミン，1972年メトフォルミンの副作用として初めて報告され，以来フェンフォルミンによるものが最も多い．乳酸アシドーシスによる死亡率は40～50％以上で，1977年にはアメリカではBG薬使用が一時中止された．日本で現在発売されているBG薬（表2）が一時中止された．日本で現在発売されているBG薬（表2）では乳酸アシドーシスの報告が少ないが，注意が必要である(詳細は別項参照)．また消化器症状(悪心，嘔吐，食欲低下，便秘，下痢など)が生ずる例もある．

症例 24　二糖類分解酵素阻害薬

[症　　例] 50歳　男性，会社員
[主　　訴] 検診での尿糖陽性
[既 往 歴] 43歳時；高血圧
[家 族 歴] 母親；糖尿病
[現 病 歴] 30歳台より肥満気味となった．43歳時，高血圧と診断され，職場の診療所より降圧薬の投与を受け，血圧のコントロールは比較的良好であった．この頃，75 g経口ブドウ糖負荷試験により，境界型糖尿病と高インスリン血症を指摘され，食事・運動療法による減量を指示されたが，ほとんど実行できなかった．50歳時の会社検診にて尿糖陽性を指摘され，再検で空腹時血糖 144 mg/dl であったため，専門医受診を指示され外来受診し，HbA₁c 7.5％のため糖尿病教育を目的とし入院となった．
[入院時現症] 身長 161 cm，体重 84 kg（BMI 32.4 kg/m²），血圧 154/90 mmHg，脈拍72/min・整，胸腹部 異常なし，神経学的所見認めず
[入院時検査] 75 g経口ブドウ糖負荷試験

	0′	30′	60′	90′	120′
血糖値（mg/dl）	136	185	253	232	205
IRI（μU/ml）	26	54	68	65	44

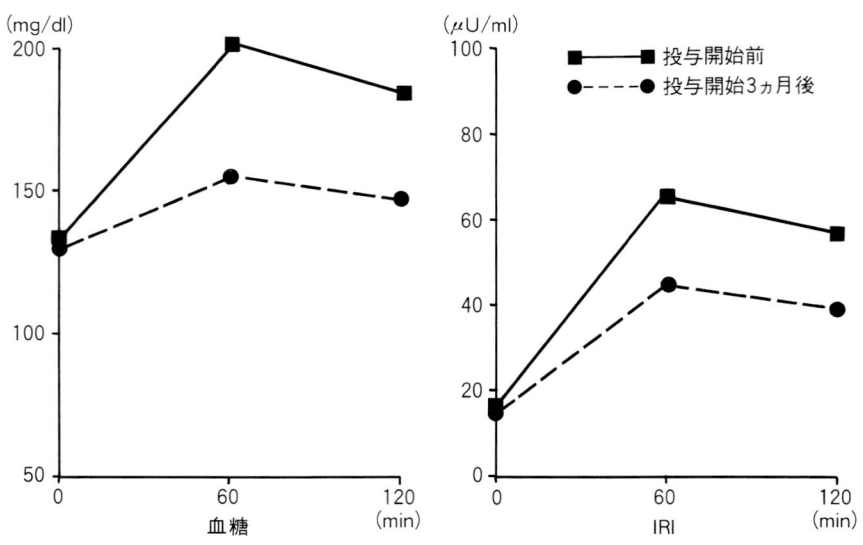

図1　ボグリボース投与開始前と投与開始後3ヵ月の時点で行った朝食負荷試験における血糖値とIRIの推移
　　　食後血糖およびIRIの上昇の抑制が認められた．

HbA₁c 7.5%, T.chol 226 mg/dl, TG 202 mg/dl, HDL-chol 50 mg/dl, AST 44 IU/l, ACT 48 IU/l, γ-GTP 113 IU/l, BUN 18 mg/dl, Cr 0.9 mg/dl, 尿中アルブミン排泄率 11 μg/min, 眼底 両眼とも非糖尿病網膜症状（NDR）
腹部エコーにて脂肪肝を認める.

[入院後経過] 入院中 1,600 kcal の食事療法の指導が行われ, 以後外来通院で経過を見た. 半年後, 体重は 76 kg まで減量したが, 75 g 経口ブドウ糖負荷試験での血糖値は 0 分 122, 60 分 209, 120 分 186 mg/dl で空腹時血糖に比較して糖負荷後の高血糖が目立った. この時点で HbA₁c は 7.3% であった. その後さらに半年間, 食事療法のみで経過を見たが, 空腹時血糖, HbA₁c はあまり改善しなかった.

このため薬物療法が必要と考え, 二糖類分解酵素阻害薬であるボグリボース 0.2 mg を毎食前に服用させた. 投与開始後 3 ヵ月の時点で空腹時血糖 122 mg/dl, HbA₁c 6.4% となった. 投与開始直後には軽度の腹部膨満感が出現したが, 2～3週で消失した. 投与開始直前と投与開始後 3 ヵ月の時点で実施した朝食負荷試験の結果を図1に示す.

専門医のコメント

1) 二糖類分解酵素阻害薬の概要

二糖類分解酵素阻害薬は小腸においてスクラーゼやマルターゼといった二糖類分解酵素の活性を阻害することにより, 糖質吸収を抑制し食後の高血糖を防止する効果がある.

現在, これらの薬剤はアカルボース（グルコバイ®）, ボグリボース（ベイスン®）の 2 種類が市販されている. アカルボースは α-アミラーゼ, スクラーゼ, マルターゼに対して阻害作用を有する. また, ボグリボースは α-アミラーゼに対する阻害作用はほとんど示さないが, スクラーゼやマルターゼに対してはアカルボースの 190～270 倍の阻害作用を有する.

これらの薬剤はいずれも用量依存的に食後血糖の上昇も抑制した. さらに血清インスリンの上昇も抑制した. 近年, Metabolic Syndrome をはじめとしてインスリン抵抗性, 高インスリン血症と高血圧, 心血管系疾患との関係が注目されるようになってきたが, これらの薬剤はこのような病態を改善する薬剤として有用性が期待される.

2) 二糖類分解酵素阻害薬の適応症例

二糖類分解酵素阻害薬の適応は, 当初症例に示したような食事および運動療法のみで治療されている糖尿病患者とされ, 食事療法を補完する薬剤という位置づけがなされていた. 実際, これまで食事療法や運動療法だけでは高血糖が抑制できないにもかかわらず, ごく少量の SU 薬投与でも低血糖を起こしたり, 体重増加をきたしてしまう症例があり, 治療に苦慮することがあったが, これらの症例には本薬剤は有用であると思われる. さらに, 現在は適応が広がり SU 薬またはインスリン療法中の糖尿病患者における併用治療が行われている.

3) 二糖類分解酵素阻害薬の副作用

これらの薬剤でもっとも多く見られる副作用は腹部膨満感, 放屁, 下痢などの消化器症状で

あり出現率はかなり高率である．症状はほとんどの場合軽度であり，投与開始2～3週間で軽快することが多いが，糖尿病自律神経障害による消化管運動障害がある症例や他の消化器疾患を合併する症例，腹部手術後の症例に対する投与は避けたほうが良い．

　本薬剤自体には血糖降下作用はないが，SU薬，インスリン治療との併用を行う場合には低血糖に対する処置が問題となる．砂糖の服用では低血糖の是正が遅延するためグルコースの服用が望ましい．

　国際的大規模研究STOP-NIDDMでは，IGT症例に対しアカルボースの糖尿病への進展阻止効果が検討された．その結果，アカルボースは3.3年間で糖尿病の発症を約36.4％減少できた．今後は，2糖類分解酵素阻害薬が糖尿病の予防薬として臨床応用されることも期待される．

症例 25　インスリン抵抗性改善薬

［症　　　例］57歳　女性，主婦
［主　　　訴］高血糖
［既　往　歴］50歳頃より高血圧
［家　族　歴］特記すべきことなし
［現　病　歴］50歳頃尿糖陽性を指摘され，当院にて糖尿病と診断された．食事療法のみで HbA$_{1c}$ 6％台で推移していたが，55歳頃より徐々に血糖値が上昇した．
［現　　　症］身長 152 cm，体重 59 kg，BMI 25.5，体脂肪率30.3％，血圧　122/70 mmHg，胸腹部異常なし．神経学的に異常なし．
［入院時検査所見］FPG 206 mg/dl，HbA$_{1c}$ 9.2％，1,5-AG 2.5 μg/ml，T-Chol 165 mg/dl，TG 106 mg/dl，HDL-C 78 mg/dl，AST 20 IU/ml，ALT 13 IU/ml，LDH 345 IU/l，RBC 406×10^4/μl，Hb 12.2 g/dl，Ht 36.3％，WBC 4,600/μl，Plt 22.7×10^4/μl，空腹時インスリン 11 μU/ml，朝食（428 kcal）2時間後インスリン 60 μU/ml，空腹時 CPR 2.1 ng/ml，尿アルブミン 24.9 mg/gCr，眼底：糖尿病性変化なし（NDR）．
［臨床経過］BMI 25.5と肥満型で，空腹時および食後インスリン値が比較的高値であったためインスリン抵抗性を有する症例と考え，その軽減を意図してピオグリタゾン 15 mg/日の投与を開始した．図1に示すように空腹時および朝食後血糖値，HbA$_{1c}$ は低下し，投与開始16週後には HbA$_{1c}$ は6.3％まで改善した．またインスリン値はピオグリタゾンにより低下した（図2）．肝機能の悪化，浮腫等の副作用は認めなかった．

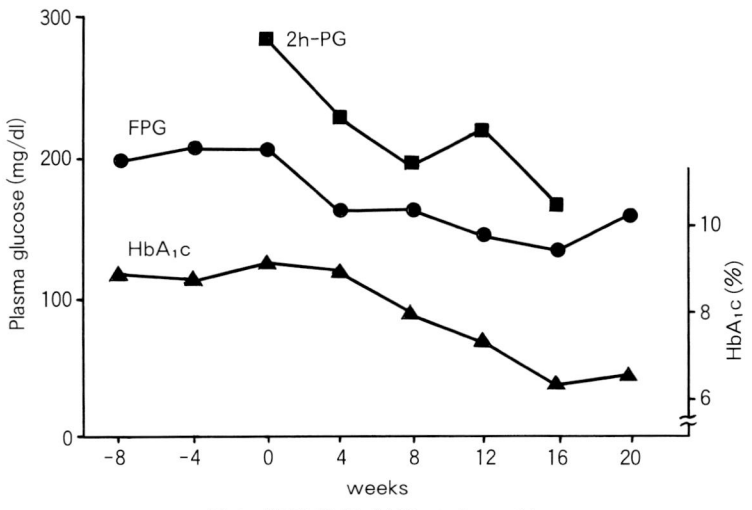

図1　臨床経過（血糖コントロール）

図2　臨床経過（IRI）

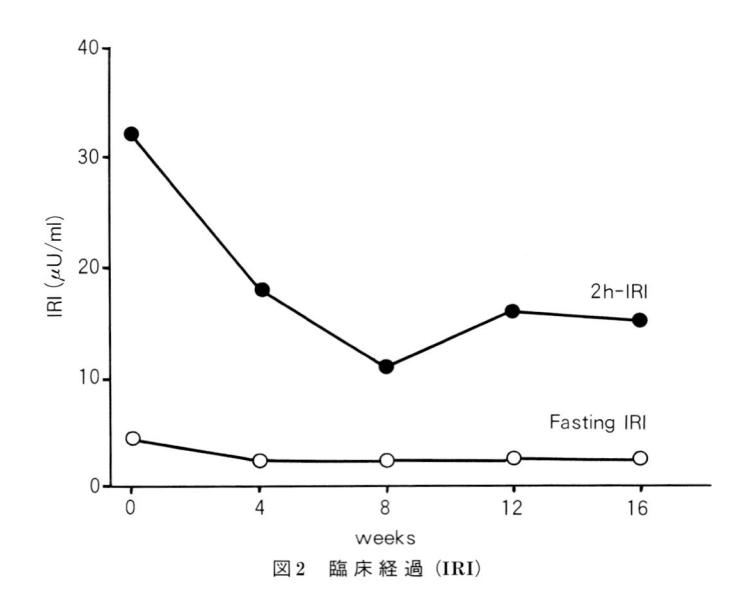

専門医のコメント

　2型糖尿病は，インスリン分泌能の低下とインスリン抵抗性がその病態の本幹となる．生活習慣の西欧化とともに2型糖尿病の発症要因としてのインスリン抵抗性の意義が重要になってきた．
　ピオグリタゾンは国産2番目のチアゾリジン誘導体のインスリン抵抗性改善薬である．作用機序としては peroxisome proliferator-activated receptor (PPAR)-γ（脂肪細胞の分化に重要）に特異的に結合することが認められており，これを介してインスリン感受性を改善していることが推定されている．標的臓器は主として筋肉，脂肪組織であり，ビグアナイド薬が主として肝臓であることと異なる．このため，ビグアナイド薬との併用によりさらに血糖値が改善するという報告がある．
　本薬剤が有効な症例は，インスリン抵抗性が病態の中心となっている2型糖尿病である．肥満傾向（BMI 24 以上），空腹時インスリン 10 μU/ml，CPR 2 ng/ml 以上を満たす患者が良い適応である．インスリン抵抗性の簡便な指標としてインスリン抵抗性指数（HOMA-R＝FPG (mg/dl)×IRI(μU/ml)/405）が提唱されており，欧米ではこの値が5以上の症例はインスリン抵抗性有りとされる．日本人では，これより低い値でも十分インスリン抵抗性を有していると考えられる．適応を選べば非常に有効な薬剤であるが，もとより糖尿病を治癒せしめる薬剤ではない．食事・運動療法の不徹底は体重増加を招き，薬物効果も減少していくと考えられる．
　重大な副作用としては，浮腫，心不全の悪化，肝機能障害などがあげられる．循環血漿量の増加によると考えられる浮腫（7.6%）は頻度の高い副作用である．浮腫は女性に多く認められるので，女性では開始用量を 15 mg からとする．浮腫が認められた場合には，減量あるいは中止するなど適切な処置を行う．これらの処置によっても症状が改善しない場合，必要に応じてループ利尿薬の投与などを考慮する．浮腫の発現頻度は，糖尿病合併症発症例は非発症例に比

べ高い傾向にあるので，これらの症例にあっては浮腫の発現に特に留意し，特に心不全発症のおそれのある心疾患の患者に投与する時には観察を十分に行い，浮腫，急激な体重増加，心不全症状等がみられた場合には投与を中止し，ループ利尿薬などを投与するなど適切な処置を行わなければならない．心不全患者には禁忌である．

　類薬（トログリタゾン発売中止）で劇症肝炎を含む肝炎（0.1%未満）が報告され，ピオグリタゾンにも同様の副作用が稀ではあるが報告されている．したがって，観察を十分に行うとともに，少なくとも投与開始後12ヵ月までは1ヵ月に1回肝機能検査を実施し，以降も定期的（3ヵ月に1回程度）に肝機能検査を実施して，異常が認められた場合には，速やかに投与を中止するなど適切な処置を行うことが必要となる．

III 2型糖尿病の病態と治療

III-5 インスリン療法

　空腹時，基礎分泌インスリンはおもに肝糖産生の調節因子として働き，インスリン非依存性に糖取り込みを行う脳などの糖利用に見合ったブドウ糖を肝臓から放出させ，血糖の恒常性を維持している．食後の追加分泌インスリンは，肝臓を糖放出臓器から糖利用臓器に変え，急速に門脈から流入したブドウ糖の肝臓での利用を高め，その後，大循環に達したブドウ糖を骨格筋および脂肪細胞に積極的に取り込ますよう作用する．

　1型糖尿病患者では，基礎および追加分泌インスリンの著しい枯渇が認められる．一方，2型糖尿病患者では，インスリン追加分泌第1相（初期分泌）の障害は多くの例で認められるが，インスリン基礎分泌や追加分泌第2相の障害の程度は一様ではない．したがって，これらの糖尿病患者では，インスリン分泌の障害の程度を的確に把握し，どの成分をどのくらい補えば良いかを考えて，インスリン治療を遂行すべきである．

1．インスリン治療の適応

1) **絶対的適応**　1型糖尿病，急性症合併糖尿病（糖尿病昏睡，感染症など），外科手術時，糖尿病妊婦
2) **相対的適応**　経口薬で管理できない2型糖尿病(SU薬2次無効例，経口薬副作用症例)，重度の肝・腎障害症例，糖毒性解除目的

2．インスリン製剤の種類

超速効型インスリン（リスプロ，アスパルト）：最大効果発現1時間以内，持続時間2時間
速効型インスリン：最大効果発現2.5〜5時間以内，持続時間8時間

中間型インスリン：最大効果発現4～15時間，持続時間16～24時間

持続型インスリン：最大効果発現10～30時間，持続時間24～36時間

超持続型インスリン（デテルミル，グラルジン）：持続時間22～24時間，インスリン効果のピークは示さない

混合型インスリン：最大効果発現2.5～12時間，持続時間24時間

3．インスリン投与方法

　合併症の進展阻止のためには，上述の作用時間の異なるインスリン製剤を，その特性を生かして，できる限り生理的インスリン分泌に近い動態を再現し，厳格な血糖管理を遂行することが重要である．このため，基礎分泌インスリンは中間型以上の持続時間を有するインスリンを1日1～2回補充することにより再現し，各食事に応じた追加分泌インスリンは超速効型，または速効型インスリンを食前に投与する頻回インスリン療法が推奨される．患者個々のインスリン分泌能の程度や生活スタイルに応じ，その必要性および投与量は異なるので一律なレジメはなく，できるだけ自己血糖測定を組み合わせた強化インスリン療法を行うことが望ましい．それぞれの病態でのインスリン治療の実際や問題点については，個々の症例呈示の項をご参考頂きたい．

　インスリン投与のディバイスとして，カートリッジ式またはディスポ式ペン型注入器が汎用されている．最近は，ディスポ式でダイヤルによる単位合わせできる簡便な器具があり，高齢者でもインスリン導入が比較的容易となった．また，特殊なディバイスとしてポンプ式のCSIIがあり，血糖が不安定な1型糖尿病患者や厳格な血糖管理を要する妊娠1型糖尿病患者が対象となる．厳格な血糖管理を達成するためには，頻回の血糖測定とインスリン注射が必要となる．現在，気管粘膜から吸収させる吸入式インスリンや頬粘膜から吸収させるインスリンが開発されており，より侵襲性の小さい簡便なインスリン投与法の開発および臨床応用が待たれる．

　インスリン投与部位による吸収速度は，大腿＜上腕＜腹壁の順で速くなる．したがって，超速効型あるいは速効型インスリンは腹壁に注射すべきであり，眠前の中間型インスリンは朝までその効果を持続させるためには大腿での皮下注射が好ましい．また，運動や入浴は皮下血流を高めインスリンの吸収速度を速めるので，低血糖に対する注意が必要となる．

症例26　速効型インスリン3回注射

[症　　例] 48歳　男性，作業員
[主　　訴] 高血糖および低血糖
[既往歴，家族歴] 特記すべきことなし．
[現 病 歴] 40歳時に糖尿病と診断され，経口血糖降下薬の投与をうけた．47歳時，glibenclamide（オイグルコン®）10 mg/日の投与にもかかわらず，空腹時血糖値が250 mg/dl以上，HbA$_{1c}$が12〜14％と血糖コントロール不良となり，体重も低下（68→62 kg）してきた．そこで中間型インスリン（ペンフィルN®28単位）注射を開始し，空腹血糖値は150〜180 mg/dlとなったが，15〜18時に冷汗，動悸などの低血糖症状が出現したため，当科に紹介入院となった．
[入院時現症] 身長167 cm，体重64 kg，血圧142/78 mmHg，胸部異常なし．右鎖骨中線で肝を2横指触知．神経学的に異常なし．
[入院時検査] FPG 148 mg/dl，HbA$_{1c}$ 11.2％，T-Chol 225 mg/dl，TG 168 mg/dl，HDL-Chol 38 mg/dl，AST 46 IU/l，ALT 38 IU/l，CPR 28 μg/day，尿中微量アルブミン 18 mg/day，眼底：SDR（ごく軽度の点状出血）．
[入院後経過] 1,760 kcal/日の食事療法で経過観察したところ，朝食前血糖値は100 mg/dl程度であったが，朝食後および昼食前血糖値は250 mg/dl以上の高値であった．また夕食前には80 mg/dl前後まで低下していた．そこで速効型インスリン（ペンフィルR）1日3回注射に切り換えた．朝6単位，昼4単位，夕4単位から開始し，朝8単位，昼6単位，夕8単位投与で，低血糖なく毎食前血糖値100 mg/dl前後，食後2時間血糖値120〜140 mg/dl程度の良好な血糖コントロールとなった．尿中CPRはやや低値，グルカゴン負荷試験での6分間のC-ペプチド上昇が1.1 ng/mlと低値であることから，2型糖尿病でもインスリン依存度の高い症例と判断し，上記インスリン療法で退院した．

専門医のコメント

　一般的に2型糖尿病では，中間型インスリンを中心とした1日1〜2回注射が広く行われている．この方法は注射回数が少ないため患者の理解が得られやすく，実際上多くの2型糖尿病で比較的良好な血糖コントロールが得られる．しかし，中間型インスリン注射では患者が必要とする時間帯の適切な量のインスリン補充は不可能である．2型糖尿病では食前（空腹前）よりも食後の高血糖が著しいことが多い．これは食間・夜間のインスリン分泌（基礎分泌）は比較的保たれ，食後のインスリン分泌（追加分泌）が低下していることによる．中間型インスリンによる治療では食前インスリンは十分（むしろ過剰）となる一方，食後1〜2時間に必要と

なる血中インスリンのピークを補填することはできない．食後血糖値も低下させるべくインスリン注射量を増加させると，昼食前・夕食前の低血糖が起こる．したがって，2型糖尿病でも内因性インスリン分泌が低下した症例では，本法で良好な血糖コントロールは得られない．

　速効型インスリンの1日3回（毎食前）注射療法は，ペン型注射器の開発によって患者の受入れも良好となってきている．さらに，針が鋭利なものとなり痛みの軽減が計られインスリン導入を行いやすくなった．本法は2型糖尿病において低下したインスリン追加分泌を補充する．すなわち，患者がインスリンを必要とする時間帯＝食後1〜2時間にインスリン血中濃度を上昇させ，患者の血中インスリン値を健常者のものに近づける注射法であり，以下の利点を有する．

①インスリンの最大効果発現時間が予測可能（食後1〜3時間）であり，食間・空腹時の不必要な高インスリン血症を回避できる．十分量のインスリンを使用してもむしろ低血糖の危険が少なく，ことに夜間の低血糖は皆無である．

②日々の食前血糖値測定，SMBG等を利用すればインスリン量の迅速な増減が可能で，短期間にほぼ正常の血糖日内変動が得られる．食後血糖値のみならず空腹時血糖値も低下してる．

③厳格な食事・運動療法を併用すれば体重増加は認めない．

④SU剤二次無効症例において本法を適用すると，高率にSU剤感受性の改善（SU剤無効→有効）が認められる．

⑤運動療法の併用がきわめて効果的であるが，運動困難な症例などではα-グルコシダーゼ阻害薬の併用が有用である．

　また，近年臨床応用された超速効型インスリンは，2型糖尿病患者で基礎分泌インスリンが保てているが，追加分泌分インスリンの補完が必要な症例での3回注射に適している．とくにインスリン投与のタイミングが食前30分から食直前になること，食直前，夜間の低血糖のリスクが軽減することが利点である．

症例 27 速効型インスリン3回注射

[症　　例] 65歳　男性，学校職員
[主　　訴] 血糖コントロール不良
[既　往　歴] 特記すべきことなし
[家　族　歴] 特記すべきことなし
[現　病　歴] 53歳時以降，職場の健診で尿糖を指摘されるも放置していた．59歳時，感冒で近医受診時，随時血糖が 232 mg/dl と高値を認め，当科紹介された．1,600 kcal/日の食事療法とともに Gliclazide 40 mg/日開始し，良好な血糖コントロールを得た．以後，体重の変動は認めなかったが，血糖は徐々に上昇し，経口血糖降下薬の変更（Gliclazide → Glibenclamide）および増量にて対処した．最近，Glibenclamide 10 mg/日でも空腹時血糖が 200 mg/dl 以上となり，精査，加療目的で入院となった．
[入院時現症] 身長 165 cm，体重 55 kg（Max 59歳時 60 kg），血圧 108/56 mmHg，頭・頸部，胸・腹部に異常なし．神経学的所見は，両下肢の膝蓋腱およびアキレス腱反射の軽度減弱．
[入院時検査] FPG 204 mg/dl，HbA$_{1c}$ 10.3%，T-chol 198 mg/dl，TG 117 mg/dl，HDL-chol 68 mg/dl，AST 16 IU/l，ALT 22 IU/l，γ-GTP 17 IU/l，BUN 17 mg/dl，Cr 0.9 mg/dl，検尿：尿糖（++），尿蛋白（−），尿ケトン体（−），尿中微量 Alb 20 mg/day，尿中 CPR 6.5 μg/day．
眼底：両眼とも糖尿病性変化なし（NDR）．CV$_{R-R}$：3.2%，シェロング試験：陰性．
[入院後経過] 入院後，1,520 kcal/日の食事療法と Glibenclamide 10 mg/日で10日間経過観察するも空腹時血糖は 200 mg/dl 程度であった．そこで，速効型インスリン毎食前注射（朝 4 U，昼 4 U，夕 4 U）を開始した．自己測定した血糖値に基づき 2〜3 日毎にインスリン量を調節し，朝 10U，昼 6U，夕 8U で食前血糖 140 mg/dl 以下，食後血糖 200 mg/dl のコントロールを得た．さらにインスリン療法を継続したところ，さらに血糖降下を認め，インスリン減量を要した．インスリン療法開始後 2 週間後朝 6 U，昼 4 U，夕 4 U にての食前血糖が 70 mg/dl 以下となったため，インスリン療法を中止し，Glibenclamide 5 mg/日へ変更した．約 1 週間血糖管理が良好な状態が継続したため，退院となる．

専門医のコメント

本症例のように外来でのスルフォニル尿素薬（SU 剤）が無効となり，インスリン導入を余儀なくされることが多い．このような症例でも入院の管理下で強化インスリン療法を行うと，約

8割の症例でインスリンからの離脱が可能となる．この理由として，厳格な血糖管理による糖毒性の解除と，適正な生活習慣の確立によると考えられる．

インスリン離脱の指標として明確なものはないが，総インスリン使用量が20単位未満で種々の負荷テストでインスリン分泌能がある程度保たれていれば，試みるべきである．このとき，グルコースクランプ法などでインスリン感受性を評価できればより適正な薬剤を選択できる．

1）糖毒性（Glucose toxicity）

高血糖自体が，インスリン分泌の低下およびインスリン感受性の低下（インスリン抵抗性）を惹起し，さらなる高血糖の原因になるという考え方．強化インスリン療法などにより，この悪循環を断ち切ると，インスリン分泌，インスリン抵抗性の両者が改善することが多い．

2）グルコースクランプ法

正常血糖高インスリンクランプ法は，インスリン抵抗性を評価する最も信頼性の高い検査法である．インスリンを経静脈的に初期注入し，その後一定速度で持続注入することにより血清インスリンレベルを一定とする．同時に，連続的（人工膵島による）あるいは5分毎に血糖値を測定し，その値に応じてグルコースを末梢静脈より注入し，血糖値を目標血糖値（90 mg/dl程度）に維持する．この定常状態におけるブドウ糖注入速度（glucose infusion rate）をもって，インスリン抵抗性の指標とする．インスリン抵抗性の診断法としては，このほかにSSPG（steady-state plasma glucose），ミニマルモデル等がある．

また，高血糖クランプ法では，速やかに血糖値を200 mg/dlまで上昇させ，インスリン分泌第1相と第2相を評価可能とする．正常血糖高インスリンクランプ法と併用することにより，インスリン分泌とインスリン感受性の両方を同時に評価できる．

症例28 混合インスリン2回注射

[症　　例] 55歳　男性，会社員
[主　　訴] 血糖コントロール不良
[現 病 歴] 45歳時，会社の健診で糖尿病を指摘されたが放置していた．48歳時，風邪をひいて近医を受診した際，再び糖尿病を指摘され，経口血糖降下薬（グリベンクラミド 2.5 mg/日）による治療を開始した．その後は血糖コントロール良好であったという．54歳時に転勤，その後多忙となるとともに徐々に血糖コントロールが悪化したため，グリベンクラミド増量（7.5 mg/日）となっていた．半年ほど経過した後，全身倦怠感が出現，増強してきたため近医を受診，コントロール悪化（空腹時血糖値 288 mg/dl，HbA$_{1c}$ 10.4%）しており，当科を紹介されて入院となる．
[既 往 歴] 特記すべきことなし
[家 族 歴] 母；糖尿病
[入院時現症] 身長 170 cm，体重 69 kg，血圧 136/70 mmHg，脈拍72/分・整，心肺に異常なし，腹部異常なし，下肢浮腫なし，神経学的所見：知覚異常なし，下肢で振動覚，深部腱反射軽度低下
[入院時検査] 血液：FPG 269 mg/dl，HbA$_{1c}$ 10.6%，T-chol 220 mg/dl，TG 176 mg/dl，HDL-chol 42 mg/dl，BUN 18 mg/dl，Cr 1.0 mg/dl，UA 6.1 mg/dl，AST 45 IU/l，ALT 67 IU/l，γ-GTP 76 IU/l，検尿：糖（2＋），蛋白（−），ケトン体（−），尿中 C-peptide 33 μg/day，尿中微量アルブミン 51.6 mg/day，眼底：両眼とも糖尿病性変化なし（NDR），血糖日内変動：朝食前 239 mg/dl，朝食後 377 mg/dl，昼食前 324 mg/dl，昼食後 335 mg/dl，夕食前 289 mg/dl，夕食後 371 mg/dl，眠前 286 mg/dl
[入院後経過] 本症例は，転勤による生活の変化を契機に徐々に血糖コントロールが悪化し，スルフォニル尿素薬（SU薬）の二次無効をきたした2型糖尿病症例と考えられた．眼底検査で異常を認めなかったため，強化インスリン療法で血糖コントロールを行った．速効型インスリン（ペンフィルR）毎食前4単位から開始し漸増していき，さらに，朝食前高血糖が改善しなかったため，眠前に中間型インスリン（ペンフィルN）6単位を追加した．

インスリン開始後約3週間で，食前血糖 120〜130 mg/dl，食後血糖 180〜200 mg/dl と改善し，退院後日中のインスリン注射が困難との訴えのため，速効型と中間型インスリンの混合製剤であるペンフィル30Rの1日2回注射（朝16単位，夕8単位）に変更した．食前血糖 120 mg/dl 程度，食後血糖 160〜180 mg/dl と血糖コントロールは安定していたため退院となった．

専門医のコメント

1）SU薬二次無効

　SU薬の二次無効とは，投薬が開始されてから少なくとも1ヵ月間はその薬剤により良好な血糖コントロールが得られていたにもかかわらず，次第にその効力が失われ，ついには無効になってしまうことと定義される．原因として，膵β細胞からのインスリン分泌量の低下のみならず，食事療法の不徹底，運動量の低下，薬剤コンプライアンスの低下など患者側の問題，高血糖をきたす薬剤の使用，ストレス，感染症など血糖コントロールを悪化させる外的要因があげられる．

　SU薬二次無効が生じた際の対処は，まず，原因として考えられることがあれば排除する．次に，他の経口血糖降下薬（αグルコシダーゼ阻害剤，ビグアナイド剤，インスリン抵抗性改善薬）との併用も試みる．それでも血糖コントロールの改善が得られなければ，インスリン療法への切り換えも躊躇すべきでない．

2）混合（二相性）インスリン製剤

　糖尿病におけるインスリン分泌不足に対して，インスリン療法により生理的なインスリン分泌を再現するためには，基礎分泌と追加分泌の両者を補充する必要がある．従来，2型糖尿病患者に対するインスリン療法は，中間型インスリン1日1～2回投与が実施されてきた．しかし，この方法ではインスリン追加分泌は補充されないため，食前血糖値は良好にコントロールされても，食後に高血糖をきたす症例は多い．このため，以前は速効型と中間型インスリンを混合注射する方法が行われていたが，この煩雑さを解消するために開発されたのが混合製剤である．当初は，速効型と中間型を3対7の割合で混合したペンフィル30Rだけであったが，現在では混合の割合を変えたペンフィル50R，40R，20R，10Rもある．

　混合製剤を用いたインスリン療法を実施する際，一般的な方法として，ペンフィル30Rを朝と夕に2～3：1の割合で開始する．経過をみて，食後の血糖が高い場合には速効型の割合が多い製剤（ペンフィル50R，40R）に変更してみる．朝食前や夕食前の血糖が高い場合には，中間型の割合が多い製剤（ペンフィル20R，10R）に変更してみる．頻回インスリン注射より変更する場合は，その際の使用単位を参考にする．また，近年臨床応用された超速効型インスリンの混合製剤は食直前に注射できるため，患者のQOL向上につながり食後の血糖上昇抑制の程度も強い．

症例29 速効型インスリン3回注射＋眠前中間型インスリン注射

[症　　例] 55歳　女性，主婦
[主　　訴] 高血糖，下腿浮腫
[既　往　歴] 特記すべきことなし
[家　族　歴] 父；脳血管障害，母；心筋梗塞，弟；糖尿病
[現　病　歴] 46歳時，健診にて高血糖を指摘され近医を受診，糖尿病と診断され食事指導を受けるがその後放置していた．55歳時，口渇感を自覚するようになり，半年で体重が7 kg減少，さらに下肢のむくみも出現したため再び近医を受診，著明な高血糖 (385 mg/dl) と尿蛋白を指摘され，紹介にて当科を受診，精査加療目的で入院となる．
[入院時現症] 身長 153 cm，体重 58.0 kg，血圧 122/70 mmHg，脈拍 70/分・整，眼瞼結膜 軽度貧血あり，心肺に異常なし，下腿に浮腫を認める．神経学的異常を認めず
[入院時検査] WBC 6,400/μl, RBC 362×10^4/μl, Hb 10.6 g/dl, Ht 31.1%, Plt 21.3×10^4/μl, Na 147 mEq/l, K 4.4 mEq/l, Cl 112 mEq/l, BUN 18 mg/dl, Cr 1.1 mg/dl, TP 6.3 g/dl, Alb 2.9 g/dl, T-chol 268 mg/dl, TG 178 mg/dl, FPG 292 mg/dl, HbA$_{1c}$ 10.5%, 尿中 C-peptide 16.8 μg/day, 尿蛋白 3.9 g/day, グルカゴン負荷試験：ΔCPR 1.2 ng/ml, 眼底：単純糖尿病網膜症(SDR), シェロング試験：陰性, CV$_{R-R}$：安静時1.19%，深呼吸時1.72%，エルゴ負荷心電図：陰性，頸動脈エコー：IMT 左 1.44 mm，右 1.05 mm
[入院後経過] 入院時，著明な高血糖を認めたため，食事療法は 1,500 kcal/日，蛋白 35 g/日とし，第3病日より速効型インスリンの毎食前3回投与を開始した（表1）．その後インスリン投与量を漸増し，第7病日には昼食時，夕食時の高血糖の改善傾向は認められたが，朝食前血糖値は依然高値であった．入院後に評価した尿中 C-peptide 一日排泄量は低値を示しており，内因性インスリンの基礎分泌の不足もあると考え，第10病日より就寝前の中間型インスリン投与を開始，その後，朝食前高血糖の改善もみられた．以降，インスリン投与量を調節，第26病日には血糖

表1　血糖 (mg/dl) 日内変動の経過

	朝食前	朝食後2時間	昼食前	昼食後2時間	夕食前	夕食後2時間	就寝前	
第3病日	261	377	350	365	272	232	249	R3-3-3
第7病日	233	383	247	132	193	222	206	R12-8-8
第10病日	251	276	197	107	141	155	150	R12-8-8 N0-0-0-4
第26病日	128	157	160	176	159	172	122	R10-6-6 N0-0-0-4

(R：速効型インスリン，N：中間型インスリン)

コントロール良好となり退院となった．
　また，本症例は糖尿病性腎症Ⅲa期でネフローゼの状態であったため，蛋白制限に加えACE阻害薬（imidapril）および利尿薬（furosemide）を投与，尿蛋白は2.1 g/日に減少し下腿浮腫も消失した．

専門医のコメント

　糖尿病治療でのインスリン療法において，生理的なインスリン分泌を再現し，より厳格な血糖管理を行うために，インスリンの基礎分泌と追加分泌の両者を補充する必要があることはここまでにも述べたとおりである．このため，2型糖尿病でも，内因性インスリン分泌の低下が著しい症例，血糖コントロールが急に悪化した例などではインスリンを頻回に投与する治療の適応となる．

　実際的には，毎食前の速効型インスリン投与から開始する方法があげられる．SU薬二次無効となりインスリン導入となった症例でも，インスリン追加分泌の不足を補充して食後血糖を良好に制御することにより，インスリン分泌の低下が次第に改善し，インスリン不要となる例がしばしばある．一方，この方法で，食後血糖を制御したにもかかわらず朝食前高血糖の改善しない例があり，かつ尿中C-peptide一日もしくは夜間排泄量が低値を示す場合，内因性インスリンの基礎分泌まで障害されていることを考え，さらに寝前の中間型インスリン投与の追加を試みる．本症例でも，内因性インスリン分泌の低下が著しいと考えられ，「速効型インスリン3回注射＋眠前中間型インスリン注射」により良好な血糖コントロールをみた．このように2型糖尿病に対するインスリン療法においては病態に即した治療をするべきである．

　最近，臨床応用された特効型インスリン（グラルギン）は，20～24時間の持続時間を有し，夜間のインスリン濃度のピークを形成しないため夜間低血糖のリスクを軽減し，空腹時高血糖を是正できる．このため中間型インスリンより基礎分泌インスリンの補充に適している．

症例30　速効型インスリン3回注射＋眠前SU薬

［症　　例］48歳　女性，主婦
［主　　訴］血糖コントロール不良
［現 病 歴］42歳時，口渇と多尿を自覚するも放置．44歳時，健康診断において糖尿病を指摘され，以降，他医に通院しSU薬内服による治療を受けていた．治療を開始した当初はHbA$_{1c}$ 6〜7％で血糖コントロール良好であったという．その後仕事が多忙となるとともに徐々にコントロール悪化し，SU薬増量にても改善をみず，48歳時HbA$_{1c}$ 9％台となり，治療目的にて紹介され当科に入院となった．
［既 往 歴］特記すべきことなし
［家 族 歴］叔父，叔母；糖尿病
［入院時現症］身長162 cm，体重53.5 kg，血圧112/60 mmHg，脈拍70/分・整，貧血・黄疸を認めず，心肺に異常なし，神経学的に異常なし
［入院時検査］FPG 266 mg/dl，HbA$_{1c}$ 9.6％，T-chol 252 mg/dl，TG 122 mg/dl，HDL-chol 63 mg/dl，BUN 20 mg/dl，Cr 0.4 mg/dl，UA 2.0 mg/dl，AST 9 IU/l，ALT 15 IU/l，γ-GTP 10 IU/l，抗GAD抗体＜1.5 U/ml，尿中C-peptide 27.2 μg/day，尿中微量アルブミン 4.4 mg/day，眼底：単純糖尿病網膜症（SDR），シェロング試験：陰性，エルゴ負荷心電図：陰性，API（ankle pressure index）：左1.0　右1.1，頸動脈エコー：average IMT 左1.01 mm　右 1.03 mm
［入院後経過］入院時，他医より投薬されていたSU薬（グリベンクラミド 10 mg/日）を継続したまま血糖日内変動を評価，血糖コントロール不良であったため（表1），本症例はSU薬二次無効と考えられた．このためSU薬を中止し，速効型インスリンの毎食前3回投与を開始，高血糖の改善をはかったが，第12病日に至って朝食前血糖値は依然高値であった．ここで，入院後に評価した尿中C-peptide量より内因性インスリン分泌はわずかではあるが保持されていると考え，眠前にSU薬

表1　血糖（mg/dl）日内変動の経過

	朝食前	朝食後2時間	昼食前	昼食後2時間	夕食前	夕食後2時間	眠前	
入院時	266	381	182	384	185	359	224	glibenclamide 10 mg
第11病日	182	118	118	220	173	215	80	R(6,4,4)
第12病日	166	183	133	200	129	103	76	R(6,4,4)＋眠前 glibenclamide 1.25 mg
第18病日	119	142	122	160	94	184	116	R(4,4,4)＋眠前 glibenclamide 1.25 mg

R：速効型インスリン

症例30 速効型インスリン3回注射＋眠前 SU 薬

（グリベンクラミド 1.25 mg）投与を開始した．以降，朝食前高血糖も改善し第20病日退院となった．

専門医のコメント

SU 薬二次無効をきたした2型糖尿病症例の治療に際し，毎食前に速効型インスリンを投与し，インスリンの追加分泌を補うことにより食後の高血糖を低下させ，血糖コントロールを改善することができる．機序として，食後血糖の制御により，疲弊していた膵 β 細胞が糖毒性の解除により内因性インスリン分泌能が回復することが推測されている．

しかし，かようなインスリン療法を行っても，インスリンの基礎分泌まで低下しているため，眠前から翌朝食前にかけて血糖値が上昇してくる症例がある．この際，眠前に中間型インスリンを追加して基礎分泌を補う治療法が一般的である．しかし，わずかでも内因性インスリン分泌が保持されている場合，眠前に SU 薬投与を加えることにより基礎分泌を促し，朝食前高血糖の是正が可能となることがある．本症例でも眠前に SU 薬投与を行い，良好な血糖コントロールが得られた．「インスリン3回注射＋眠前 SU 薬投与」は，SU 薬二次無効である症例を治療する際，検討すべき方法の一つである．

症例 31　速効型インスリン3回注射＋眠前SU薬

[症　　例] 60歳　男性，会社員
[主　　訴] 血糖コントロール不良
[現 病 歴] 30歳頃糖尿病を指摘され，会社の診療所で食事および運動療法でフォローされていた．44歳よりSU薬（glibenclamide 5 mg）投与されるもコントロール不良であった．60歳より近医で糖尿病コントロールされるもHbA$_{1c}$ 12.5％のため血糖コントロール目的で当科紹介入院となった．
[既 往 歴] 特記すべきことなし
[家 族 歴] 父；糖尿病
[生 活 歴] 喫煙；40本/日×40年，飲酒；（－）
[入院時現症] 身長 163.6 cm，体重 53 kg，血圧 102/61 mmHg，脈拍 71/min・整，体温 36.4℃．眼瞼結膜 黄疸，貧血を認めず，頸部血管雑音 認めず．胸部，腹部 正常，神経学的に異常なし
[入院時検査] RBC 480×10^4/μl, Hb 14.1 g/dl, Ht 41.7％, WBC 7,100/μl 分画：正常), Plt 20.3×10^4/μl, Na 136 mEq/l, K 4.3 mEq/l, Cl 100 mEq/l, BUN 22 mg/dl, Cr 0.8 mg/dl, FPG 226 mg/dl, HbA$_{1c}$ 11.6％, TP 6.6 g/dl, Alb 3.2 g/dl, T-Bil 0.5 mg/dl, AST 10 IU/l, ALT 18 IU/l, γ-GTP 91 IU/l, T-chol 200 mg/dl, TG 160 mg/dl, HDL-chol 39 mg/dl, CCr 94 ml/min, 尿蛋白 0.33 g/day, 尿中アルブミン 51〜164 μg/min, 尿中 C-peptide 19.8 μg/day, グルカゴン負荷試験：負荷前 C-peptide 感度以下，負荷後 C-peptide 1.4 ng/ml, ΔC-peptide 1.4 ng/ml, CV$_{R-R}$：0.96（安静時），1.08（深部呼吸時），眼底：シェロング試験：陽性，単純糖尿病網膜症（SDR），API（ankle pressure index）：右1.22，左0.86

頸動脈エコー	average IMT（mm）	max IMT（mm）
左	1.20	1.31
右	1.03	1.24

左大腿動脈内に 2.6 mm のプラークあり
エルゴ負荷心電図：陰性

[入院後経過] 本症例では経口血糖降下剤にて糖尿病治療が行われていたが，血糖コントロールが不良でありSU薬の2次無効と考えられた．このためSU薬を中止し，速効型インスリン毎食前投与にて経過を追ったが，眠前から朝食前にかけて 30 mg/dl ほどの血糖値の上昇が認められ，毎食前の速効型インスリンのみではコントロールできなかった．これは尿中 C-peptide が非常に低値を示したこと，またグルカゴン負荷にても ΔC-peptide 1.4 ng/ml と低値を示していることより夜間の基礎インスリン分泌不全と考えられた．これに対し眠前に中間型インスリン製剤を投

症例31 ● 速効型インスリン3回注射＋眠前SU薬

表1　入院中の血糖（mg/dl）変動

	朝食前	朝食後2時間	昼食前	昼食後2時間	夕食前	夕食後2時間	眠前
Drug free	203	340	373	447	309	360	324
R（8,7,7）	152	223	160	330	175	214	130
R（8,8,7）＋N4 眠前	129	209	144	153	113	164	109
R（8,8,7）＋glibenclamide 1.25 mg 眠前	123	185	109	188	121	191	143

R：速攻型インスリン，N：中間型インスリン

与することで血糖値が改善した．しかしながらインスリンの頻回注射でのQOLの低下を考慮し，眠前の中間型インスリンを中止したうえ，glibenclamide 1.25 mg 眠前投与を開始した．表1に示すように良好な血糖値が維持できていたため退院となる．

専門医のコメント

　日本における2型糖尿病の発症の原因として，インスリンの分泌不全が大きな位置を占める．インスリン分泌は基礎インスリン分泌とグルコース応答性インスリン分泌（追加分泌）に大きく分けられる．2型糖尿病の発症の時期に基礎インスリン分泌は保たれているにもかかわらず，追加分泌の低下がみられることが多い．このような時期では空腹時血糖は低いが食後過血糖を呈する．慢性的に高血糖が続くと，やがて基礎インスリン分泌も障害されてくる．

　今回の症例は糖尿病発症から30年以上経過しており，追加分泌のみならず基礎インスリン分泌障害までもきたしたものと考えられた．このような症例の場合，最も病態に適した治療は毎食前に速効型インスリンを投与し，追加分泌インスリンを再現し，眠前に中間型インスリンを投与することにより基礎分泌を補充することである．しかしながら今回の症例のようにSU薬を眠前に投与することで基礎インスリン分泌が刺激され，朝食前の血糖値を良好にコントロールすることが可能な場合がある．2型糖尿病患者の注射によるQOLの低下を少しでも改善するための選択肢に加えるべき治療法であると考える．

III．2型糖尿病の病態と治療　5）インスリン療法

症例 32　中間型インスリン1回注射

[症　　例] 82歳　男性，無職
[主　　訴] 口渇，多尿，全身倦怠感
[既　往　歴] 79歳時；老人性白内障，前立腺肥大
[家　族　歴] 特記すべきことなし
[現　病　歴] 65歳時，口渇，多飲，多尿，体重減少が出現し，近医受診し糖尿病と診断された．以後，経口血糖降下薬にて数年間良好にコントロールされていたが，次第に血糖コントロールが悪化し，79歳時，当院に紹介となった．外来にて生活療法指導を行うとともに，経口血糖降下薬を漸増したが，gliclazide 160 mg/日（グリミクロン4錠/日），metoformin 500 mg/日（メルビン2錠/日）の投与によっても，空腹時血糖が 265 mg/dl，HbA$_{1c}$ 10.0％と血糖コントロールが不良であるため入院となった．
[入院時現症] 身長 164 cm，体重 54.0 kg，血圧 138/62 mmHg，軽度の記銘力，記憶力障害を認める．胸部，腹部に異常を認めず．神経学的には軽度の不随意運動，協調運動障害を認める．
[入院時検査] FPG 213 mg/dl，HbA1c 9.8％．BUN 16.9 mg/dl，Cr 0.7 mg/dl，UA 2.9 mg/dl，AST 11 IU/l，ALT 11 IU/l，γ-GTP 11 IU/l，ALP 172 IU/l，LDH 253 IU/l．TP 6.4 g/dl，Alb 3.6 g/dl．T-chol 131 mg/dl，HDL-chol 29 mg/dl，TG 68 mg/dl．Amylase 148 IU/l，Lipase 18 IU/l，尿中 CPR 排泄量 16 μg/day．尿糖 4.6 g/day，尿中アルブミン 36 mg/day，CCr 50 ml/min．
眼底：両眼とも糖尿病性変化なし（NDR）．心電図：正常範囲．
[入院後経過] 本症例は，入院にて食事療法を徹底したにもかかわらず，経口剤によるコントロールが不可能であり，尿中 CPR 16 μg/day と内因性インスリン分泌も低下しているため，SU薬二次無効症例であると考えられた．そこで毎食前速効型インスリン注射療法の導入を試みた．速効型インスリン量は，ペンフィルR（ノボ）朝4単位，昼4単位，夕4単位より開始し，食前食後と眠前の血糖値に応じてインスリン量の調節を行った．最終的には，朝6単位，昼6単位，夕6単位により良好な血糖管理が可能であった．しかし，老人痴呆によると思われる記銘力，記憶力障害により，患者自身が自己注射を行うには問題があり，さらに家族が毎食時に介助することは不可能であった．本症例は，インスリン治療後の尿中CPR排泄量が 22 μg/day と内因性インスリン分泌がある程度改善しており，インスリン使用量も少量のため，朝食前に家族が中間型インスリン［イノレットN（ノボ）］16単位を注射することとした．本治療によっても食前血糖は，140 mg/dl 程度，食後血糖は 190 mg/dl 程度に維持することが可能であった．

専門医のコメント

1）SU薬二次無効2型糖尿病症例に対する中間型インスリン療法

　SU薬二次無効2型糖尿病症例では，末梢インスリン濃度が健常人に比して低値のため，末梢からの糖新生基質の供給が増え，さらに門脈内のインスリン濃度の低下により肝ブドウ糖産生が過剰となっている．中間型インスリンの投与は，末梢インスリン濃度を高め，この末梢からの糖新生基質の供給を抑え，また門脈内インスリン濃度を高め肝ブドウ糖放出を抑制することで血糖値の低下に寄与すると考えられる．このため欧米では，SU薬二次無効2型糖尿病症例に大して，SU薬と中間型インスリンの眠前1回投与の併用療法がしばしば行われるが，中間型インスリンの単独1回投与の際にも同様の機序による血糖値の低下が期待される．

2）中間型インスリン療法の実際

　SU薬二次無効2型糖尿病症例に対するインスリン療法では，現時点，その大多数に対して中間型インスリン1日1回投与法が実施されている．この治療法では，通常，初回量として12～16単位を朝食前，あるいは眠前に皮下注射し，以後朝食前血糖値を指標として投与量を調節する．投与量の増大により低血糖の頻度が増えた場合は，朝60～70％，夕30～40％の割合に分割してインスリンを投与する．

3）中間型インスリン療法の問題点

　SU薬二次無効2型糖尿病症例では，基礎インスリン分泌に比し追加インスリン分泌がより高度に低下しており食事摂取後の末梢血中インスリン濃度は低値で，本方法での食後血糖応答の正常化は不可能に近い．加えて，残存したインスリン分泌に外来性投与インスリンが上乗せされるため，本法での経時的血中インスリン動態は，正常とかなり異なったものである．このような長期にわたる食間の高インスリン血症は，夕食前，夜間の低血糖発症の危険性を高めるだけでなく，近年，動脈硬化性病変の発症，進展因子として，無視できない問題となりつつある．

4）中間型インスリン療法の適応

　SU薬二次無効2型糖尿病症例にインスリン療法を導入する場合，上記理由により中間型インスリン療法では厳格な血糖管理が不可能であるので，このような症例には，速効型インスリン療法を行うべきである．やむなく，インスリンの1日1～2回投与法を選択する場合も，混合型インスリンを選択し，正常なインスリン分泌動態に近づけるようにしたい．中間型インスリン療法を行う場合も，内因性インスリン分泌がある程度残存し，使用インスリン量も少量であり，中間型インスリンを使用した場合のインスリン動態が健常人とかけ離れたものとならない症例に限定すべきである．

症例 33　時差とインスリン療法

[症　　例] 27歳，女性，会社員
[主　　訴] 海外旅行中の血糖コントロール．
[既往歴，家族歴]
　　　　　　特記すべきことなし．
[現 病 歴] 16歳時，口渇，全身倦怠感，体重減少にて当科に入院し，インスリン治療を開始した．退院後もインスリン治療（モノタードインスリン注射；朝1回）を続けていたが，受診は不定期であり，血糖コントロールは　空腹時血糖値（FPG）150～250 mg/dl，HbA$_{1c}$ 11～13％と不良であった．平成2年（24歳時），約半年間ニュージーランドに留学したが，医師を受診することもなく，血糖コントロールは不良であったようである．帰国後再び当科を受診するようになったが，留学前同様，血糖コントロールは不良であったため，インスリン注射回数を増やし，現在は血糖自己測定をしながら，朝：ペンフィル 30R 28単位，夕：ペンフィル R 12単位，眠前：ペンフィル N 12単位をしており，FPG 100～150 mg/dl，HbA$_{1c}$ 8～9％とやや血糖コントロールは改善した．5月にアメリカ東海岸（ニューヨークなど）への約10日間の旅行を計画しており，血糖コントロールについて相談のため来院した．
[来院時現症] 身長 160 cm，体重 55 kg，血圧 128/80 mmHg，胸腹部 異常なし，神経学的所見：下肢で振動感覚低下，アキレス腱反射消失
[入院時検査] FPG 150 mg/dl，HbA$_{1c}$ 9.0％，T-chol 152 mg/dl，TG 64 mg/dl．AST 12 IU/l，ALT 14 IU/l，Crn 0.8 mg/dl，BUN 14 mg/dl
　　　　　　検尿：尿糖（2＋），尿蛋白（2＋），尿ケトン体（－），尿蛋白 0.5 mg/day
　　　　　　眼底：前増殖糖尿病網膜症（PDR）（光凝固治療により安定）
[来院時経過] 旅行中は血糖自己測定をしながら，出発日を含め，食事毎（30分前）にペンフィル R 8～10単位を注射するように指導．アメリカ滞在中は眠前のみペンフィル N 14単位を注射とした．JAL直行便（成田→ニューヨーク）を利用したが，正午発，フライト時間約12時間，時差10時間であり，食事は2回，サービスされた．5日前に，糖尿病食を注文しておいたので，1食目（日本時間13：30頃）；479 kcal，2食目（19：30頃）；467 kcalと通常来より少ないものであった（この糖尿病食はエコノミークラスのもので，ビジネス，ファーストクラスでは，各々1食目；463，736 kcal 2食目；522，663 kcalとのことであった）．ニューヨーク到着（日本時間；午前0：35，現地時間，14：35）後，昼食として軽食をとった．出発日の血糖（mg/dl）：朝食前（日本）134，第1食前（機内）167，第2食前（機内）189，昼食前（米国）208，夕食前（米国）157．10日後，無事帰国．帰国時も，食事毎に速効型インスリンを注射した．

専門医のコメント

1） 旅行時のインスリン管理

　旅行中のインスリンの保管は重要であり次のような点に注意する．旅行日程が延びることや，インスリンを紛失することも考え，インスリン注射液や注射器などは必要な分量の2倍以上を2ヵ所に分けて手荷物として持参させる．インスリン製剤は常温では安定であり，通常は特別な容器を準備する必要はない（ただし，インスリン製剤は直射日光や凍結では失効する場合があり，注意を要す）．トランクなどに入れて預けた場合，不手際などで必要な時にインスリンが手許になかったり，紛失する可能性が多くなるばかりでなく，飛行機の貨物室に入れると，ジェット機の飛ぶ高度ではとても寒く，インスリン製剤が凍結する可能性が生じる．ホテルでの保管の際には，冷蔵庫に入れた場合，凍結の危険性や朝，自動的に鍵がかかる冷蔵庫もあるため注意が必要である．万が一，インスリンを紛失したり，瓶が割れた時のことを考え，インスリンの種類，濃度（1 ml あたりのインスリン単位；日本では100または40単位だが，アメリカ，カナダ，イギリス，デンマークは100単位，フランスの一部は80単位）を覚えておくべきである．現在の治療法を書いた紹介状もしくは英文の糖尿病データブック（日本糖尿病協会発行）も持参させるようにする．また低血糖や食事が遅れる場合も考えて，軽食（スナック）を必ず携帯するように指導する．

2） 時差とインスリン注射法

　到着までは日本時間で食事，インスリン注射をあわせ，現地では現地時間でインスリン量を調節するのが一般的である．1日2回以上のインスリン注射をしている場合は，食事毎（30分前）に速効型インスリンを注射し，血糖を調整する．中間型インスリン1回注射（20単位以下）の場合は，東南アジアなどのように日本との時差が5時間以内の地域へ旅行するときには，インスリンはそのままで問題はない．それ以上の時差の場合は，目的地の朝が出発地より何時間早くくるかで量を決める．例えば，ニューヨークの場合，10時間の時差があり，ペンフィルN20単位注射していれば出発日朝は12単位とする（東行き；$20×(1-10/24)=11.7$）．逆にパリの場合，8時間の逆の時差があり，27単位とする（西行き；$20×(1+8/24)=26.7$）．このインスリン量の決め方は，夜勤のある場合にも利用することができる．すなわち速効型の場合，食事毎に注射し，中間型の場合は，次のインスリンをいつ注射するかにより注射量を調整する．

症例 34　不安定型糖尿病

[症　　　例] 33歳　女性，無職
[主　　　訴] 血糖コントロール不良
[既　往　歴] 両眼白内障手術（31歳）
[家　族　歴] 姉；クモ膜下出血（24歳）にて死亡
[現　病　歴] 16歳時，糖尿病を指摘されて以来，インスリン治療を続けている．20歳時に，頼りにしていた姉をクモ膜下出血で亡くした後，精神的影響もあるためか，しばしば悪心，嘔吐などで食事摂取ができないことがある．現在，ペンフィル N 朝12単位，夜10単位を基本として，ペンフィル R を時に追加する形で，血糖コントロールを行っているが，血糖コントロールはきわめて困難であり，不安定型糖尿病の原因検索および治療を目的として入院とした．
[入院時現症] 身長 161 cm，体重 52 kg，体温36.4℃，血圧 152/88 mmHg，胸腹部異常なし，神経学的所見：下肢で振動覚低下，アキレス腱消失
[入院時検査] FPG 215 mg/dl，HbA$_{1c}$ 9.8％，T-chol 290 mg/dl，HDL-chol 39 mg/dl，TG 237 mg/dl，Cr 1.4 mg/dl，BUN 22.2 mg/dl，AST 16 IU/l，ALT 17 IU/l，LDH 389 IU/l，TP 6.5 g/dl，Alb 3.5 g/dl，Amylase 82 IU/l，T$_3$ 1.14 ng/ml，T$_4$ 7.8 ng/ml，TSH 1.5 μV/ml，GH 1.7 ng/ml，ACTH 47 pg/ml，コルチゾール 13.8 μg/dl，アドレナリン 38 pg/ml，ノルアドレナリン 189 pg/ml，検尿：尿糖（＋），尿蛋白（＋3），尿ケトン体（－），尿中CPR 2 μg/day
血糖日内変動（mg/dl）：朝食前215，朝食後2時間367，昼食前298，昼食後2時間356，夕食前187，夕食後2時間398，眼前246，3：00AM 154
胸部，腹部X線：異常なし
心電図：異常なし，CV$_{R-R}$ 1.12％，眼底：増殖糖尿病網膜症（PDR），シェロング試験：陽性
[入院後経過] この患者の不安定型糖尿病の病因を（図1）を参考に検索した．血中，尿中Cペプチドがきわめて低値である以外に，内分泌学的異常はなく，他の内分泌疾患（副腎機能不全，Cushing 症候群など）の併発は否定的であった．また，インスリン抗体も陰性であった．この症例のように内因性インスリン分泌がほとんどない例でしばしば不安定型糖尿病が認められる．逆にインスリン分泌がある程度保たれている場合，患者自身による詐病の可能性を考えなければならない．姉の死後，悪心，嘔吐があったことや，依存心の強い性格と考えられたため，血糖の不安定に関し，精神科と相談したうえで，看護師が速効型インスリン（腹壁）注射（8，6，6単位）を各食前30分にすべて行ない，血糖値を測定したが，自己注射，自己血糖測定した際の結果とほぼ同程度であった．以上の結果より詐病の可能性は否定され，不安定型糖尿病と考えられた．

次に連日検査で早朝空腹時に速効型インスリンをそれぞれ5単位(0.1 U/kg)，25単位(0.5 U/kg)皮下注射して3時間後の血糖の低下を比較したところ，5単位で82 mg/dlの低下に対し，25単位で187 mg/dlの低下と，血糖応答反応は正常と考えられた．また，速効型インスリン5単位(0.1 U/kg)を静脈内投与したところ，血糖は前値386 mg/dlより，120分後257 mg/dlへと低下したため，インスリンの抵抗性は否定的と考えられた（62 mg/dl以上低下の場合，正常と考えられる）．

また胃部不快感をしばしば訴えていたため，18時間絶食後に胃カメラを施行したところ，まだ食物残渣があり，胃排泄の遅延が認められた．血圧の起立時の低下，心拍変動の消失などからも自律神経障害が推測され，本症例における血糖不安定の原因としては，胃運動障害が大きいと考えられた．セロトニン作動薬（アセナリン，ガスモチン），メトクロプロマイト（プリンペラン），消化酵素などの

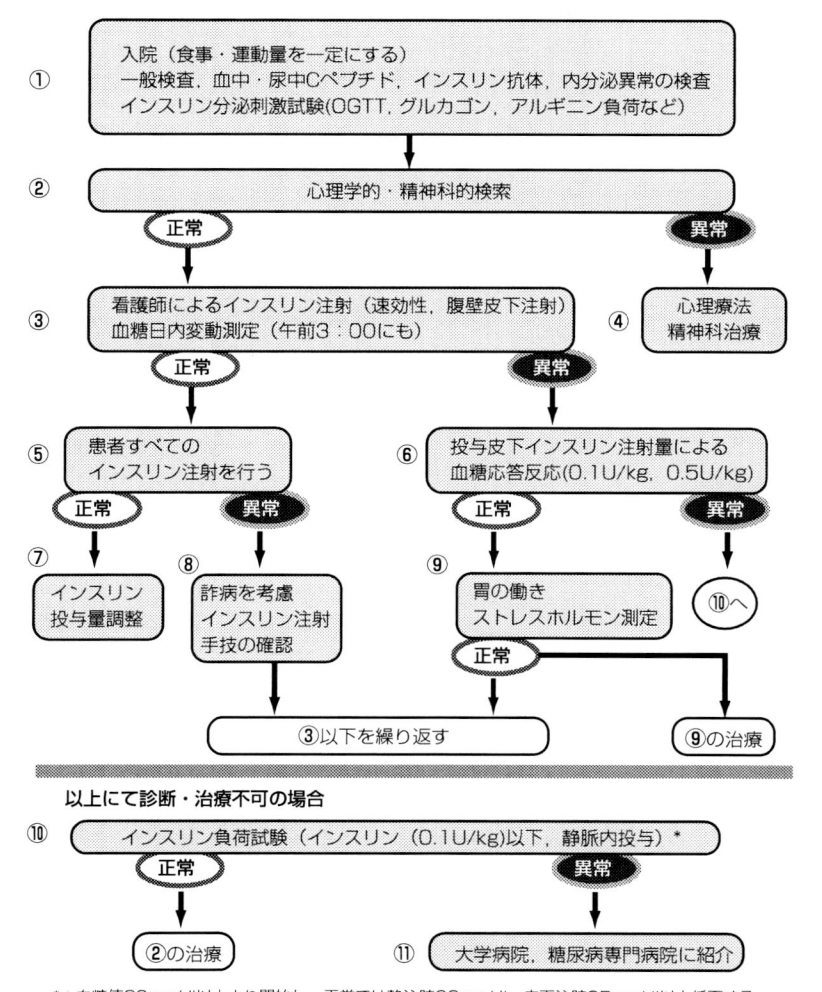

図1 不安定型糖尿病の病因検索

投与,インスリン頻回注射および分割食とすることにより血糖コントロールの改善が認められた.

専門医のコメント

不安定型糖尿病の検索は,図1(117頁)のように系統的に行う必要がある.このように自律神経障害が強い症例は,血糖コントロールがきわめて困難になるため,発症直後から積極的に強化インスリン療法を行い合併症を防止することが重要と思われる.

症例35 Somogyi effect, Dawn phenomenon

[症　　　例] 50歳　女性，主婦
[主　　　訴] 血糖コントロール不良（早朝高血糖）
[既　往　歴] 特記すべきことなし
[家　族　歴] 特記すべきことなし
[現　病　歴] 39歳時，甲状腺機能亢進症にて他院入院中初めて糖尿病を指摘される．その後他医にて治療を受けていたが，血糖コントロール不良のため46歳時，当院初診．入院の上，インスリン治療（中間型インスリン朝，夕食前各8単位）を開始する．退院後，朝食前16単位，夕食前10単位皮下注まで増量するもコントロール不良が続くため，第2回入院となった．
[入院時現症] 身長 152 cm，体重 50.5 kg（BMI 22.0），血圧 102/70 mmHg，甲状腺腫なし，胸部，腹部　異常なし，アキレス腱反射　減弱．
[入院時検査] FPG 285 mg/dl, HbA$_{1c}$ 8.2%, T-chol 259 mg/dl, HDL-chol 72 mg/dl, TG 50 mg/dl, BUN 20 mg/dl, Crn 0.7 mg/dl, UA 3.6 mg/dl, FT$_4$ 1.1 ng/dl, FT$_3$ 2.6 pg/ml, TSH 1.4 μU/ml. 尿検査：蛋白（−）．CCr 76.3 ml/min. 尿中 CPR 1.8 μg/day 以下．
眼底：単純糖尿病網膜症（SDR）．
[入院後経過] 入院後 1,280 kcal/日の食事療法を開始．ヒューマリン N 朝16単位，夕10単位での血糖日内変動では，特に夜中（午前3時）の比較的低血糖と，朝食前から昼にかけての高血糖を認めた（図1）．朝食後の高血糖に対処するため朝食前をノボリン 30R（12単位）に変更し，夜中の低血糖と早朝の高血糖を防ぐためヒューマリン N（4単位）を眠前に変更し，夕食前にはヒューマリン R（6単位）を投与した．

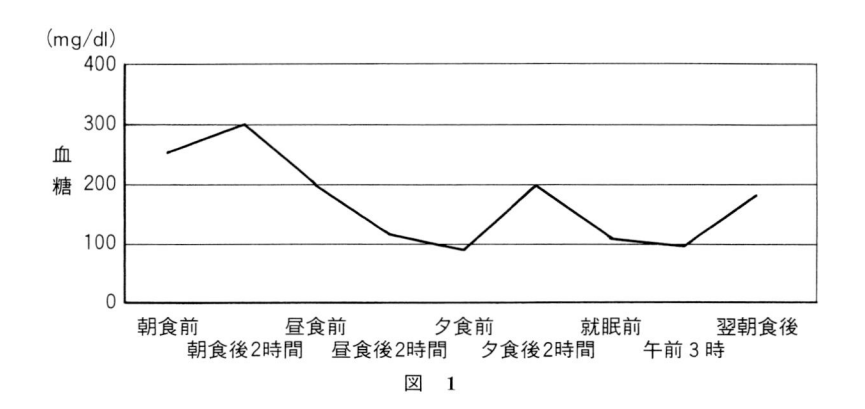

図　1

> 専門医のコメント

1） Somogyi effect と Dawn phenomenon（あかつき現象）

インスリンの低血糖の後に生ずる高血糖は Somogyi effect[1]と呼ばれ，低血糖に反応した counterregulatory hormone，とくにグルカゴンとエピネフリンによるものと考えられている．しかし早朝の高血糖に対して Somogyi effect はそれほど重要でなく，前夜のインスリン注射の作用がきれることが重要であるとする人が多い[2]．

朝の高血糖のもうひとつの原因として，Dawn phenomenon がある[3]．これは午前 4 時から午前 8 時頃まで肝臓でのブドウ糖産生が増加し，インスリンに対する感受性低下がみられるためで，このため糖尿病患者では血糖の上昇がみられる．この現象は睡眠早期の成長ホルモンの分泌増加によってもたらされるという[4]．

2） 早朝高血糖の管理

Dawn phenomenon とインスリン作用の消失による早朝の高血糖の管理が重要である．Dawn phenomenon による早朝のインスリン需要の増加に合わせるため，就眠前に中間型インスリンの投与が必要である．成長ホルモンの分泌抑制のために，ソマトスタチン誘導体や抗コリン剤が試みられている．

●文　献●

1) Somogyi H : Insulin as a cause of extreme hyperglycemia and instability. Bull St Louis Med Soc 32 : 498-500, 1938
2) Havlin CE, Cryer PE : Nocturnal Hypoglycemia does not commonly result in major morning hyperglycemia in patients with diabetes mellitus. Diabetes Care 10 : 141-147, 1987
3) Schmidt MI, Hadji-Greorgopoulos A, Rendell M, et al : The dawn phenomenon, an early morning glucose rise : implications for diabetic intraday blood glucose variation. Diabetes Care 4 : 579-585, 1981
4) Campbell PJ, Bolli GB, Cryer PE, et al : Pathogenesis of the dawn phenomenon in patients with insulin dependent diabetes mellitus. N Engl J Med 312 : 1473-1479, 1985

症例 36　インスリン抗体

[症　　例] 29歳　女性，調理師
[主　　訴] 高血糖
[現 病 歴] 24歳時，口渇，多尿，全身倦怠感に体重減少（52〜43 kg/2週間）も伴い近医を受診し糖尿病を診断された．インスリン治療を開始されたが低血糖発作のためSulfonylurea薬に変更された．その後すぐに，血糖コントロール不良のため，中間型インスリン1日1回投与による治療を開始されたが，25歳時，HbA$_{1c}$ 10.9%のため当院紹介入院となった．GAD抗体 57 U/mlより1型糖尿病と診断され，強化インスリン療法にて退院した．この時インスリン抗体強陽性（NSB 79%，FIRI＜5.0 μU/ml，TIRI 270 μU/ml）を示していた．その後，再び血糖コントロールが不良（HbA$_{1c}$ 12.7%）となり，再入院となった．
[既 往 歴] 特記事項なし
[家 族 歴] 父；高血圧，父方祖母；糖尿病，母方伯母；1型糖尿病
[入院時現症] 身長 160.0 cm，体重 53.8 kg，BMI 20.9（理想体重 56.3 kg），甲状腺腫大（−），神経学的徴候（−），糖尿病合併症，神経障害；深部腱反射・振動覚　正常，C V$_{R-R}$ 4.14%（安静時），シェロング試験；陰性，網膜症；非糖尿病網膜症（NDR），腎症；1期（CCr 130.5 ml/min，尿-Alb 6.99 mg/day）
[入院時検査] FPG 184 mg/dl，HbA$_{1c}$ 12.7%，GAD抗体 11.7 U/ml，インスリン抗体（NSB 48%，Free IRI＜5 μU/ml，Total IRI 190 μU/ml），アセト酢酸 1,990 μmol，βヒドロキシ酢酸 3,548 μmol/l，PH 7.349，PCO$_2$ 38.8 mmHg，PO$_2$ 92.1 mmHg，HCO$_3$ 20.8 mEq/l，ABE −3.9 mEq/l
[入院後経過] 食事療法の徹底と強化インスリン療法を行い，ある程度コントロール改善するも依然不安定であった．インスリン抗体がインスリン感受性に与える影響を評価するため，正常血糖多段階インスリン濃度クランプ試験を行った．生理学的用量のインスリン注入では，インスリン感受性は健常人に比し低下していたが，薬理学的高用量インスリン注入ではインスリン感受性は保たれていた（図1）．このことより，コントロール不安定の原因としてインスリン抗体によるインスリン作用の減弱を考え，基礎補充インスリンを十分量持続注入し，抗体とインスリンの結合を高めておくことにより，追加注入インスリンの血糖降下効果が高まることを期待し，持続皮下インスリン注入（CSII）療法を導入した．また，退院後は職業上，朝食と昼食の間隔が長いことからも，CSII療法が適していると考えられた．インスリン量調節の結果，基礎注入インスリン速度を0.5単位/Hr，毎食前30分の追加インスリン注入量を（12，8，10）単位とし，それにスライディングスケールを併用した時，血糖値安定化が得られ，第33病日に退院となった（図2）．

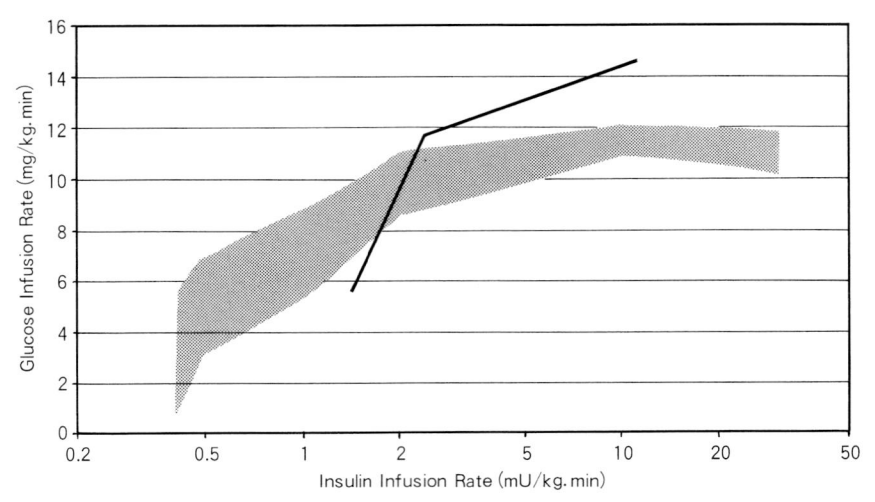

III．2型糖尿病の病態と治療　5）インスリン療法

図1　正常血糖多段階インスリン濃度クランプ試験（影部は正常範囲）

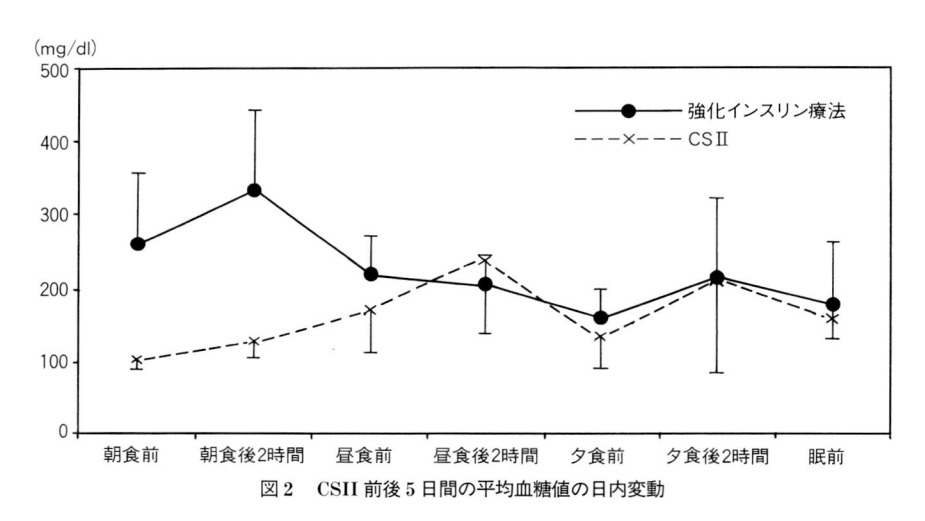

図2　CSII前後5日間の平均血糖値の日内変動

専門医のコメント

　インスリン抗体は，インスリン治療中患者に出現する狭義のインスリン抗体と，自己免疫機序による内因性インスリンに対する自己抗体に分けられる．狭義のインスリン抗体は，ヒト以外のインスリンを用いた場合，高頻度に認められるが，現在のヒトインスリン治療では臨床上問題となる程の高抗体価に至ることは稀である．インスリン抗体は，インスリン必要量や血糖コントロールへの影響はほとんどないとされていたが，抗体と結合したインスリンが血糖とは無関係に解離し，予期せぬ低血糖を誘発する原因にもなり得ることが報告されている．

　本症例においても，インスリン抗体はインスリン使用歴があることより後天的にできた狭義のものと考えられたが，ヒトインスリン以外の使用歴はなかった．第1回入院時，無自覚性低血糖が認められ，その原因としてインスリン治療法の問題（中間型インスリン1日1回注射）とともに，インスリン抗体による頻回の低血糖発作の関与も考えられた．また，今回の正常血

糖多段階インスリン濃度クランプ試験の結果より，インスリン抗体によるインスリン作用障害が病因にあることが示唆された．持続皮下注入療法導入にスライディングスケール併用で十分なインスリン投与を行うことによって血糖コントロールの安定化が得られた．近年，インスリン抗体高値の症例で，速効型インスリンから超速効型インスリンへの変更により抗体値が緩徐に低下することが報告された[1]．そこで，本症例は現在，超速効型インスリンに変更し，抗体価の推移を観察している．その前後でのインスリン使用量や血糖の安定性には差がみられなかった．

●文　　献●
1) Lahtela JT, Knip M, Paul R, et al : Severe antibody-mediated human insulin resistance : successful treatment with the insulin analog lispro. A case report. Diabetes Care 20 : 71-73, 1997

症例37 インスリン吸収不良を呈した2型糖尿病症例

[症　　　例] 54歳　男性
[主　　　訴] 手足のしびれ，高血糖
[既往歴，家族歴]
　　　　　　特記すべきことなし
[現　病　歴] 48歳時より全身倦怠感，口渇が出現するも放置していた．53歳時より，両足先のしびれが出現，徐々に膝にまで及び，両上肢にも出現したため，54歳時，近医受診し随時血糖500 mg/dlのため糖尿病と診断され，精査加療目的にて入院となった．著しい高血糖に対し頻回インスリン療法を導入し，インスリンを最大1日100単位まで増量したが，各食前血糖値は300～500 mg/dlで推移した．さらに経口血糖降下薬のボグリボース，グリベンクラミド，ブフォルミンを順次追加したが，高血糖の改善を認めなかった．インスリン治療無効のため当科紹介受診し，転院となった．
[入院時現症] 身長164.4 cm, 体重82 kg, BMI 30.5, 血圧153/98 mmHg, Ankle Brachial Index；右1.18, 左1.16, 脈拍84/分・整
　　　　　　神経学的所見：前腕～手指，下腿～足趾の温痛覚，触覚，振動覚すべて消失，上下肢の深部腱反射消失，Schellong試験陰性，心拍変動係数（安静時）3.44%
　　　　　　眼底所見：非糖尿病網膜症 NDR
[入院時検査]
　　　　　　検血：RBC 548×10^4/μl, Hb 17.5 g/dl, Ht 47.6%, WBC 5,070/μl, Plt 11.6×10^4/μl
　　　　　　生化：Na 138 mEq/l, K 3.8 mEq/l, Cl 100 mEq/l, BUN 12 mg/dl, Cr 0.6 mg/dl, AST 21 IU/l, ALT 41 IU/l, γ-GTP 42 IU/l, AMY 46 IU/l, T-bil 1.0 mg/dl, T-chol 187 mg/dl, HDL-chol 38 mg/dl, TG 195 mg/dl, FPG 482 mg/dl, HbA$_{1c}$ 9.9%, 抗インスリン抗体（−），抗インスリン受容体抗体（−），GAD抗体＜1.30
　　　　　　内分泌：TSH 4.51 μU/ml, FT$_4$ 1.1 ng/dl, FT$_3$ 1.5 pg/ml, インスリン23 μU/ml, C-peptide 4.3 ng/ml
　　　　　　尿定性：尿蛋白（±），尿糖（＋4），ケトン体（−），潜血（−）
　　　　　　尿化学：尿中アルブミン146 mg/day, Ccr 124 ml/min, 尿中C-peptide 125 μg/day
[特殊検査] ・正常血糖高インスリンクランプ検査（インスリン注入速度1.45 mU/kg/min，図1）：glucose infusion rate 3.7 mg/kg/min（健常人 8.9±1.4 mg/kg/min）
　　　　　　・インスリン負荷試験（図2）
　　　　　　・プロテアーゼ阻害薬併用インスリン負荷試験（図3）

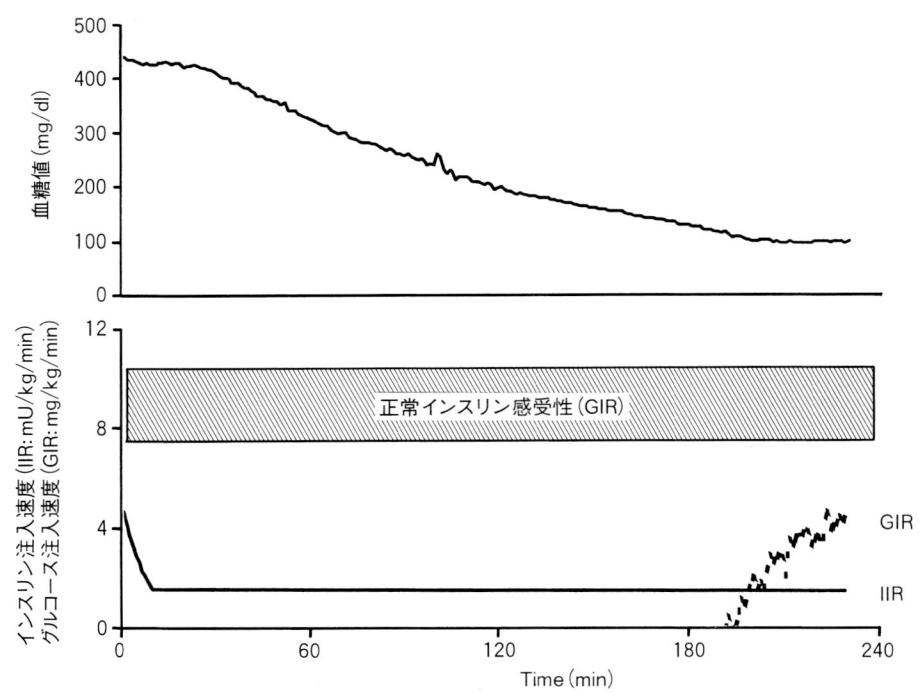

症例37 ● インスリン吸収不良を呈した2型糖尿病症例

図1　正常血糖高インスリンクランプ検査
持続インスリン投与（1.45 mU/kg/min）により，血糖は緩徐に低下した．インスリン感受性（GIR）は健常人の約40％に低下していた．

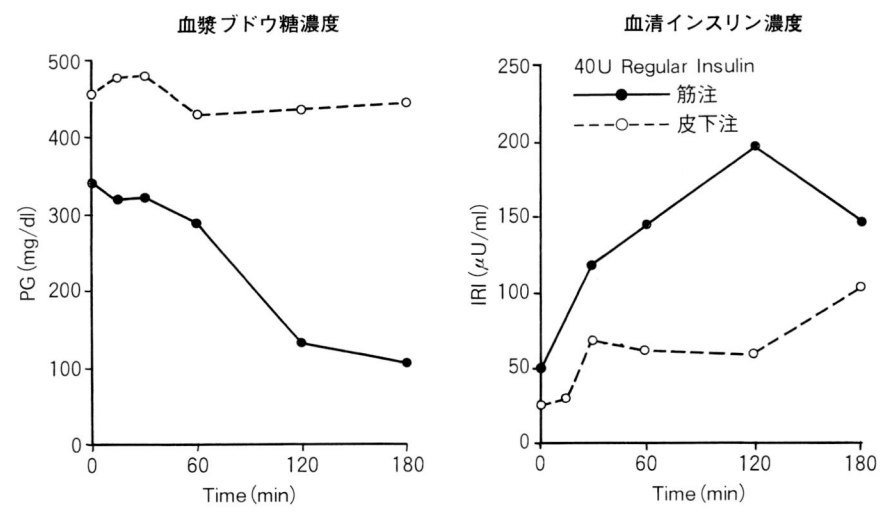

図2　インスリン負荷試験（速効型インスリン40単位を皮下注射または筋肉内注射時）
速効型インスリン40単位の皮下注射は，血中インスリン濃度の上昇が悪く，血糖値はほとんど低下しなかった．筋肉内注射時，インスリン濃度の上昇は速やかで，2時間で約200 mg/dlの血糖降下作用を示した．

［入院後経過］入院後，1,200 kcalの食事療法のもと，一日インスリン皮下注射量を80単位から130単位に増量したが，血糖値は高値が続いた（図4）．インスリン感受性を評価するため，正常血糖高インスリンクランプを行った．目標インスリン濃度100

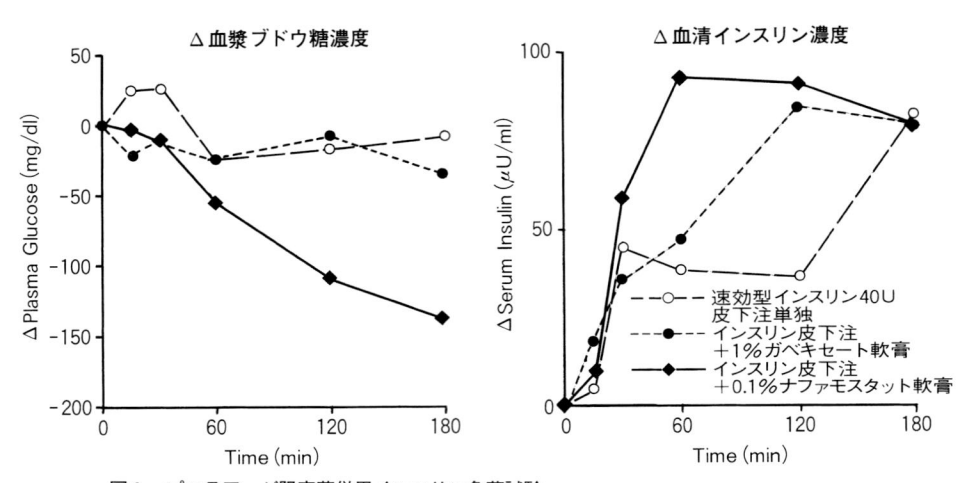

III. 2型糖尿病の病態と治療　5）インスリン療法

図3　プロテアーゼ阻害薬併用インスリン負荷試験
　速効型インスリン40単位の皮下注射単独またはプロテアーゼ阻害薬（ガベキセート，ナファモスタット）併用時の血糖値変動（Δ血糖値）とインスリン濃度変動（Δインスリン濃度）の推移．0.1％ナファモスタット併用時，インスリン血中濃度の上昇および血糖降下作用はインスリン単独時に比し著明に増強した．

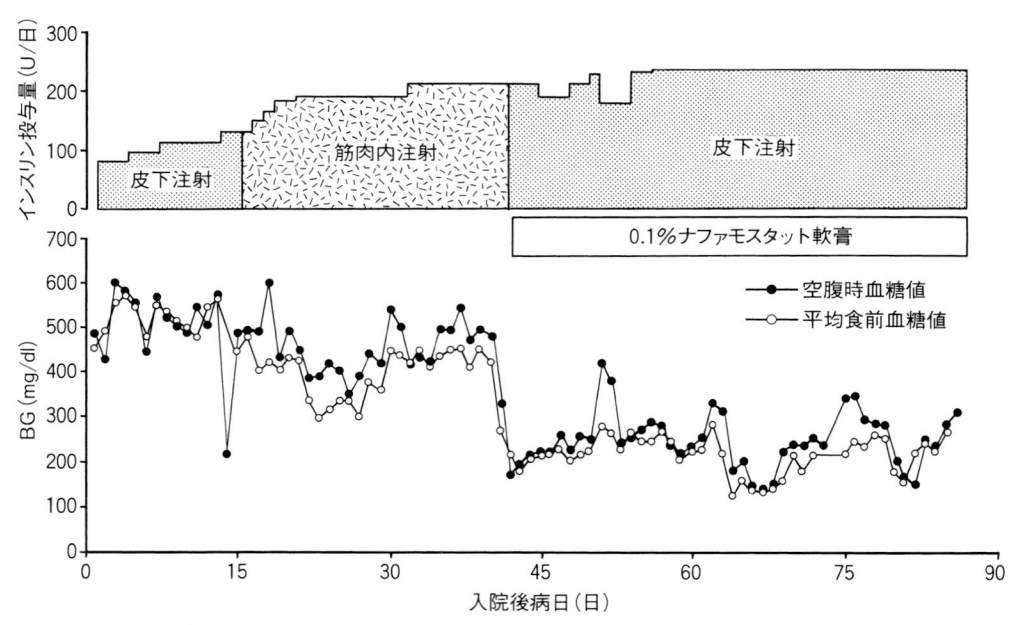

図4　臨床経過
　血糖値は，インスリン皮下注射時に比し，筋肉内注射時には軽度改善を認めるも依然高値であったが，0.1％ナファモスタット軟膏併用時には著明に改善した．

μU/mlにすべく速効型インスリンを1.45 mU/kg/minの速度で静脈内持続注入したところ，血糖値は200分間で518 mg/dlから105 mg/dlへ低下し（図1），静脈内投与インスリンは血糖低下作用を発揮すること認めた．この時，インスリン感受性の指標であるグルコース注入速度は3.7 mg/kg/minと健常人の約40％に低下しており，強いインスリン抵抗性も存在することが示された．静脈内投与

症例37 ● インスリン吸収不良を呈した2型糖尿病症例

時はインスリンの効果が認められることから，インスリンの吸収障害を疑い，速効型インスリン40単位の皮下および筋肉内注射時の血糖値，インスリン濃度を経時的に測定した（図2）．筋肉内注射時は，血中インスリンの上昇および血糖低下が認められたが，皮下注射時は血中インスリン濃度の上昇は遅く，血糖値の低下も認められなかった．以上の結果から，皮下組織からのインスリン吸収障害の存在が示唆された．そこで，第15病日より筋肉内注射に変更し，インスリン投与量も190単位まで増加させ，さらに運動療法の導入も行ったところ，やや血糖値低下を認めた（図4）．しかしながら，その効果は不十分で，かつ筋肉注射による硬結，疼痛を認めたため，その継続が困難となった．

インスリン皮下吸収障害を伴った糖尿病症例において，皮下でのインスリン分解の亢進およびプロテアーゼ阻害薬アプロチニンによる皮下吸収効率の改善が報告されているため，本症例では皮下から吸収可能なプロテアーゼ阻害薬であるナファモスタット（フサン）とガベキセート（FOY）の軟膏を作成し，その併用効果を検討した（図3）．血中インスリン濃度の上昇は，0.1％ナファモスタット軟膏で著明に増大し，血糖降下作用もナファモスタット軟膏塗布時に最大であった．この結果から，ナファモスタット軟膏を治療薬として選択し，第41病日よりインスリン皮下注射に併用を開始した．その直後より，血糖コントロールの著明な改善を認め，HbA_{1c}が7.0％まで改善し退院となった．

入院時，重度の知覚脱失を認めたが，血糖コントロールの改善とともに，自覚症状は改善し，退院時には上下肢の指尖部のしびれを自覚するのみとなった．このことから，神経障害の主原因は著しい高血糖による hyperglycemic neuropathy と考えられた．しかし，SCV の改善は退院時までは認められず，慢性的な糖尿病神経障害も関与していると考えられた．

専門医のコメント

本症例のようにインスリン吸収障害をきたし，血糖コントロールに多量のインスリンを必要とする症例を稀に経験する．これらの症例に対する確立した治療法はない．そのなかでインスリンの吸収を高め，血糖低下作用を増強することが知られている[1)～3)]プロテアーゼ阻害薬を試みた．プロテアーゼ阻害薬としてアプロチニンが，はじめてインスリン吸収を高めると報告されたが，インスリンと混合して投与するため，アレルギー反応が強く現れ，継続使用が困難とされる．そこで，比較的低分子のため皮下吸収可能なガベキセートとナファモスタットの軟膏を作成し，本症例での臨床効果を比較検討した．その結果，血中インスリン濃度の上昇作用および血糖降下作用はナファモスタット軟膏がより高いことが示され，その後の血糖コントロールも劇的に改善した．このことは，Takeyamaらの報告[3)]と一致し，彼らはこのナファモスタットの効果がプロテアーゼ阻害効果によると考察している．本症例で，血清の HPLC により分解されたインスリンの検出を試みたが，そのようなインスリン分解産物は認められなかった．プロテアーゼ阻害薬がインスリン吸収を改善する機序として，アプロチニンでは局所血流を改

善することが報告されており，インスリン分解抑制以外の機序の関与も考えられる．

本症例はその後，超速効型インスリンが速効型インスリンとナファモスタット軟膏併用時と同等の血糖降下作用を示したことから，ナファモスタット軟膏を中止し，超速効型インスリンに変更し，現在も HbA_{1c} 7％前後の比較的良好な血糖コントロールを達成できている．また最近，本症例のようなインスリン吸収障害例に対し，ヘパリンが超速効型インスリンの吸収を高め，治療に有効であることが報告されている[4]．したがって，インスリン吸収不良例に対し，まず超速効型インスリンが第1選択となり，それでも効果がない場合，プロテアーゼ阻害薬含有軟膏やヘパリンとインスリンの混合注射などを試みるべきと考える．

● 文　　献 ●

1) Berger M, Cuppers HJ, Halban PA, et al : The effect of aprotinin on the absorption of subcutaneously injected regular insulin in normal subjects. Diabetes 29 : 81-83, 1980
2) Linde B, Gunnarsson R : Influence of aprotinin on insulin absorption and subcutaneous blood flow in type 1 (insulin-dependent) diabetes. Diabetologia 28 : 645-648, 1985
3) Takeyama M, Ishida T, Kokubu N, et al : Enhanced bioavailability of subcutaneous injected insulin by pretreatment with ointment containing protease inhibitor. Pharm Res 8 : 60-64, 1991
4) Tokuyama Y, Nozaki O, Kanatsuka A : A patient with subcutaneous-insulin resistance treated by insulin lispro plus heparin. Diabetes Res Clin Pract 54 : 209-212, 2001

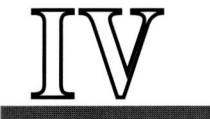

IV 若年，高齢者の糖尿病

「飽食の時代」と呼ばれる現在，若年層の「栄養過多（過食）」による肥満および運動不足，さらには2型糖尿病の増加が問題となってきている．戦後しばらくの間は，若年糖尿病の大部分は1型糖尿病であったが，最近では，10〜14歳発症糖尿病の1/3から1/4が，15〜19歳発症糖尿病の半分以上が2型糖尿病患者である．若年者の2型糖尿病と成人発症の2型糖尿病の管理に関して，基本的に大きな差はないが，精神的・肉体的に未熟であること，両親に依存的であることなど若年患者特有の問題も多く，若年2型糖尿病患者の増加とともに，その知識がますます必要となってきている．

この章の前半では，中学生の2型糖尿病患者の例を提示し，「過食」，「運動不足」の問題および糖尿病の集団検診としての学校検尿について論じる．また特殊な若年2型糖尿病として，MODY (Maturity Onset of Diabetes in the Young) について紹介する．さらに最近，若年者に限らず増加している Pet bottle 症候群についても例示する．

若年の糖尿病患者が増加してきている一方，平均寿命の延びとともに，高齢者の糖尿病も増加し，糖尿病における老年者（60歳以上）の頻度は50％に達するとの報告もある．高齢者の糖尿病患者の場合，症状や治療に対する反応などが非高齢者と異なることがあり，治療，管理において十分な注意が必要である．この章の後半の症例呈示では，高齢者糖尿病の管理に関して具体的に論じるが，ここでは老人の糖尿病の特徴についておおまかに述べることとする．

一般に高齢者では，糖尿病に特有な，口渇，多飲，多尿などの症状が稀で，訴えの少ないことが特徴である．腎閾値が高いため，高血糖が存在するにもかかわらず，尿糖が陰性のことが少なくない．また容易に脱水となりやすく（時に高浸透圧性高血糖昏睡となる），脳血管障害，虚血管障害，虚血性心疾患などの動脈硬化性疾患による死亡が多く，感染症（とくに肺炎）にも罹患しやすい．

老人の糖尿病の診断をする場合，成人を対象とした判定基準がそのまま使えるかとの問題が

ある．空腹時血糖（FBS）は加齢により変化しないため，FPG が 126 mg/d*l* 以上あれば糖尿病と診断して問題ないようである．しかし食後血糖は加齢とともに上昇し，ブドウ糖負荷試験（GTT）における2時間値に関しては，糖尿病の診断をつける場合の血糖値を成人の 200 mg/d*l* 以上に対して，老年では 240 mg/d*l* 以上にすべきとの意見もある（網膜症の発症頻度から判断）．

　高齢者糖尿病を管理する場合にもいくつかの注意点がある．高齢者糖尿病といっても，成人期に糖尿病が発症し歳をとった群と，高齢者（例えば70歳以上）になって初めて発症した群とに分けられる．後者は，自覚症状に乏しく，病識も薄く，管理しにくい反面，余命内に糖尿病性合併症が重症となる可能性が少ないため，血糖コントロールがやや緩くても問題になることが少ない．むしろ老人では，低血糖が遷延しやすく，低血糖が動脈硬化性疾患を顕性化させることもあるので，薬物治療の際にはやや緩いコントロールの方が安全である．他方，あまり高血糖となると，脱水などより動脈硬化性疾患を誘発したり，感染症に罹患しやすくなることもあり，感染症を繰り返すような場合，積極的な血糖コントロールも時に必要である．

　食事療法に関しては，やや理解度が低下している場合（とくに痴呆のある老人では），細かな食事療法は理解できないこともあり，おおまかに食事療法を守ることで妥協したほうが，まったくできないと諦めるよりうまくいく場合が多い．また長年の好みや摂取量を変えることは容易でないことが多いため，徐々に根気よく続けることが大事である．運動療法に関しては，軽度のものを続けることは必要だが，骨折，脱水などを起こしやすいため無理をしないことが重要である．この点，歩行は最適である．

　食事，運動療法で血糖が低下しない場合，薬物治療となるが，この際，注意しなければならないのが低血糖である．薬を倍量服用したり，食事をまったく摂取せず薬のみ服用し低血糖で救急受診するなどの通常考えられないこともあるため，ときには家族に薬物の管理をさせることも必要である．経口剤の場合，ビグアナイド薬は乳酸アシドーシスの危険性があり望ましくない．SU 薬を使用する場合，作用時間の短いグリクラジドやインスリン分泌促進剤ナテグリニドなどが望ましく，また腎機能が低下しており，薬物の代謝が遅くなることもあり，少量より開始することが重要である．インスリン注射の場合，理解度に問題があったり，視力障害で注射できない場合には，家族の協力が必要である．一般的に，患者も家族も，インスリン注射は血糖を下げることをよく認識しているが，経口剤（とくに小さい錠剤）については認識していないことがしばしばであり，インスリン治療がより安全な場合もある．

　また高齢者を治療する場合，高齢であることですでに社会生活に制限があることも考慮し，血糖コントロールのみに眼を奪われることなく，"Quality of Life"も考えて治療することも重要である．

症例 38　若年発症糖尿病

[症　　例] 14歳　男性
[主　　訴] 口渇，多尿，体重減少
[既 往 歴] 特記すべきものない
[家 族 歴] 母方の祖母，母親，姉，兄が糖尿病
[現 病 歴] 8ヵ月前より口渇，多尿，体重減少（15 kg/8カ月）出現し，軽快しないため，大阪警察病院内科受診．空腹時血糖 284 mg/dl，HbA$_{1c}$ 13.2%，尿糖（3＋）を認めたため，入院となる．
[現　　症] 身長 155 cm，体重 50.2 kg，脈拍80/分整，血圧 108/70 mmHg，胸腹部に異常なし．神経学的に異常なし．
[検 査 所 見] 75 g 経口糖負荷試験（OGTT）（表1）．HbA$_{1c}$ 13.2%，貧血なし，TP 6.6 g/dl，Alb 4.1 g/dl，AST 11 IU/l，ALT 12 IU/l，ALP 289 IU/l，γ-GTP 70 mU/ml，LDH 292 IU/l，ChE 8.2 μMSH/ml，BUN 11.0 mg/dl，Cr 0.6mg/dl，UA 5.3 mg/dl，総コレステロール 242 mg/dl，中性脂肪 47 mg/dl，尿糖（3＋），尿蛋白（－），抗 GAD 抗体（－），心電図，ICSA（－）．胸部 X 線，眼底所見に異常認めず．
[入院後経過] 1,440 kcal の食事療法にて治療開始．入院後14日で空腹時血糖 182 mg/dl となったため，運動療法（約1万歩/日）開始．入院後35日の HbA$_{1c}$ 9.1%，75 g OGTT（表2）にて耐糖機能異常まで改善したため，入院後42日で退院．

表1　入院時の 75 g OGTT

	前	30分	60分	120分
血糖 (mg/dl)	272	456	452	345
IRI (μU/ml)	12	9	8	6

表2　退院時の 75 g OGTT

	前	30分	60分	120分
血糖 (mg/dl)	116	187	198	157
IRI (μU/ml)	30	86	54	21

IV. 若年，高齢者の糖尿病

> 専門医のコメント

2型糖尿病患者の若年発症例が増加しているが，多くは生活習慣の変化により，従来成人発症していた糖尿病が若年化していると考えられる．しかし，その家族歴を詳細に聞くことからその背景に遺伝疾患が存在するかどうか鑑別することが重要である．本症例は，14歳と若年発症であること，家族歴が濃厚で遺伝性疾患が疑われた．遺伝形式では，常染色体優性遺伝または母系遺伝の可能性があり．MODY（maturity-onset diabetes of the young）とミトコンドリア遺伝子異常症の鑑別が必要である．ミトコンドリア遺伝子異常症で特徴的な発症年齢の若年化の傾向はみられたものの，難聴は伴わず，またミトコンドリア遺伝子の3243変異は認められなかった．したがって，3世代にわたる糖尿病家族歴，同胞の発症年齢が姉14歳，兄10歳と若年であったことからMODYと診断した．

1）MODY（maturity-onset diabetes of the young）

MODYとは，常染色体優性遺伝形式を示す．通常25歳以下の若年発症糖尿病と定義され，2型糖尿病の約5％程度にあるとされる現在までその原因からMODY 1から6まで分類される．MODY 2はグルコキナーゼ遺伝子変異であるが，その他は膵β細胞の転写因子の遺伝子変異で，膵β細胞量の低下やインスリン生合成や分泌障害がみられ，進行すればインスリン治療が必要となる（表3）．

2）ミトコンドリア遺伝子異常症（MIDD）

ミトコンドリアDNAは母から子へ伝えられるため，その点変異により生じる糖尿病は母系遺伝の形式を示す．変異箇所として，3243番塩基の変異（アデニン→アラニン）が最多で，その他，8344変異，3256変異などが知られている．感音性難聴を合併することが多く，3243変異症例では，世代が進むごと発症年齢が若年化する特徴を有する．また，進行すればインスリン分泌能が著しく低下し，インスリン治療が必要となる．

表 3

	遺伝子変異	特徴・頻度
MODY 1	HNF-4α遺伝子変異	稀（13家系報告）
MODY 2	グルコキナーゼ遺伝子	軽症糖尿病が多い
MODY 3	変異HNF-1α遺伝子変異	頻度最多
MODY 4	IPF-1遺伝子変異	稀（1家系報告）
MODY 5	HNF-1β遺伝子変異	腎嚢胞や腎奇形を伴い腎不全へ移行
MODY 6	neuroD1またはBETA2遺伝子	稀（2家系報告）

症例 39 Pet bottle 症候群

[症　　　例] 15歳　男性
[主　　　訴] 口渇，全身倦怠感
[既　往　歴] 特記すべきものなし
[家　族　歴] 糖尿病（−）
[現　病　歴] 2年前より，口渇，全身倦怠感を自覚するも放置していた．約4ヵ月前から口渇時，清涼飲料，ジュースなどを1日2〜3 l 飲むようになり，口渇，全身倦怠感とも次第に増悪．1週間前の学校検診にて，尿糖（3＋）を指摘されたため，大阪警察病院内科初診．精査，加療目的で入院となった．
[現　　　症] 身長 154 cm, 体重 68.2 kg (BMI 28.8), 脈拍72/分・整，血圧 134/80 mmHg, 胸腹部に異常なし，神経学的に異常なし．
[検 査 所 見] 空腹時血糖 (FPG) 292 mg/dl, HbA$_{1c}$ 12.7%, 貧血なし，TP 6.8 g/dl, Alb 4.3 g/dl, AST 32 IU/l, ALT 52 IU/l, ALP 314 IU/l, γ-GTP 38 IU/l, LDH 337 IU/l, ChE 7.5 μMSH/ml, BUN 18.5 mg/dl, Cr 0.7 mg/dl, UA 6.8 mg/dl, T-chol 329 mg/dl, TG 842 mg/dl, 尿糖（3＋），尿蛋白（−）．
心電図，胸部X線，眼底所見に異常を認めず．腹部超音波検査にて脂肪肝を認めた．
[入院後経過] 1,440 kcal の食事療法と1万歩/日以上の運動療法にて治療開始．入院5日目の75 g 経口糖負荷試験（OGTT）を図1に示す．FPGは，食事療法により著明に改善したが，糖尿病型を示した．入院14日目には，体重 63.5 kg に減少し，尿糖 10 mg/日以下，血糖日内変動は朝食前82，朝食後2時間121，昼食前89，昼食後2時間114，夕食前104，夕食後2時間99，就眠前 95 mg/dl, となり，健常人とほ

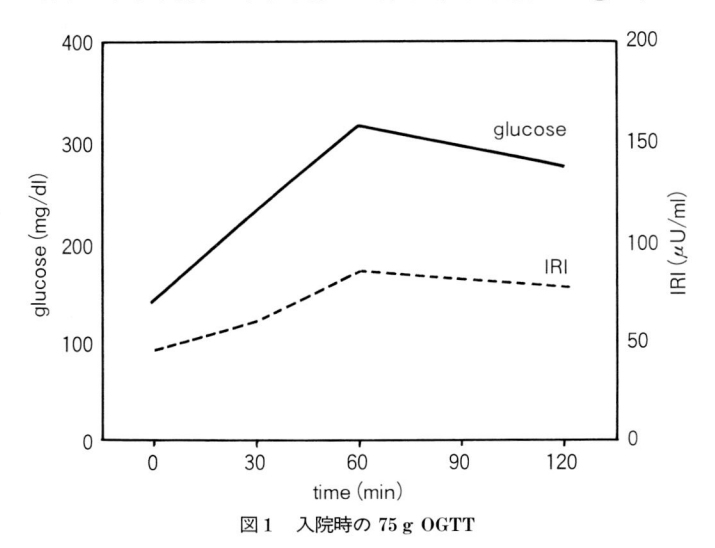

図1　入院時の 75 g OGTT

図2　退院時の 75 g OGTT

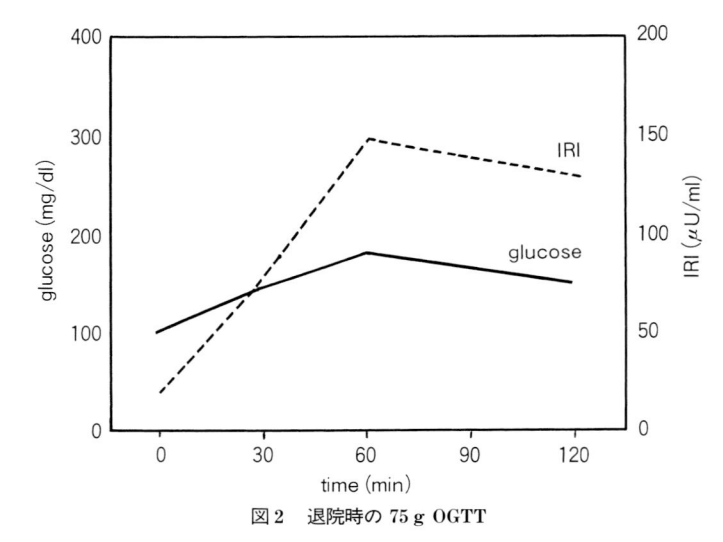

ぼ同じ変動になった．入院29日目には体重 60.3 kg まで減少し，75 g OGTT（図2）は境界型にまで改善し，インスリン分泌能も改善した．また，脂肪肝による肝機能異常や高脂血症は，食事療法のみにてほぼ正常（AST 22 IU/l，ALT 33 IU/l，γ-GTP 15 IU/l，ChE 5.7 μMSH/ml，総コレステロール 208 mg/dl，中性脂肪 178 mg/dl）となったため，入院30日で退院．

専門医のコメント

1） 若年発症 2 型糖尿病の特徴

日本の若年発症糖尿病の70％以上は 2 型糖尿病であり，その80％以上に肥満を認める．自ら症状を訴えず，本症例のように学校検尿で初めて糖尿病を指摘される場合が多く，スクリーニングを受けない限り，放置される可能性がある．日本では，当初 2 型糖尿病として発見され，その後 1 型糖尿病へと進展するものや，1 型糖尿病以上に合併症が急速に進行するものが存在することが特徴である．

2） 若年発症 2 型糖尿病の治療および教育方針

早期に発見し，肥満 2 型糖尿病の食事療法と運動療法を実施することが最重要である．合併症は 1 型糖尿病に比べ少なくないため定期的なチェックが必要である．現在は飽食の時代であり，受験勉強，テレビゲームによる運動不足など社会的に不利な環境が揃っており，精神的にも不安定な年齢であるため良好な血糖コントロールを維持するのが困難な場合が多い．そのため徹底した教育により強い自覚を持たせることが必要である．

3） Pet bottle 症候群とは

糖尿病患者が口渇のためジュースや清涼飲料を大量摂取し，血糖値が一層上昇することにより，口渇が増悪するためより大量に摂取するという悪循環をきたす．本症例のように FPG 200 mg/dl，HbA$_{1c}$ 10％以上のコントロールの悪い状態で発見されるが，食事療法の実施により比較的容易に改善する症例が多い．

症例 40 高齢者糖尿病の管理（脳梗塞合併症例）

[症　　例] 70歳　男性
[主　　訴] 構語障害
[既　往　歴] 鼠径ヘルニア
[家　族　歴] 糖尿病なし
[現　病　歴] 20年前に糖尿病を指摘され，他院でインスリン治療を受けていた．昨年4月鼠径ヘルニア手術を期に当院 follow となっていたが，外来通院中も血液検査を受けず，同年8月を最後に内科通院なく，インスリン注射もしばしば怠っていた．同年11月下腿浮腫著明となり内科受診．糖尿病性腎不全，ネフローゼ症候群の診断で緊急入院となる．退院後，当院眼科で両白内障の手術予定となっていたが本年3月5日突然右上下肢の脱力，構語障害出現したため，血糖，血圧コントロールも併せて内科入院となる．
[現　　症] 身長 160 cm，体重 55 kg，血圧 192/104 mmHg，脈拍80/分・整
意識状態清明だが感情失禁あり，発語やや不明瞭．
アキレス腱反射両備とも消失．
握力右＜左（右利き）．
[検査成績] 頭部 CT，MRI で脳幹部に梗塞像を認めた（図1）．そのほかにも両側基底核にラクナ梗塞を数ヵ所認めた．
　　　　　その他，血液検査成績などは表1に示す．
[経　　過] 入院後 1,600 kcal/日，食塩 7 g/日，タンパク 40 g/日，速効型インスリン毎食前と眠前の中間型インスリン投与による強化インスリン療法を行った．脳梗塞安定後，フロセマイド，Ca 拮抗剤投与を開始した．血糖，血圧に応じて投与量を調節し，最終的には空腹時血糖 90〜120 mg/dl，収縮期血圧 120〜140 mmHg，浮

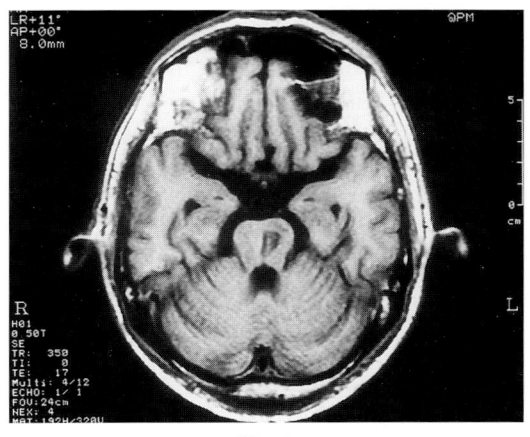

図　1

IV. 若年，高齢者の糖尿病

表1　入院時検査成績

末梢血
白血球 5300/μl，赤血球368万/μl，ヘモグロビン 11.1 mg/dl，ヘマトクリット31.5%，血小板14.7万/μl
生化学

TP	5.3 g/dl	Alb	3.2 g/dl
GOT	32 IU/l	GPT	40 IU/l
LDH	389 IU/l		
Cr	1.7 mg/dl		
BUN	36.4 mg/dl	UA	7.4 mg/dl
Na	137 mEq/l	K	4.1 mEq/l
Cl	101 mEq/l	Ca	4.2 mEq/l
T-chol	207 mg/dl	TG	162 mg/dl
HDL-chol	48 mg/dl		
FPG	288 mg/dl	HbA_{1c}	9.5%

尿蛋白　3175 mg/day
クレアチニンクリアランス　32.2 ml/min
尿中Cペプチド排泄量　13.7 μg/day
生理学的検査
心電図 RR 間隔変動係数　1.05%
眼底 PDR

腫も改善したため両眼白内障手術施行し，いったん退院となった．しかし退院後も通院不規則で，食事療法守れず血糖コントロールはふたたび悪化し，現在では下腿浮腫再び出現して血中 Cr も 3.0 mg/dl を超えてきている．

専門医のコメント

　糖尿病患者に合併する脳血管障害の特徴は，死因とはならないような中・小梗塞の多発である．また椎骨・脳底動脈系に属する部位に多い．脳動脈のアテローム硬化症の促進因子は糖尿病，高血圧，高コレステロール血症であり，そのなかでも高血圧の関与が重要である．また，血糖コントロールの改善により脳血管障害発症のリスクが軽減することが UKPDS により示されている．HbA_{1c} 1％の減少が同リスクを15％減少できた．

　糖尿病を持った脳梗塞患者の場合，高頻度に糖尿病神経障害を合併しており，そのため深部知覚障害，筋力低下や痙性が出現しにくく運動機能の回復が悪い傾向にある．

　このため，リスクをもつ患者に対し積極的にスクリーニングを行い，脳血管障害の予防に努めることが重要である．このスクリーニングに頸動脈超音波検査が有用である．平均中膜内膜肥厚度が 1.1 mm 以上の症例では，ラクナ梗塞など脳血管障害の合併頻度が上昇するので，それらの症例では，脳 MRI や MRA で脳梗塞の有無や脳血管の狭窄を評価すべきである．

症例41 高齢者糖尿病の管理（高血圧合併症例）

[症　　例] 72歳　女性
[主　　訴] 血糖および血圧のコントロール
[既　往　歴] 特記すべきことなし
[家　族　歴] 高血圧
[現　病　歴] 20年前より高血圧で治療を受けていた．2年前糖尿病を指摘される．外来受診時つねに収縮期血圧が 200 mmHg を超えるため，種々の降圧剤が投与されるも降圧効果不良であった．今回，空腹時血糖も 160 mg/dl 前後になったため，血糖および血圧コントロール目的で入院となる．
[入院時現症] 身長 144 cm，体重 43 kg，血圧 212/104 mmHg，胸腹部異常なし．頸部，胸部に血管雑音認めず．
[検　査　成　績] 表1に示す．
[経　　過] 入院後 1,440 kcal/日，食塩 7 g/日，コレステロール 300 mg/日の食事療法を開始

表1　検査成績

末梢血
　白血球 7400/μl，赤血球 487万/μl，ヘモグロビン 12.8 g/dl，
　ヘマトクリット 38.5%，血小板 21.8万/μl

生化学
　TP　　　　　6.7 g/dl　　　　AST　　　　14 IU/l
　ALT　　　　8 IU/l　　　　　γ-GTP　　5 IU/l
　Cr　　　　　0.9 mg/dl　　　BUN　　　　31.7 mg/dl
　UA　　　　　5.3 mg/dl
　T-chol　　　234 mg/dl　　　TG　　　　 130 mg/dl
　HDL-chol　　56 mg/dl
　FPG　　　　158 mg/dl　　　HbA$_{1c}$　　8.6%
　レニン活性　　　　　　　　2.9 ng/ml/hr（0.3〜2.9）
　アルドステロン　　　　　　77 pg/ml（35.7〜240）
　アドレナリン　　　　　　　13 pg/ml（<100）
　ノルアドレナリン　　　　　243 pg/ml（100〜450）
　ドーパミン　　　　　　　　9 pg/ml（<20）
　尿中アドレナリン排泄量　　3.3 μg/日（3.0〜15.0）
　尿中ノルアドレナリン排泄量 186.7 μg/日（26.0〜121.0）
　尿中ドーパミン排泄量　　　908.6 μg/日（190.0〜740.0）
　尿蛋白　　　　　　　　　　26 mg/日
　尿中微量アルブミン排泄量　5.2 μg/分
　クレアチニンクリアランス　67.5 ml/分
　尿中Cペプチド排泄量　　　30.7 μg/日

生理学的検査その他
　アキレス腱反射　正常，深部知覚低下なし，
　心電図 RR 間隔変動係数　2.86%
　眼底　SDR

した．2次性高血圧の鑑別を行い，本態性高血圧と診断した．当初，Ca拮抗薬・ACE阻害薬・β遮断薬・利尿薬が投与されていたが，入院翌日より血圧は朝・夕いずれも110～125/60～80 mmHgで安定していた．外来での血圧コントロール不良は内服薬の服薬コンプライアンスの低下によるものであったため徐々に降圧剤を減量し，Ca拮抗薬・ACE阻害薬のみの投与とした．血糖，高脂血症も速やかに改善し，最終的には空腹時血糖117 mg/dl，食後2時間値234 mg/dl，コレステロール150 mg/dl，TG 145 mg/dlとなったため食事療法のみとした．退院後も血圧，血糖とも良好な値(収縮期血圧120～130 mmHg，空腹時血糖100～130 mg/dl)で推移している．

専門医のコメント

①耐糖能は加齢とともに低下し，老年者には軽度の耐糖能異常例が高頻度に認められる．
②加齢による耐糖能障害の特徴は食後血糖の上昇である．
③高齢者では種々の慢性疾患により多剤併用の機会が多い．このため耐糖能に影響する薬剤の投与には注意が必要である．
④高齢者では生理的に腎機能の低下があり，SU薬の選択には注意を要する．また，ビグアナイド薬での乳酸アシドーシスの発症リスクが増加するので注意が必要である．

症例42 高齢者糖尿病の管理（感染症合併症例）

[症　　　例] 76歳　女性，主婦
[主　　　訴] 熱発，呼吸困難，右季肋部痛
[既　往　歴] 66歳　慢性気管支炎
　　　　　　　70歳　心筋梗塞
[家　族　歴] 父；糖尿病
[現　病　歴] 58歳時より糖尿病にて近医で治療を受けていた．63歳時体重減少，頻尿を認め当科受診し，経口血糖降下薬にて血糖コントロールされていたが，グリベンクラミド 10 mg 投与にても空腹時血糖（FPG）200 mg/dl 前後，HbA$_{1c}$ 10.5％とコントロール不良であった．今回，熱発，呼吸困難，右季肋部痛のため緊急受診し"肺炎（右下肺）"が認められ入院となった．
[現　　　症] 身長 142 cm，体重 44 kg，血圧120/60 mmHg，脈拍96/分・整，体温38.2度
　　　　　　　胸部心音に異常なく，右下肺野に湿性ラ音を聴取する．腹部右季肋部に圧痛を認める．神経学的所見に異常を認めない．
[検査所見] 図1および表1に示す．
[経　　　過] 肺炎に対し，酸素療法，およびスルペラゾン2gの投与を開始した．入院後第3病日には白血球 5,000/μl，CRP 15.3 mg/ml と炎症反応は改善したが，胸部レン

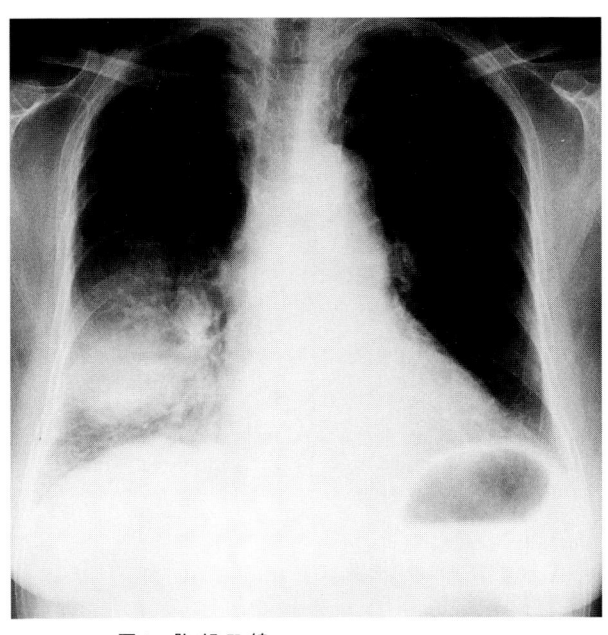

図1　胸部 X 線
右下肺野に consolidation を認める．

トゲン上は改善を認めずイミペネム 1 g に変更した．喀痰培養検査で Yeast-like bodies, Candida albicans が同定され，感受性の高かったフルコナゾール 200 mg を追加した．以後順調に回復し，血液検査，胸部レントゲンともに著明に改善した．血糖値に関して持続点滴中にヒューマリン R 32単位/日（ブドウ糖 25 g にインスリン 8 単位）投与し，血糖値の変動とともにインスリン量の変更，調節を行い血糖値を 120〜150 mg/dl にコントロールした．肺炎が治癒するにつれ経口摂取（1,600 kcal/day）が安定したため点滴量を減らし，インスリンの朝 1 回注射を開始した．最終的にペンフィル N16単位朝 1 回注射にて，FBS 70〜140 mg/dl 前後に安定した．血糖コントロール不良より肺炎になったことを考え，良好なコントロールを目標に経口剤でのコントロール再開をやめ，インスリン治療を続けた．以後は，良好な血糖コントロールを示し感染にも罹患せず安定している．

専門医のコメント

症例は高齢で，基礎疾患に慢性気管支炎があり，容易に肺炎に罹患しやすい．肺炎に罹患した場合，陳旧性心筋梗塞を伴っており致命的となりうる．そのために厳重な血糖管理を施行し肺炎の再発を防ぐことが重要であり，症例のように高齢であっても積極的なインスリン治療が必要である．本症例のように心肺機能が低下している場合，心肺機能を保持するための適度な運動（歩行 etc）は必要であるが，過度の運動は無痛性心筋梗塞を起こすなどの危険性を伴う．安全かつ効果的な運動をするためには，患者の状態を十分把握することが重要である．特に老

表1 入院時検査成績

血液ガス
ph 7.47, PO_2 48 mmHg, PCO_2 30 mmHg, HCO_3 21.9 mmol/l
O2sat 86.8%

末梢血
白血球 12500/μl，赤血球 430 万/μl，ヘモグロビン 13.3 mg/dl，ヘマトクリット 39.7 %，血小板 14.7 万/μl

生化学

TP	5.5 g/dl	Alb	3.4 g/dl
AST	27 IU/l	ALT	24 IU/l
ALP	187 IU/l	γ-GTP	20 IU/l
BUN	32.8 mg/dl	Cr	0.6 mg/dl
Na	139 mEq/l	K	3.2 mEq/l
Cl	98 mEq/l	Ca	4.2 mEq/l
T-chol	165 mg/dl	TG	126 mg/dl
HDL-chol	35 mg/dl	FPG	238 mg/dl
HbA_{1c}	10.7%		
CRP	37.8 mg/dl	ESR	24 mm/H

尿中微量アルブミン 140 mg/日
尿中 C ペプチド排泄量 60 μg/日

生理学的検査
心電図 RR 間隔変動係数 1.58%
眼底 SDR

人の場合，捻挫，筋違え，骨折などの運動器の障害は増加し，体力も衰退しているため運動に際しては充分注意しなければならない．また，罹病期間についても長期に及んでいる可能性が高く，糖尿病合併症を伴っていることが多い．このような場合，運動は網膜症や腎症を悪化させ，無痛性心筋梗塞を引き起こすといった悪影響を及ぼしかねない．このように老人の運動は種々の危険を伴うため，個々人の体力，糖尿病の状態，合併症を十分に把握したうえで適切な運動療法指導を行うことが重要である．

V 外的要因に伴い血糖コントロール悪化を来す例

　急激に血糖悪化をきたす場合として，感染症，嘔吐・下痢など消化器症状，悪性疾患，ストレス，外傷をきたしたりする場合があげられる．このような場合，インスリンと拮抗する作用をもつホルモン（グルカゴン，エピネフリン，成長ホルモン，コルチゾル）の分泌増加が起こり，肝でのブドウ糖産生増加とブドウ糖利用の減少を来たし，高血糖が増悪しシックデイをきたしやすい．シックデイの際，消化器症状がまったくなければ摂食や投薬量を変更する必要はないが，カロリー・水分摂取が困難な状況では投薬量を加減することが必要である．

1．感　染　症

　糖尿病に特有の感染症はないが，非糖尿病者では見られないような腰筋の膿瘍や縦隔の感染症，ムコサール菌症，エンテロコッカス脳炎や髄膜炎のようなまれな疾患から，気腫性胆嚢炎，腎周囲膿瘍，腎乳頭壊死のような重症な上部尿路感染症まで様々な感染症が起こりうる．必ずしも高血糖の患者に起こるわけではないが，膀胱炎から腎盂腎炎に，気管支炎から肺炎になど比較的軽症の感染が重篤化しやすい．尿路感染症は糖尿病に最も多い感染症で，末梢神経障害による残尿の増加，尿管への逆流によることが多い．稀ではあるが大腸菌などグラム陰性菌による気腫性腎盂腎炎も起こりうる．
　対処としては残尿を減らすために用手排尿や時間排尿，自己導尿が勧められる．糖尿病の足病変（diabetic foot）は神経障害，動脈硬化，感染症などが複雑に関与した糖尿病特有の病変である．神経障害により下肢の感覚鈍磨から皮膚潰瘍を生じ，そこに感染を起こし壊疽を来たす．また，爪周囲炎や靴づれといった傷から壊死へと進展することもある．糖尿病患者で原因不明な発熱があった時は，結核も含め稀な部位での感染も考慮する必要があり，患者にも感染症の特徴を理解してもらい，自己判断せず受診するよう指示を要する[1,2]．

2. 悪性疾患

　高齢で急激な血糖上昇が見られた場合，悪性腫瘍特に膵癌の除外が必要である．膵癌の危険因子として喫煙，飲酒，コーヒー，放射線，脂質の過剰摂取，胆嚢摘出後などとともに糖尿病も挙げられる[3]．膵癌では膵関連酵素やCEA（膵癌での陽性率は60～70％，ただし糖尿病での偽陽性率も少なくない），CA19-9などの腫瘍マーカーの異常が見られることが多い．後腹膜臓器であり早期発見が困難なため，定期的なフォローアップが望まれ，また膵臓では胃や大腸などのように生検診断が困難なため，遺伝子診断への期待が寄せられている[4]．

3. ストレス

　上記のような疾患による身体的ストレス以外にも仕事や家庭での精神的ストレスも血糖悪化の原因となりうるため，メンタル面でのサポートなどチーム医療が大切である．
　ストレスによる血清悪化との関与は
　①過食とそれに伴う肥満
　②視床下部　下垂体　副腎皮質の刺激により副腎皮質からグルココルチコイドが分泌されるとともに交感神経-副腎髄質系も賦活化され血中カテコラミンの上昇，下垂体からの成長ホルモン分泌増加，インスリン分泌抑制，インスリン抵抗性が起こる，

などの機序が考えられる．これまでに慢性ストレスにさらされると血中アドレナリン濃度が有意に高くなることが報告されている．しかし，ストレスの評価として様々なスケールが用いられているが，ストレスの種類も様々で個々の感受性も異なるため，定量化は困難である．大規模での科学的解析が待たれる[5]．

●参考文献●
1) 相澤　徹：糖尿病臨床入門．診断と治療社，2000
2) 河盛隆造ほか：糖尿病のマネージメント．医学書院，2001
3) 富永祐民：膵癌の疫学と危険因子．内科 86：853, 2000
4) 澤武紀雄：日常診療のための腫瘍マーカーの要点と留意点．内科 86：867, 2000
5) 伴野祥一ほか：薬剤，炎症，ストレス．日本臨牀 60(suppl 17)：632, 2002

症例 43　ストレスと糖尿病

[症　　例] 48歳　男性，会社員
[主　　訴] 全身倦怠感，口渇，体重減少
[既　往　歴] 特記すべきものなし
[家　族　歴] 糖尿病認めず
[現　病　歴] 42歳時糖尿病を指摘され，体重コントロールと食事療法にて良好なコントロールを得たという．47歳本院のデータでは FPG 115 mg/dl, HbA$_{1c}$ 8.4%にて食事，運動療法の自己コントロールを指示していた．1ヵ月前より支店長に昇格，仕事，つきあいなど極度に多忙となり，自分ではストレスを十分に感じていた．体重2 kg 減少，全身倦怠感および口渇が重度となり本院受診した．
[現　　症] 身長 170 cm，体重 58 kg，血圧 148/82 mmHg，脈拍 82/分・整，胸腹部異常なし，神経学的異常なし．
[検　査　所　見] 入院時血糖，朝食前 290 mg/dl, 朝食後2時間 485 mg/dl, 昼食前 398 mg/dl, 検尿：蛋白（＋）糖（＋＋＋）ケトン体（±），HbA$_{1c}$ 12.3%
生化学：TP 6.5 g/dl, Alb 3.9 g/dl, T-chol 195 mg/dl, TG 107 mg/dl, AST 24 IU/l, ALT 33 IU/l, γ-GTP 29 IU/l, BUN 16 mg/dl, Cr 1.0 mg/dl, amy 63 IU/l, 尿中蛋白 0.8 g/day, 尿中 β$_2$-MG 754 μg/l, クレアチニンクリアランス 58.9 ml/min, 尿中 CPR 排泄量 54 μg/day, 眼底所見　両眼ともに NDR, 心電図　安静，負荷後ともに異常なし，CV$_{R-R}$ 5.5%，血中・尿中カテコラミン定量　正常値
臨床心理テスト：〈CMI〉準神経症域，易怒性　〈TEG〉NP 優位
　　　　　　　　〈MAS〉通常域　　　　　〈STAI〉通常域
[入院後経過] 入院後2日間 1,800 kcal/日の食事療法のみで経過を観察したが，高血糖が持続，一日尿糖量 80 g に達し，3日目より毎食前に速効型インスリン（朝6U, 昼6U, 夕6U）の皮下注射を開始した．一日最大量 38 単位まで投与したが運動療法の効果もあり徐々に漸減し，混合型インスリン一日2回皮下注射を経て，グリクラジド 80 mg/日の投与のみでコントロール良転し退院となった（図1）．
　本症例は本院の糖尿病教育プログラムにのって糖尿病の教育を行い，きわめて理解良好であった．一般的な糖尿病の急性増悪に対する治療（インスリン投与による内因性インスリン分泌能の resting 効果の期待）と並行して仕事よりも治療に専念する姿勢をうえつけたことが功を奏した．

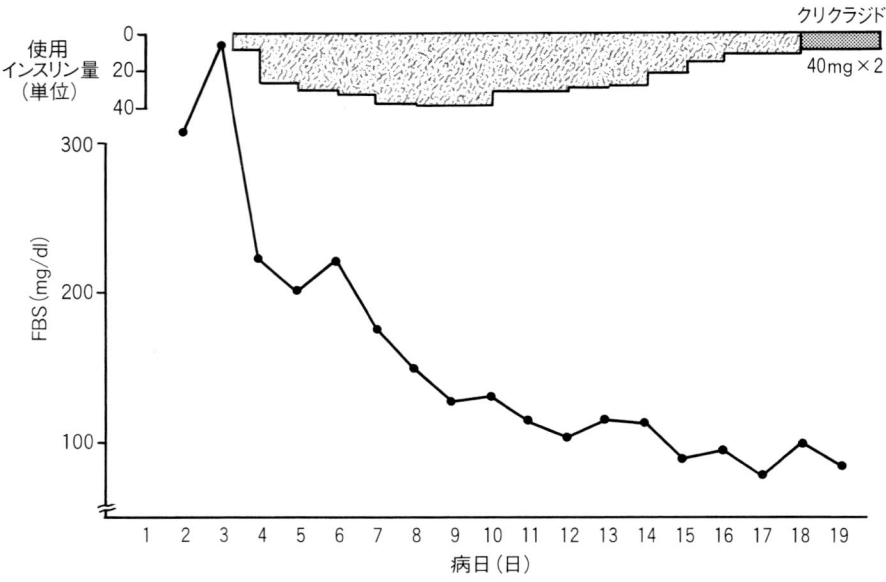

V．外的要因に伴い血糖コントロール悪化を来す例

図1　臨床経過（FBSと使用インスリン量の推移）

専門医のコメント

1）ストレスと糖尿病

ストレスは Counter Reguratory Hormones を賦活化し，インスリン作用と拮抗し，その結果として血糖値を上昇させる．糖尿病患者ではもともとインスリン作用が減弱しており，ストレス状態にさらされた時容易に異常な高血糖になりやすい．ストレスは糖尿病を慢性的に増悪させる因子といえよう．

2）実験的ストレスと糖尿病

短期的な実験的ストレス状態を作成する Color Word Confrict Test（CWT）の報告ではグリセロール，ノルエピネフリン，エピネフリン，脂肪組織の血流量は増加したが，インスリン吸収量や血糖値は不変であるとの報告もある．また，強制的に数学の宿題を課すストレス負荷テストの報告では血圧，血糖値の上昇を認めた成績もある．細小血管障害の発症やそれによる死亡を助長したという成績はない．

3）1型糖尿病とストレス

1型糖尿病のコントロール状態悪化と家庭内での重大な問題発生とは密接なつながりがあると報告されている．例えば，両親の離婚，死別などは重度な精神的ストレスを生じる．1型糖尿病のフォローアップには家庭の事情をよく知る必要があるといえよう．

4）ストレス状態の把握

心理テストとして CMI（Cornel Medical Index），TEG（東大エコグラム），MAS（Manifest Anxiety Scale），STAI（State-traite Anxiety Inventory）などがある．これらの結果から患者自身が性格の自己分析を行い，糖尿病のコントロールに役立てることが可能だともいえる．

5）治療による反応

　糖尿病の病期によるが，本症例のように発症後まもなくでさらに急性に増悪した糖尿病の場合は，ストレスの解消とともに早期にインスリン治療を導入すれば，比較的早期にインスリン治療から脱し，一時的寛解を迎えるのも早いと考える．

V. 外的要因に伴い血糖コントロール悪化を来す例

症例 44　膵　癌

[症　　例] 65歳　女性，主婦
[主　　訴] 口渇，体重減少
[既　往　歴] 特記すべきものなし
[家　族　歴] 姉；心疾患，他糖尿病認めず
[現　病　歴] 60歳頃糖尿病指摘されるも放置．[第1回入院] 約5ヵ月前より口渇が出現，体重減少もあり外来受診．空腹時血糖値 560 mg/dl，尿ケトン体陽性のため緊急入院となった．入院後インスリン頻回注射療法を経て経口血糖降下薬のみにて良好なコントロールが得られ1ヵ月にて退院した．[第2回入院] 退院後約1ヵ月，血糖の再度上昇と体重減少をきたしたため精査加療のため入院となった．
[現　　症] 身長 145 cm，体重 41 kg，貧血・黄疸認めず，頸部などリンパ節触知せず，胸腹部異常なし，浮腫なし．
[検査所見] 末梢血：RBC 369×10⁴/μl, Hb 12.0 g/dl, Ht 36.1%, WBC 9100/μl, Plt 14.9×10⁴/μl
検尿：タンパク（−）糖（Ⅲ）ケトン体（−）潜血（−）ウロビリノーゲン（−）
主要生化学：TP 6.4 g/dl, Alb 3.8 g/dl, ZTT 6.5 KU, AST 226 IU/l, ALT 467 IU/l, ALP 1991 IU/l, LDH 459 IU/l, T-Bil 0.8 mg/dl, γ-GTP 657 IU/l, BUN 14.6 mg/dl, Crn 1.0 mg/dl, UA 3.1 mg/dl, Amy 581 IU/l, FPG 304 mg/dl, 1,5-AG 2.5 μg/ml, フルクトサミン 464 μmol/l, HbA₁c 9.0%, CRP 0.5 mg/dl, 血沈 27 mm/hr

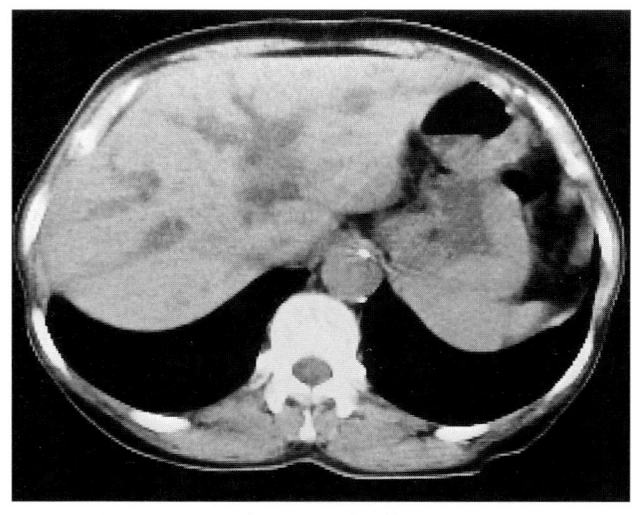

図1　膵頭部腫瘍による肝内胆管の著しい拡張像
　　　B：肝内胆管　L：肝

症例44●膵　癌　　149

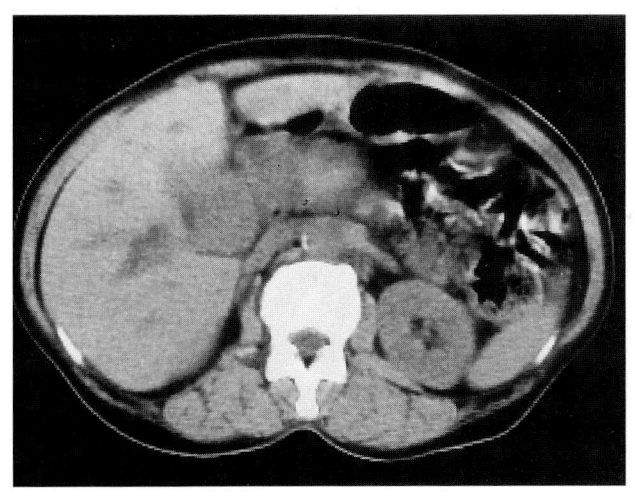

図2　膵頭部腫瘍(T)と著明に腫大した胆嚢(G)
膵頭部腫瘍は十二指腸(D)と接し，境界は不明瞭である．
D：十二指腸　G：胆嚢
L：肝　T：膵頭部腫瘍

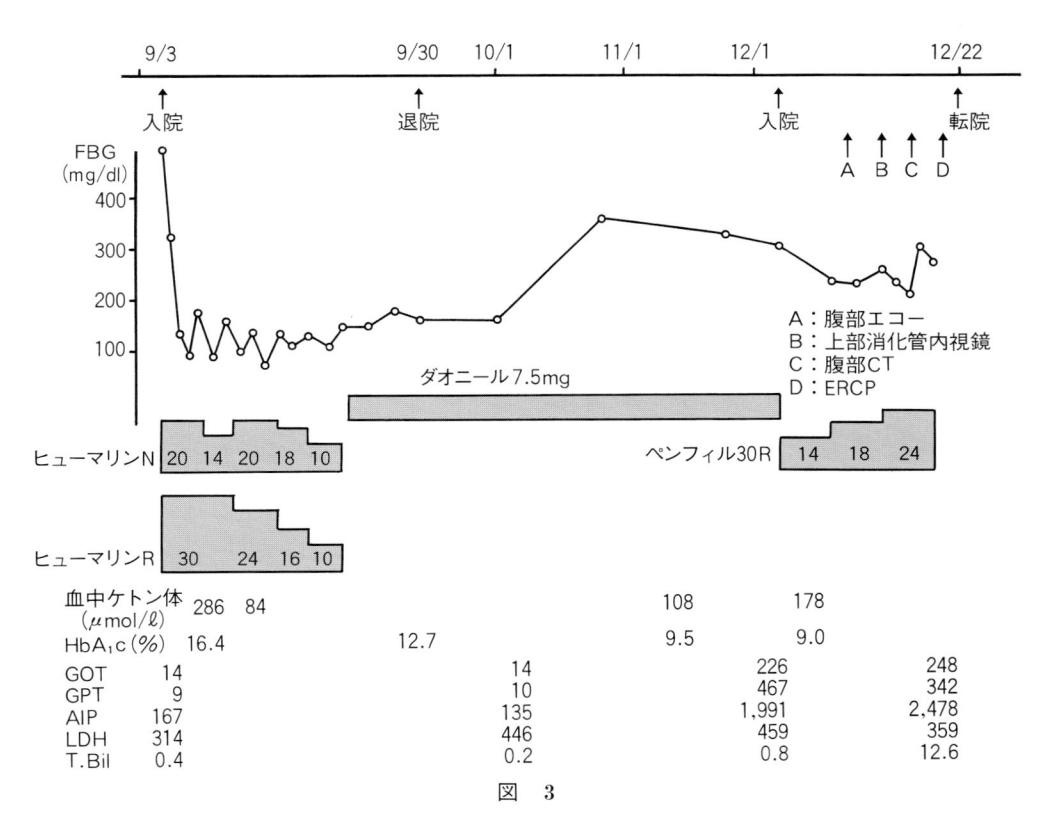

図3

腫瘍マーカー：CEA 2.4 ng/ml，CA19-9 330 U/ml，エラスターゼ I 507 ng/dl，AFP 5 ng/ml，CA125 20 U/ml
上部消化管検査：びらん性胃炎，腹部エコー：（後述の）腹部CTと同所見．
腹部CT検査：肝内胆管の著しい拡張と胆嚢の腫大，膵頭部腫瘤（図1，2）
ERCP：十二指腸への癌の浸潤が認められ，膵管造影は中止．

V．外的要因に伴い血糖コントロール悪化を来す例

[入院後経過] 血糖コントロール悪化および肝機能障害の原因精査を開始した．上記腫瘍マーカーの高値，腹部エコー所見，腹部CT所見から膵頭部癌が強く疑われた．血糖コントロールはグリベンクラミド7.5 mg/日より混合型インスリン1日2回注射に変更，インスリン量の増量を行ったが血糖の正常化はなかなか得られなかった．第21病日手術目的にて他院に転院した（図3）．

専門医のコメント

1）糖尿病患者での膵癌合併頻度に関する報告では，東京都済生会中央病院の糖尿病患者腹部超音波検査スクリーニングでの膵癌発見率は1,000例中5例（0.5％），一方，コントロール群の人間ドック検診では発見されなかった[1]．兵庫県立成人病センターでの調査によると，1993年1月〜1997年12月の5年間で膵癌と診断された79例を糖尿病群19例と非糖尿病群60例に分け，糖尿病群のうち2次性糖尿病を除いた発症後2年以上経過した糖尿病患者は9例（糖尿病群のうち47.4％）であり，男性7人（77.8％）女性2人（22.2％）と男性に多かった．また，糖尿病罹病期間は平均6.9±4.9年で，占拠部位は膵頭部44.5％，膵体部22.2％，膵尾部22.2％，膵体尾部11.1％，臨床病期はstage IIIが11.1％で残りの88.9％はstage IVであった[2]．糖尿病患者は非糖尿病患者に比し膵癌の発症が高く，進行症例が多い．

2）臨床像では，腹痛や黄疸など膵癌に認められる一般的な症状で発見されるものと，血糖コントロールの悪化や体重減少が同時に起こるものとに分かれる．初発症状は腹痛33.7％，黄疸17.1％とこの2つの消化器症状で過半数を占めるが，一方食思不振8.8％，全身倦怠感5.7％，体重減少4.2％と血糖コントロールの悪化による症状と紛らわしい症状で発症するものも約1/5を占める[1]．このため，高血糖と体重減少を単に糖尿病コントロールの悪化のためとするピットフォールに陥りやすい．膵癌占拠部位と血糖コントロールの関連で膵頭部癌の26.6％に，膵体部癌の80％に，それぞれ血糖上昇が見られたとの報告もある[2]．

3）膵癌の年齢別発症頻度は，60歳台が最多で，次いで50歳台，70歳台となっている．この年齢分布は，また糖尿病発症の好発年齢とも重なっている．

膵癌患者での経口ブドウ糖負荷試験でも境界型糖尿病20.4％，糖尿病型55.4％と膵臓内分泌機能の低下が示されている[3]．膵癌による血糖上昇の機序は，膵癌による膵体尾部への直接浸潤，膵管閉塞による随伴性膵炎により膵内分泌機能への直接的影響が考えられている．

4）糖尿病患者では，腹痛を訴えなくても，①便通異常を訴えるもの，②体重減少を訴えるもの，③従来の血糖コントロール方法では血糖管理が亜急性にまたは急激に不十分になってくるものがあれば膵癌の合併を念頭に入れ，検査，治療を進めなくてはならない．

●文　献●
1) 細川和広：日常診療の指針：糖尿病と膵癌の発症．外科治療 81：211-212, 1999
2) 中道恒雄, 神谷水脈子, 長尾宗彦ほか：当院における過去5年間の糖尿病合併膵癌の臨床的検討．兵庫県立成人病センター紀要 14：25-30, 1997
3) 宮崎直之, 斉藤洋一：膵癌．本邦臨床統計集下巻, 日本臨牀（増刊）：pp746-750, 1993

症例 45 急性感染症

- [症　　例] 72歳　男性，無職
- [主　　訴] 右季肋部痛，嘔気，嘔吐
- [既　往　歴] 特記すべきものなし
- [家　族　歴] 糖尿病認めず
- [現　病　歴] 元来健康であったが，3年前感冒罹患時糖尿病を指摘された．以来，食事療法にて空腹時血糖130 mg/dl 以下にコントロールされていた．

　2ヵ月前，軽度の倦怠感を訴え本院初診となり，諸検査を行った．75 g 経口ブドウ糖負荷試験にて糖尿病型（表1），腹部超音波検査にて胆石症，注腸透視にて大腸ポリープを認めたが，空腹時血糖値は 108 mg/dl，HbA_{1c} 6.4％と血糖コントロールは良好であり，他に異常は認めなかった．今回，大腸ファイバー下ポリペクトミー施行目的で入院したが，検査前日，空腹時血糖値 156 mg/dl と上昇，午後には激しい嘔気，嘔吐を伴う右季肋部痛，右肩への放散痛が出現，夜間には 38℃ の発熱，眼球結膜の黄染が認められた．

- [理学的所見] 初診時：身長 146 cm，体重 53 kg，血圧 140/70 mmHg，脈拍 64/m・整，貧血・黄疸認めず，胸腹部異常なし，浮腫なし．
- [検　査　所　見] Insulinogenic Index：0.24

　胸腹部 X 線：異常なし，ECG：正常範囲

　眼底所見：両眼ともに NDR

　右季肋部通時の主要血液検査所見

　FPG 158 mg/dl, HbA_{1c} 6.2％, 末梢血白血球数 13,200/mm^3, CRP 7.9 mg/dl, TP 6.7 g/dl, A/G 1.3, BUN 23 mg/dl, Cr 1.8 mg/dl, T-chol 167 mg/dl, Amylase 27 IU/l, T. Bil 4.4 mg/dl, D-Bil 2.0 mg/dl, AlP 21.8 IU/l, AST 1,034 IU/l, ALT 475 IU/l, LDH 1,634 IU/l, LAP 478 IU/l, γ-GTP 158 IU/l

- [入院後経過] 腹痛発作当日の検査にて，総胆管結石症，急性胆嚢炎と診断，抗生剤，鎮痙剤の投与を開始した．経口摂取は腹部症状のため不能となり，手術の準備もあり IVH（約 1,600 kcal）を施行した．血糖のコントロールは IVH 挿入までは速効型インスリンの頻回注射を血糖に応じ増減（sliding scale 法）し，IVH 挿入後は点内にインスリンを混注した．インスリンの点滴セットの問題もあり，皮下注射時の倍の一日 58 単位要することもあったが，手術前には血糖値 154 mg/dl，インスリン 28 単位/日でコントロールでき（表2），胆嚢切除術，総胆管結石摘除術を施行

表1　初診時の 75 g 経口ブドウ糖負荷試験

	0′	30′	60′	120′
血糖値 (mg/dl)	126	174	211	202
IRI (μU/ml)	7	18	—	23

V. 外的要因に伴い血糖コントロール悪化を来す例

表2 本症例の経過中の主たる臨床検査所見

日時 項目	初診時 H5年 1月25日	胆石発作後 3月18日	発作後5日目 3月22日	手術前日 4月6日	退院直前 4月30日	
血糖値 FPG mg/dl	108	158	198	154	104	mg/dl
グリコ HbA$_{1c}$%	6.4	6.2	—	—	—	%
WBC	5500	13200	9200	6000	7400	/mm^3
CRP	<0.26	7.9	5.5	0.26	0.42	mg/dl
TP	7.8	6.7	6.2	6.9	6.7	g/dl
A/G	1.2	1.3	1.0	1.0	1.2	
BUN	19	23	12	19	15	mg/dl
クレアチニン	1.3	1.8	0.9	0.7	1.1	mg/dl
T-cho	200	167	186	202	123	mg/dl
S-アミラーゼ	74	27	28	52	77	
T-Bil	0.9	4.4	8.3	3.0	1.2	
D-Bil	0.2	2.0	4.8	2.0	0.6	
ALP	7.3	21.8	16.4	14.2	18.1	
AST	20	1034	31	39	28	
ALT	13	475	83	37	31	
LDH	351	1634	214	234	227	
LAP	117	478	317	244	243	
γ-GTP	9	158	75	30	30	
備考	1600 kcal DM食	1600 kcal DM食	同　左	絶食 IVH 施行中	1600 kcal DM食	

された.

手術所見では，急性胆嚢炎，胆嚢内結石および総胆管結石であり，結石成分は主としてビリルビンカルシウム（95％），胆汁液細菌培養にて *E. Coli* および *Enterococcus Fecalis* を検出した.

専門医のコメント

1）本症例のごとく，インスリンを必要としない糖尿病者でも，感染症の合併により急な血糖コントロールの悪化をきたし，一時的ではあるが大量のインスリンを必要とする場合がある.

2）感染症合併による発熱や交感神経系の緊張はカテコールアミンの分泌増加や，コルチゾールの分泌増加を来し，その結果肝からの糖新生亢進させ耐糖能を低下させる．さらに栄養や水分摂取不良不規則化，発汗増加による脱水，全身状態の悪化は，糖尿病性ケトアシドーシスや高齢者に多い高浸透圧性昏睡を引き起こすこともある.

3）このような血糖コントロールの悪化は，さらに感染症を悪化させる．それは，好中球の機能（遊走能，貪食能，殺菌能等）の低下，免疫グロブリンの *glycosylation*（糖化）に伴う抗体活性の低下といった，生体防御機能の低下，易感染性をもたらすこととなる．糖尿病合併症

としての細小血管障害は，組織血流の低下，組織活性の低下，局所免疫力低下，創傷治癒の遅延をきたす．また，自律神経障害に伴う胆嚢や膀胱などの収縮障害は胆石症，胆嚢炎，膀胱炎を併発しやすいものである．また，稀に気腫性胆嚢炎や気腫性腎盂腎炎といった，致死性の感染症が見られることがあり，注意を要する[1]．

4）糖尿病と感染症は互いに悪影響を及ぼし，重篤難治性となりやすいので，早期発見，早期治療が重要であり，血糖 200 mg/dl を超えた場合，すみやかにインスリン治療を開始することが肝腎である[1]．

5）日常診療上，糖尿病コントロールの乱れは，不顕性，顕性を問わず，感染症合併がないかどうか留意すべきことを本症例は物語っている．

●文　　献●
1）河村孝彦：糖尿病と感染症．Diabetes Journal 24：122-128, 2000

症例46 Sick day の取り扱い

[症 例 1]
　29歳　女性（1型糖尿病）
[主　　　訴] 嘔気，下痢
[現 病 歴] 5年前に糖尿病を発症．現在，毎食前速効型インスリン（12，10，12），眠前中間型インスリン（14）にてコントロール中．急性胃腸炎に1日前から罹患，食思不振，嘔気，下痢と血糖値の乱れ（表1）を主訴に2月15日来院．
[所見・データ] 脱水（＋），Na 121 mEq/l，K 3.2 mEq/l，BS 586 mg/dl，WBC 9800/mm³，CRP（＋），尿糖（4＋），尿ケトン（2＋）
[治　　　療] 生理的食塩水500 ml，維持液1,000 ml（ブドウ糖5 gに対し速効型インスリン1単位追加）を輸液，対症療法薬剤を経口投与のうえ帰宅させた．
[患者への指示] 毎食前の血糖および4時間毎の尿ケトン体の自己測定，インスリン投与量はsliding-scale法（表2）に従う．食事は炭水化物，水分を十分に摂取することとし，油脂類を制限，蛋白質は煮炊きしたものは可とした．
[経　　　過] 来院時の輸液により嘔気はほとんど消失，摂食できるようになった．来院後4日目より通常生活に復帰した．

[症 例 2]
　59歳　女性（インスリン治療中の2型糖尿病）
[主　　　訴] 強度の咽頭痛，摂食不能
[現 病 歴] 6年前より糖尿病．4年前よりSU薬治療，14ヵ月前よりインスリン療法開始している．朝混合型インスリン8単位，昼速効型インスリン4単位，夕混合型インスリン6単位皮下注中，3日前より咽頭痛，悪寒あり，市販感冒薬服用していた．

表　1

	FBG	B2	L0	L2	S0	S2	BS
2・10	71	79	122	102	188	65	69
2・12	95	98	63	158	144	83	70
2・14	102	158	146	256	232	305	358

注）B2：朝食後2h，L0：昼食前，L2：昼食後2h，S0：夕食前，S2：夕食後2h，BS：眠前．

表　2

SMBG（mg/dl）	〜80	81〜130	131〜170	171〜250	251〜350	351〜
速効型インスリン	－2	通常量	＋2	＋4	＋6	＋8
中間型インスリン	－2	通常量	通常量	＋2	＋4	＋4

注1）ケトン体陽性の場合は更に＋2とする．
注2）連続2回SMBG 350 mg/dl超の場合は連絡する．

表 3

SMBG (mg/dl)	～100	101～150	151～200	251～300	351～
速効型インスリン	4	6	8	10	12
中間型インスリン	4	4	6	8	10

注1）朝昼夕食前は速効型インスリン，混合型インスリンは夜食前のみ．
注2）ケトン体陽性の場合は更に＋2とする．
注3）連続2回 SMBG 350 mg/dl 超の場合は連絡する．
注4）低血糖が起これば，その次の注射から－2とする．

昨夜咽頭痛が強度となり摂食不能（水分は可能）となって来院した．

[所見・データ] 体温 38.6℃，咽頭；発赤，浮腫著明，脱水傾向，Na 136 mEq/l，K 4.2 mEq/l，BS 376 mg/dl，WBC 12,800/mm³，CRP（5＋），尿糖（4＋），尿ケトン（2＋）

[治　　療] 維持液（ブドウ糖8gに速効型インスリン1単位）を輸液，側管から合成ペニシリン2gを追加，抗生剤ドライシロップ，消炎鎮痛坐剤など経腸栄養剤を投与した．

[患者への指示] 食事は夜食を加えて4回とし，水分は随時に，流動食は定時に自由摂取とした．毎食前の血糖および尿ケトン体の自己測定を行い，インスリン投与量は sliding scale（表3）に従う．尿ケトン体は3回連続で陰性となれば測定中止．咽頭痛が軽減すれば通常食に戻して可．

[経　　過] 2日で咽頭痛は軽減し普通食に戻った．5日目から通常のインスリン治療にもどった．

[症　例　3]
　50歳　男性（食事療法にて follow 開始直後の例）

[主　　訴] 口内炎による摂食困難

[現　病　歴] 3週間前会社検診で糖尿病を指摘（HbA$_{1c}$ 7.2％）され初診．食事療法開始直後であった．1週間前義歯の調子が悪くなり歯科受診，処置を受けたが局所に口内炎を形成し，疼痛のため摂食困難となった．当科受診前4日間はアイスクリーム，ジュースなどを主食としていた．

[所見・データ] 身長 175 cm，体重 95 kg，呼気よりアセトン臭あり，脱水著明，Na 121 mEq/l，K 5.8 mEq/l，BS 856 mg/dl，尿ケトン体強陽性

[治　　療] 浸透圧補正のため，1/2生理的食塩水作成輸液，同時に受け入れ可能な施設を探し，緊急入院を依頼した．

[患者への指示] 非常に重症であり致命的となりうる可能性も無視できないと説明し，即時入院治療を勧めた．

[経　　過] 入院後3日間の CSII とそれに続くインスリン療法の結果，2週間後には食事療法のみで退院可能となった．

V. 外的要因に伴い血糖コントロール悪化を来す例

> **専門医のコメント**

　sick day の原則は，ほぼすべての糖尿病患者でインスリン需要量は増えるということである．食事摂取量が減ってもインスリンは減らすべきではない．血糖値の低下を認めた場合にのみインスリン減量は正当である．また尿ケトン体の測定は必須であり，これを欠いた場合は sick day の在宅管理は非常に危険となる．症例1，2のようにすでにインスリン管理下で SMBG が実行されている場合は sick day の管理は比較的容易といえる．しかし，SU 薬治療中で sick day となり，在宅でのインスリン注射療法を行おうとする場合は，本人はもとより家人の協力が必要で，さらに SMBG ができない場合，尿糖によりインスリン注射量を決める必要も出てくる．症例3はまだ糖尿病に対する理解も知識も教育も不十分であった．このようなケースでは sick day の在宅管理は試みるべきではない．在宅管理可能な条件は，患者の主治医に対する全面的な信頼と，身についた自己管理法および十分な病識，変事に素早く的確に対応できる知識が必要である．

　一般的に緊急入院を必要とする場合を下記に記した．
①嘔吐が激しく持続する場合
②食事摂取不能な場合
③尿ケトン体が陽性持続，高血糖状態が持続する場合
④低血糖発作または低血糖発症の可能性がある場合
⑤併発症が24〜48時間も軽快の兆候をみない場合

VI 妊娠と糖尿病

近年,高学歴化,晩婚化,少子化の時代を反映してか妊娠糖尿病の増加の傾向が認められる.また小児サマーキャンプなどを経験した1型糖尿病の成長,結婚や妊娠なども今後増加してくると思われる.また食生活の欧米化やライフスタイルの変化に伴い,肥満2型糖尿病妊婦なども今後増加することが予想される.

本章では妊娠糖尿病や糖尿病合併妊娠について,その診断や治療につき最近の知見も含めて述べてみたい.

1. 妊娠糖尿病とその管理

妊娠糖尿病(Gestational Diabetes Mellitus:GDM)においては,耐糖能異常の程度は比較的軽度であるにもかかわらず巨大児(macrosomia),新生児低血糖,高ビリルビン血症などの周産期異常が高頻度に認められる.また妊娠糖尿病を有する母体が将来糖尿病を発症する可能性も高い.日常臨床において遭遇する頻度も高く,臨床的にも重要である[1].

ここではまずGDMのスクリーニング,および診断基準について述べる.日本産婦人科学会

表1 糖代謝異常および糖尿病合併妊娠と関連があるハイリスク要因

- 糖尿病の家族歴
- 35歳以上の高年齢
- heavy for date 児(正期産では3,800g以上)分娩の既往歴
- 原因不明の習慣性流早産歴
- 原因不明の周産期死亡歴
- 先天奇形児の分娩歴
- 強度の尿糖陽性もしくは2回以上反復する尿糖陽性
- 肥満
- 羊水過多(症)
- 妊娠中毒症

Ⅵ. 妊娠と糖尿病

表2　妊娠糖尿病の診断基準

定義：妊娠中に糖認容力の低下を認めるが，分娩後に正常化するもの
判定方法：妊娠時75g OGTTを行い，
　〈静脈血漿グルコース〉
　　空腹時　　　　　≧100 mg/dl
　　負荷後1時間　　≧180 mg/dl
　　負荷後2時間　　≧150 mg/dl
　以上のうち2点以上を満たすもの

(1)このうち，日本糖尿病学会・糖尿病の診断に関する委員会報告(1982年)の糖尿病型を示したものは糖尿病として取り扱う．
(2)産褥1週あるいは4週で75g OGTTを行い，正常化したものを最終的に妊娠糖尿病（GDM）と診断する．

（日本産婦人科学会栄養代謝問題委員会報告　1985年）

では表1のハイリスク要因を有する妊婦にスクリーニングとして75g OGTTを行い，表2の診断基準で判定するとの管理指針を報告[1)2)]している．一方，American Diabetes Associationではスクリーニングとして妊娠24〜28週の時期に50g GCT（Glucose Challenge Test）を行い，負荷後1時間血糖値が140 mg/dl以上の場合には100gまたは75g OGTTを行うことを勧めている．ただしハイリスク群に対してははじめから75gまたは100g OGTTを勧めている．100g OGTTを用いた診断基準[3)]を表3に示した．

表3　100gまたは75g OGTTによるGDMの診断基準

	mg/dl	mmol/l
100-g Glucose load		
Fasting	95	5.3
1-h	180	10.0
2-h	155	8.6
3-h	140	7.8
75-g Glucose load		
Fasting	95	5.3
1-h	180	10.0
2-h	155	8.6

（American Diabetes Association : Clinical Practice Recomendations 2002 より引用）

　GDMの診断基準は，近年その概念に変遷があり，現在は"妊娠後に正常化するもの"が削除され，「妊娠中に発症したか，または初めて発見された耐糖能低下」とされた．すなわち，妊娠前から存在する見逃されていた糖尿病もこの診断に含まれることとなった（1995年日本産婦人科学会，1999年日本糖尿病学会）．そして，分娩後改めて耐糖能異常を再評価すべきとされた．

　なお「47. 妊娠糖尿病とその管理」の症例では妊娠中，食事療法のみで比較的良好な血糖コントロールが得られたにもかかわらず，巨大児の出産に至った妊娠糖尿病を有する33歳の妊婦の経過を報告し，macrosomiaの発現に影響を及ぼす危険因子を筆者らのデータをまじえて述べる．

2. 糖尿病合併妊娠のリスク

　糖尿病合併妊娠では胎児の子宮内発育遅延や過剰発育，また奇形などが見られることがある．また新生児の呼吸窮迫症候群（Respiratory Distress Syndrome：RDS）や心筋症などが見られることもあり，注意が必要である．本項目では糖尿病母体から生まれた児（Infant of Diabetic Mother：IDM）の奇形の原因や頻度などについて述べる．また，糖尿病母体児での出生後のスクリーニング検査などについても述べる．

なお「48．糖尿病合併妊娠のリスク」の症例では，第1子は LFD 児（light for date），第2子は HFD 児（heavy for date）を出産したが，第3回目の妊娠では妊娠13週において子宮内胎児死亡の残念な結果に終わった35歳の1型糖尿病妊婦の症例を報告する．とくに子宮胎児死亡に至った第3子の妊娠では御夫婦が必ずしも予定されていなかった妊娠であり，いわゆる prepregnancy の管理が不十分であった点は否めない．本症例からも計画妊娠の重要性が示唆される．

3．糖尿病と計画妊娠

妊娠可能な年齢の糖尿病婦人の指導管理の目的は，妊娠による母体の血管病変の進行を抑え，母体が妊娠負荷に耐えうる状態を保ち，さらに児の先天奇形発症を予防し妊娠中毒症や子宮内胎児発育遅延の発症を防ぐことである[1]．

「症例49．糖尿病と計画妊娠」（165頁）の症例では，挙児希望の27歳の肥満2型糖尿病妊婦例を紹介する．本症例では妊娠前より強化インスリン療法を行い，prepregnancy の時期より厳格な血糖コントロールを行った．また妊娠期間中も引き続き，強化インスリン療法により良好な血糖コントロールを得ることができ，無事出産に至った．また本項目では，妊娠許可基準や血糖管理法についても述べる．なお血糖コントロール基準については空腹時値 100 mg/dl 以下，食後2時間値 120 mg/dl 以下を目標とする．このためには血糖自己測定（Self Monitoring of Blood Glucose：SMBG）に基づくインスリン量の調節が必要不可欠である．

さいごに

最後に，妊娠糖尿病や糖尿病合併妊娠の管理においては，内科医が産科医と緊密な連係を保ちながら患者の管理や指導を行っていく必要があることを強調したい．また，糖尿病合併妊娠においては，眼科医との緊密な連携も必要であることは改めていうまでもないであろう．

●文　　献●
1) 栄養代謝問題委員会報告：妊娠糖尿病，糖尿病合併妊娠の管理指針（案）．日本産婦人科学会雑誌 37：473-477，1985
2) 栄養代謝問題委員会報告：糖代謝異常妊婦とくに妊娠糖尿病の診断に関する指針(案)．日本産婦人科学会雑誌　36：2055-2058，1984
3) Summary and recommendations of the Second International Workshop: Conference on gestational diabetes mellitus. Diabetes 34 (suppl 2): 123-126, 1985

症例47 妊娠糖尿病とその管理

[症　　例] 33歳　女性
[既　往　歴] 小児喘息, アレルギー性鼻炎
[妊娠出産歴] 29歳時, 男児出産（生下時体重 4010 g）
[家　族　歴] 父, 耐糖能異常（IGT）
[現　病　歴] 妊娠22週の時, 産科にて 50 g GCT（Glucose Challenge Test）を施行した際, 負荷1時間後血糖値 219 mg/dl を示した. 精査のため 75 g OGTT を施行したところ妊娠糖尿病と診断され, 血糖コントロール目的にて内科に紹介された.
[デ　ー　タ] 臨床データを表1に示す. 非妊娠時肥満はない. 高脂血症と軽度の貧血を認める. 75 g OGTT では Insulinogenic Index＝0.28と初期インスリン分泌の低反応を認めている.
[経　　過] 内科への紹介後, 1600 kcal/日の食事療法のみにて表2に示すごとく, 妊娠28週から出産時まで比較的良好な血糖コントロールが得られたにもかかわらず, 出生

表1　検査データ

身長 153 cm, 非妊娠時体重 47 kg
〈血圧〉102/70 mmHg
〈生化学〉T. Bil 0.6 mg/dl, AST 17 IU/l, ALT 13 IU/l, TP 7.3 g/dl,
　Alb 4.4 g/dl, BUN 17 mg/dl Cr 0.6 mg/dl
〈脂質〉T-chol 274 mg/dl, HDL-chol 78 mg/dl, TG 174 mg/dl
〈末梢血〉RBC 345×10⁴/μl, Hb 10.1 g/dl, Hct 31.1%, WBC 7,300/μl,
　Plt 20.4×10⁴/μl
〈HbA$_{1c}$〉4.3%
〈fructosamine〉228 μmol/l
〈75 g OGTT〉（妊娠24週時）

	0	30	60	120 min.
BS(mg/dl)	94	167	202	184
IRI(μU/ml)	4	29		

(Insulinogenic Index＝0.28)

表2　妊娠経過中の血糖コントロール状況

妊娠週数（週）	体重（kg）	朝食後2 hr 血糖値（mg/dl）	HbA$_1$（%）	HbA$_{1c}$（%）	フルクトサミン（μmol/L）
28		117	5.7	4.3	
30	57.0	119			
32	57.3	89	6.2	4.6	228
34	57.0	123			
36	56.9	90	6.6	5.1	242
38	57.5	82	6.3	4.5	250

食事療法のみ　1,600 kcal/日

（瀧本忠司ら, 1993[6]）

児（男児）の生下時体重は4,000 g と macrosomia であった．出産時，膣壁裂傷，会陰裂傷を認めている．児の Apgar score は1分後9点，5分後10点と全身状態は良好，また哺乳力も良好であった．新生児低血糖の予防のため10％ブドウ糖を 10 ml/hr の速度で点滴静注している．

[診　　　断] 妊娠糖尿病においては，巨大児，新生児低血糖，高ビリルビン血症などの周産期異常が高頻度に認められることが報告されている．スクリーニングおよび診断基準については前項「まとめ」の表1～3（157，158頁）に示した．

本症例では妊娠24週の時点で 75 g OGTT を施行し，その結果日本産婦人科学会の診断基準を2点満たしていることから妊娠糖尿病と診断された．

専門医のコメント

血糖コントロールのためにはまず食事療法から始める．一日の摂取エネルギーを表3に示すごとく定める[1]．妊娠糖尿病における血糖コントロール目標[1]を表4に示す．American Diabetes Association では GDM における血糖コントロール目標を，空腹時値 100 mg/dl 以下，食後2時間値 120 mg/dl 以下としている[2]．

妊娠糖尿病は，原則として食事療法のみでコントロールが可能であるが，コントロール困難な場合にはインスリン療法を併用して血糖コントロールを行う必要がある．インスリン療法を行う場合には，毎食前に速効型インスリンを投与するのが望ましい．経口血糖降下剤は胎盤を通過し，胎児に重篤な低血糖を引き起こす危険性があるので使用しない．

表3　一日の摂取エネルギー量

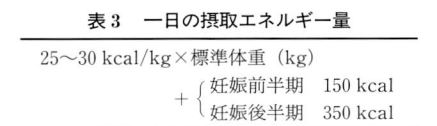

25～30 kcal/kg×標準体重（kg）
＋ { 妊娠前半期　150 kcal
　　妊娠後半期　350 kcal

表4　血糖値のコントロール目標

- 空腹時値　100 mg/dl 以下
- 食後2時間値　120 mg/dl 以下

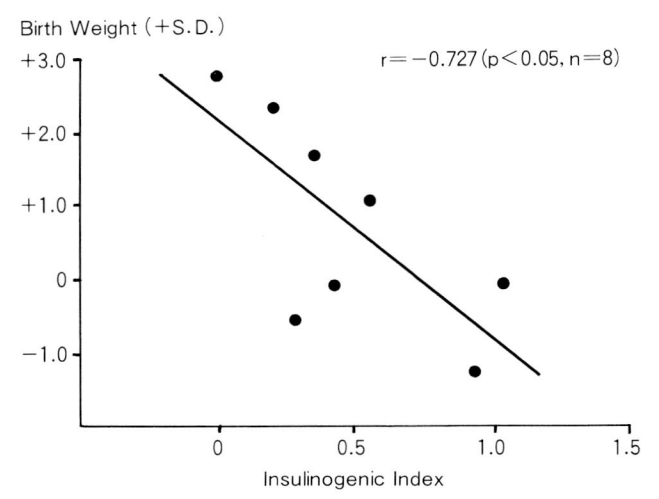

図1　Correlation between Birth Weight (+S.D.) and Insuliogenic index in 75 g OGTT　（瀧本忠司ら，1993[8]）

本症例では，食事療法のみで比較的良好な血糖コントロールが得られたにもかかわらず，出生児は巨大児であった．出生児の体重については仁志田ら[3]による胎児発育曲線の標準偏差を用いて児の発育度を表す方法がある．筆者らはこの方法を用いて GDM 11例で検討したところ，出生体重（＋S.D.）は 75 g OGTT 時の血糖値や ΣBS との相関は必ずしも強くなく，macrosomia の発現には血糖調節のみならず多因子の関与する可能性があることを報告[4,5]している．また筆者らは，出生時体重（＋S.D.）は Insulinogenic Index と負の相関を示すことを報告[6]（図1）している．すなわち，妊娠糖尿病においてはインスリン低反応者では児の生下時体重が大きいことが示唆される．したがって，本症例のごとく，OGTT の際，低インスリン反応を示す妊婦においては良好な血糖のコントロールにもかかわらず macrosomia の発現する可能性は否定できず，慎重な経過観察が必要であると思われる．最近では，妊娠糖尿病に関して遺伝子工学的な手法を用いた検討の報告も散見される．また，妊娠糖尿病を発症した妊婦では将来の糖尿病発症のリスクも高いため，長期のフォローアップやカウンセリングも必要である．

● 文　　献 ●

1) 栄養代謝問題委員会報告：妊娠糖尿病，糖尿病合併妊娠の管理指針（案）．日本産婦人科学会雑誌 37：473-477，1985
2) American Diabetes Association Clinical practice recommendations：Gestational diabetes mellitus Diabetes Care 16：5-6, 1993
3) 仁志田博司，坂上正道，倉智敬一ほか：日本人の胎児発育曲線（出生時体格基準曲線）．新生児誌 20：90-97，1984
4) 瀧本忠司，ほか：妊娠糖尿病の経過および macrosomia に関与する危険因子の検討．糖尿病 35（suppl 1）：374，1992
5) 瀧本忠司，ほか：妊娠糖尿病の経過および macrosomia の発現に関与する危険因子の検討．厚生年金病院年報　19：145-150，1992
6) 瀧本忠司，ほか：妊娠糖尿病の経過および Macrosomia の発現に関与する危険因子の検討―経口ブドウ糖負荷時のインスリン反応と妊娠経過との関連―．厚生年金病院年報　20：105-111，1993

症例48 糖尿病合併妊娠のリスク

[症　　例] 35歳　女性
[既　往　歴] 19歳の時1型糖尿病を発症
[妊娠出産歴] 27歳時，男児を出産（生下時体重2,540 g），30歳時，女児を出産（生下時体重3,900 g）
[家　族　歴] 母が糖尿病
[現　病　歴] 1型糖尿病として外来通院加療，ペンフィル30Rを朝16単位，夕10単位使用していたが，HbA$_{1c}$ 8.1%と血糖コントロール不良のまま妊娠していることが判明した．ただちに産科を受診．
[デ ー タ] 臨床データを表1に示す．血圧は正常，眼底はNDR，尿アルブミンも陰性であった．血糖コントロール状態はprepregnancyとしては不良であった．
[経　　過] 産科医と協議のうえ，妊娠は継続することとした．妊娠判明後ただちに強化インスリン療法を施行した．すなわちペンフィルR 6単位を毎食前30分に使用，またペンフィルN 8単位を眠前に使用することを基本とした．同時に血糖自己測定（SMBG）の結果でインスリン量の調節を行った．その後HbA$_1$ 9.0%，HbA$_{1c}$ 7.1%，fructosamine 212 μmol/lと血糖コントロールは改善しつつあった．しかし妊娠13週の時点で産科を受診した際，「胎児の大きさは妊娠9週相当程度しかなく，胎児心音も確認できない．（産科医のコメント）」とのことで子宮内胎児死亡と診断され，掻爬術のやむなきに至った．
[診　　断] 糖尿病が胎児に与える危険を表2に示した．本項目では糖尿病と児の奇形について少し述べる．大森[1]は糖尿病母体から生まれる児（IDM）の大奇形の頻度は4.0%から6.7%であると報告している．また，大奇形を生んだ症例のHbA$_1$は11%以上であると述べている．これらのことにより，糖尿病母体から出生した児の奇形の成因はfuel-mediated teratogenesis，すなわち母体の糖代謝異常が主因であると報告している．なお大奇形では，VSD（心室中隔欠損），PDA（動脈管開

表1　検査データ

身長　146 cm，非妊娠時体重　46 kg
〈血圧〉120/80 mmHg　〈心電図〉著変なし
〈眼底〉NDR，白内障
〈尿アルブミン〉20 mg/日
〈生化学〉T. Bil 0.5 mg/dl, AST 18 IU/l, ALT 23 IU/l, TP 6.7 g/dl, Alb 3.8 g/dl, BUN 14 mg/dl, Cr 0.7 mg/dl
〈脂質〉T-chol 184 mg/dl, HDL-chol 47 mg/dl, TG 89 mg/dl
〈末梢血〉RBC 427×10^4/μl, Hb 12.1 g/dl, Hct 36.7%, WBC 7,400/μl, Plt 20.4×10^4/μl
〈FPG〉168〜208 mg/dl
〈HbA$_1$〉9.8%　〈HbA$_{1c}$〉8.1%
〈fructosamine〉381 μmol/l

表2　糖尿病が胎児に与える危険

- 先天奇形
- 子宮内胎児発育遅延
- 過剰発育
- 新生児仮死
- 分娩外傷
- 呼吸窮迫症候群（RDS）
- 心筋症
- 新生児低血糖
- 低カルシウム血症
- 多血症
- 高ビリルビン血症

存），大動脈縮窄症や口唇・口蓋裂，内反足，全前脳症（holoprosencephaly）などの頻度が多い．また小奇形では，副耳，耳介変形，手指異常，足趾異常などが報告されている．したがって糖尿病母体児（IDM）では，新生児仮死もなく出生した場合でも全身状態と奇形に注意し，また低血糖，多血症，低カルシウム血症，高ビリルビン血症などのスクリーニングを行う必要がある．

専門医のコメント

　本症例では外来通院中の血糖コントロール状態は良好とはいえなかった．また御夫婦にとっては予定外の妊娠の判明により，急遽強化インスリン療法に変更した．幸い眼底は NDR，尿アルブミンも陰性であり妊娠の継続に踏み切ったが，子宮内胎児死亡の残念な結末となった．

　1型糖尿病妊婦における処方例を表3に示す．食後の高血糖を抑制できない場合は分割食とし食後の血糖に応じてインスリンを追加皮下注する．強化インスリン療法でも良好な血糖コントロールが得られない場合には，持続インスリン皮下注入療法 CSⅡ（Continuous Subcutaneous Insulin Infusion）を考慮する必要がある．また血糖自己測定（SMBG）を正確に行い，インスリン量の調整に役立てることが重要であるのはいうまでもないであろう．

　本症例では第1回目の妊娠の際は妊娠33週で切迫早産（頸管開大）のため入院している．子宮内胎児発育遅延もあり，妊娠38週で分娩誘発により出産．生下時体重は2,540 g（男児）でLFD児（light for date）であった．児の全身状態は良好で，正常分娩であった．

　一方，第2子は妊娠38週で出産したが，生下時体重は3,900 g（女児）でHFD（heavy for date），すなわち過剰発育を示している．児の全身状態は良好で，正常分娩であった．本症例のごとく，同一の妊娠でLFD児，HFD児を出産するケースは比較的珍しいと思われる．

　第3子の妊娠はご夫婦にとっても予定されていなかったようであり，prepregnancyの血糖コントロール状況としては不良であった．妊娠の判明後は産科医と連携を保ちながら血糖コントロールの改善を試みたが，妊娠13週において子宮内胎児死亡の残念な結果に終わった．次項に示すごとく，妊娠前からの厳格な血糖コントロールを行うことが重要であることが示唆される．

表3　1型糖尿病妊婦における処方例

ペンフィルR　6～8単位×3回/日　毎食前30分　皮下注
ペンフィルN　8単位　就寝前　皮下注
但しSMBGによりインスリン量は調節を行う
（血糖コントロール困難例ではCSIIを考慮）

●文　　献●
1) 大森安恵：糖尿病と先天異常．産婦人科治療　66：28-32, 1993

症例49 糖尿病と計画妊娠

[症　　例] 27歳　女性
[既　往　歴] 特記すべき事項なし
[妊娠出産歴] 20歳時，妊娠3ヵ月にて人工流産
[家　族　歴] 特記すべき事項なし
[経　　過] 近医にてFPG196 mg/dl，HbA1c 8.9%と糖尿病を指摘された．挙児希望もあり当院内科を受診．
[デ ー タ] 臨床データを表1に示す．本症例は肥満2型糖尿病であり，既往最大体重は98 kgである．収縮期血圧がやや高い．眼底はNDR，尿アルブミンは陰性である．生化学検査では著変を認めない．当院内科受診時の血糖コントロール状態は不良である．
[診　　断] 糖尿病を有する婦人で妊娠を希望する場合には，妊娠前（prepregnancy）からの良好な血糖コントロールが行われることが望ましい．これは単に奇形の予防という見地のみからではなく，母児双方の合併症を最小限にくい止めるためでもある．

表1　検査データ

身長　160 cm，非妊娠時体重　80 kg（既往最大体重　98 kg）
〈血圧〉146/70 mmHg　〈心電図〉著変なし
〈眼底〉NDR
〈尿アルブミン〉18 mg/日
〈生化学〉T. Bil 0.6 mg/dl, AST 14 IU/l, ALT 15 IU/l, TP 7.0 g/dl, Alb 4.0 g/dl, BUN 6 mg/dl Cr 0.4 mg/dl
〈脂質〉T-chol ; 154 mg/dl, HDL-chol 46 mg/dl, TG 115 mg/dl
〈末梢血〉RBC $406 \times 10^4/\mu l$, Hb 11.3 g/dl, Hct 34.6%, WBC 12,200/μl, Plt $31.6 \times 10^4/\mu l$
〈FPG〉186 mg/dl
〈HbA1〉11.2%　〈HbA1c〉8.9%
〈fructosamine〉371 μmol/L

表2　妊娠許可基準

①血糖は正常を保っておくこと．
　・空腹時　100 mg/dl以下
　・食後2時間値　120 mg/dl以下
　・HbA1c　6.5%以下
②網膜症については
　・単純網膜症までの症例では妊娠を許可する．
　・前増殖網膜症以上の症例では適切な治療を行い，安定改善した後に妊娠を計画する．
③腎症については
　・クレアチニンクリアランス　70 ml/min以上
　・1日蛋白尿1 g以下

日本産婦人科学会では妊娠を許可するにあたって，①血糖値のコントロール，②血管病変・腎臓能の評価を考慮する必要があるとしている[1]．ここでは大森らの妊娠許可基準[2]を表2に示した．

最近，米国のNational transplantation pregnancy registryより，腎移植後のcyclosporine使用妊婦154例（糖尿病妊婦を含む）の妊娠・出産の経過が報告[3]されている．今後はわが国でも腎移植，あるいは膵腎同時移植などを受けた糖尿病婦人の増加も予想され，妊娠許可基準は今後変わりうる可能性も考えられよう．

[治　療] 本症例では早期の挙児希望もあり，やむを得ず肥満2型糖尿病ではあるが当初2ヵ月の食事療法のみの時期を経てインスリン療法に踏み切った．prepregnancyよりの厳格な血糖コントロールを行うために，ペンフィルR 6単位を毎食前30分に使用開始した．また血糖自己測定(SMBG)を指導した．その後FPG 81 mg/dl，HbA$_{1c}$ 4.3％，fructosamine 199 μmol/l と血糖コントロール状態の改善を認めた．

その後妊娠成立．妊娠中も引き続きペンフィルR 8〜10単位を毎食前30分に使用．良好な血糖コントロールを得た．治療中の血糖日内変動を表3に示す．食前血糖100 mg/dl以下，食後2時間血糖値120 mg/dl以下の良好なコントロールが得られている．

本症例では妊娠41週に生下時体重3,132 gの男児を出産した．その際のApgar scoreは1分後7点，5分後9点で全身状態は良好，正常分娩であった．また新生児低血糖も認めなかった．糖尿病合併妊娠の血糖管理法のポイントを表4にまとめた．

表3　血糖日内変動

朝食前	73 mg/dl
朝食後2時間	116 mg/dl
昼食前	75 mg/dl
昼食後2時間	108 mg/dl
夕食前	61 mg/dl
夕食後2時間	115 mg/dl

表4　糖尿病合併妊娠における血糖管理法

・強化インスリン療法を行う．
・血糖コントロール困難例ではCSIIを考慮する．
・血糖自己測定（SMBG；Self Monitoring of Blood Glucose）は不可欠である．
・インスリン自己注射手技およびSMBGが正確であることが大前提であるため，これらのトレーニングも重要である．

専門医のコメント

前項に示したごとく糖尿病患者の妊娠においては妊娠前からの厳格な血糖コントロールが重要である．本症例は肥満2型糖尿病でありインスリンの基礎分泌は保たれていると考えられ，ペン型注射器を用いて速効性インスリンを1日3回使用することによりインスリンの追加分泌を補充した．

なおここでは肥満2型糖尿病妊婦について少しつけ加えておきたい．一般的に糖尿病妊婦あるいは肥満妊婦はいずれもハイリスク妊娠とされている．その両者の合併した肥満合併糖尿病妊婦はさらにハイリスクである．食生活の欧米化やライフスタイルの変化により，今後，本症

例のごとき肥満2型糖尿病妊婦の増加も予測される．各種の合併症を防ぐためにも，可能であるならば妊娠前からの肥満の是正を指導することが大切である．

● 文　　献 ●
1) 栄養代謝問題委員会報告：妊娠糖尿病，糖尿病合併妊娠の管理指針（案）．日本産婦人科学会雑誌 37：473-477，1985
2) 大森安恵：糖尿病婦人の計画妊娠．産科と婦人科 59：1133-1137，1992
3) Armenti VT, Ahlswede KM, Ahlswede BA, et al: National transplantation pregnancy registry-outcome of 154 pregnancies in cyclosporine-treated female kidney transplant recipients. Transplantation 57：502-506, 1994

VII 2次性糖尿病

まとめ

　糖尿病はインスリン分泌低下，作用不全により高血糖が惹起される代謝疾患群の総称である．二次性糖尿病とは日本糖尿病学会の「糖尿病とそれに関連する耐糖能低下の成因分類」における「その他の特定の機序，疾患による糖尿病，耐糖能低下」に当たる．本稿ではその中で「遺伝因子として遺伝子異常が同定されたもの」を省いた「他の疾患，条件に伴うもの」（表1）につき概説する．

1．膵・外分泌疾患に伴うもの

　慢性膵炎の場合，進行する線維化によりランゲルハンス氏島が破壊されインスリン分泌低下が進行する．特に膵の石灰化を伴う例では60〜80％にて耐糖能障害を認めると報告されている．またグルカゴンの産生も低下するため低血糖を生じやすいことにも注意を要する．急性膵炎による耐糖能異常はインスリン分泌低下に加え，グルカゴン高値や炎症・ストレスによるインスリン抵抗性の亢進もその主因となっている．急性期では9〜90％の症例で耐糖能異常を認めるが治癒後は多くが正常化する．

　膵摘出術施行後には，40〜80％切除で40％以上，80〜95％切除で60％以上の確率で糖尿病を発症するとの報告がある．膵癌が発見された時点での糖尿病有病率は40〜50％とされる．また膵癌を伴う糖尿病においてはインスリン分泌障害だけでなくインスリン抵抗性も呈する．

　近年その発症に自己免疫機序が関与する自己免疫性膵炎が注目されており，高頻度に耐糖能異常を併発する．症状として下部胆管狭窄に伴う閉塞性黄疸，上腹部不快感を認める場合がある．画像所見ではびまん性の膵腫大や主膵管狭細像を認め，膵癌との鑑別が重要である．血液学的所見にて高γグロブリン血症，高IgG血症，自己抗体陽性のいずれかを認めることが多く，Sjogren症候群をはじめとする他の自己免疫疾患との合併例も散見される．治療はステロイド

VII. 2次性糖尿病

表1 その他の疾患，条件に伴う糖尿病

a．膵外分泌疾患 　1) 膵　　炎　　a) 急性膵炎 　　　　　　　　b) 慢性膵炎 　2) 外傷，膵摘出術 　3) 腫　　瘍 　4) ヘモクロマトーシス 　5) 囊胞性線維症 　　 (cystic fibrosis) 　6) 線維石灰化性膵炎 　　 (fibrocalculous pancreatopathy) 　7) その他 b．内分泌疾患 　1) Cushing's 症候群 　　 (Cushing's syndrome) 　2) 先端巨大症 (acromegaly) 　3) 褐色細胞腫 (pheochromocytoma) 　4) グルカゴノーマ (glucagonoma) 　5) アルドステロン産生副腎皮質腺腫 　　 (aldosteronoma) 　6) 甲状腺機能亢進症 　7) ソマトスタチノーマ 　　 (somatostatinoma) 　8) その他	c．肝疾患 　1) 肝硬変 　2) 慢性肝炎 　3) その他 d．薬剤あるいは化学物質誘発性 　1) グルココルチコイド 　2) αインターフェロン 　3) 降圧利尿薬 　4) β受容体遮断薬 　5) 避妊薬 　6) ストレプトゾトシン 　　 (悪性インスリノーマに対する抗腫瘍薬) 　7) Vacor (殺鼠剤) 　8) その他 e．ウィルス感染症 f．免疫機序によるまれな病態 g．その他の遺伝的症候群で糖尿病を伴うことの多いもの

(糖尿病診断基準検討委員会：糖尿病の分類と診断基準に関する委員会報告．糖尿病42：385-404，1999　を改変)

治療が有効である例が多いが耐糖能異常を有する症例では耐糖能悪化が予測されるため，ステロイド治療中は厳格に血糖コントロールを行なう．またステロイドにて治療が奏功した症例では耐糖能異常も改善する．

　ヘモクロマトーシスは，腸管からの鉄吸収の亢進や網内系での鉄処理能の低下などにより実質細胞に鉄の過剰沈着が生じ様々な臓器障害を呈する症候群である．主として傷害される臓器は肝，膵，心でありそれぞれ肝硬変，糖尿病，心筋障害に至る．耐糖能障害は膵β細胞への鉄沈着によるインスリン分泌障害と肝臓のみならず末梢組織におけるインスリン抵抗性により生じる．ヘモクロマトーシス患者の約75％において糖尿病を発症する．原疾患の治療である瀉血により耐糖能も改善する場合が多いがインスリン分泌障害が進行した症例においてはインスリン療法を施行する．

2．内分泌疾患に伴うもの

　グルココルチコイド過剰であるCushing症候群や成長ホルモン過剰である先端巨大症においてはいずれもインスリン拮抗ホルモン過多によるインスリン抵抗性を呈し，耐糖能異常を生じる．ACTH産生下垂体腺腫であるCushing病，コルチゾール産生副腎皮質腺腫であるCushing症候群のいずれにおいても70〜85％に耐糖能異常がみられる．先端巨大症においても約60％で耐糖能異常を示す．これらはいずれも原疾患の外科的治療により耐糖能異常も改善，正常

化することが多い．

　カテコラミン過剰である褐色細胞腫，アルドステロン過剰である原発性アルドステロン症ではインスリン分泌抑制が主因である耐糖能異常を生じる．褐色細胞腫においては60〜90％で耐糖能異常を呈し，原発性アルドステロン症においては報告により差が大きいが約50％で耐糖能異常を呈する．

　甲状腺機能亢進症においては本邦での報告によると65％の症例で境界型糖尿病を，15％の症例で糖尿病を発症する．その他グルカゴノーマ，ソマトスタチノーマにおいても耐糖能異常がみられる．

3．肝疾患に伴うもの

　肝硬変症では60〜80％の症例で耐糖能異常を生じ，10〜30％において糖尿病を発症する．肝実質細胞の減少，肝酵素活性低下による肝糖取り込みの低下による食後高血糖が特徴である．詳細は各論を参照のこと．軽症例では α グルコシダーゼ阻害薬，SU 薬も用いるが食前血糖値が上昇した症例に対してはインスリン療法を導入する．糖新生，グリコーゲン蓄積が低下しているため低血糖を生じやすくその回復も困難なため飲酒は控え，またインスリンの作用遷延による低血糖にも注意する．また肝硬変例では，脾機能亢進により赤血球寿命が短縮しているため，血糖コントロールの指標としての HbA_{1c} が実際よりも低値となる可能性があるため注意を要する．

4．薬剤あるいは化学物質による誘発

　表2に耐糖能に影響を与える薬剤をまとめる．ステロイド投与による耐糖能異常は日常最も高頻度に遭遇する．また慢性ウイルス性肝炎に対するインターフェロン療法施行中の血糖上昇にも注意を要する．詳細は各論を参照のこと．

　サイアザイド系利尿薬が耐糖能を悪化させることは古くから知られているが，K^+ 補充により耐糖能異常は改善する症例が多い．

　β 遮断薬は，膵 β 細胞からのインスリン分泌を抑制し耐糖能障害を起こす．EBM としても非糖尿病者が β 遮断薬により糖尿病発症の危険率が6年間で約30％増加すると報告された．

　強力な免疫抑制薬である calcineurin inhibitor (ciclosporin；サンディミュン[R]，tacrolimus；プログラフ[R]）も耐糖能異常を惹起する．tacrolimus は，膵 β 細胞のインスリン分泌障害，生合成障害をきたす．このためなるべく低用量の tacrolimus により免疫抑制することが推奨されている．

　また HIV 感染者に対する protease inhibitor 療法においてもインスリン抵抗性が増強することによる耐糖能異常が約10％の症例で出現することが報告されている．

　経口血糖降下薬以外で血糖低下に作用する薬剤についても一部触れる．抗不整脈剤である disopyramide や cibenzoline はインスリン分泌亢進による低血糖が知られる．clarithromycin

VII. 2次性糖尿病

表2 耐糖能に影響を及ぼす薬剤

悪化するもの	亢進するもの
インスリン感受性に影響するもの	
ステロイド	非ステロイド系消炎鎮痛薬（NSAIDs）
経口避妊薬	フィブラート系（高脂血症用）薬
HIV protease inhibitor	
インターフェロン	
インスリン分泌に影響するもの	
免疫抑制薬	抗不整脈剤
（ciclosporin, tacrolimus）	（disopyramide, cibenzoline）
サイアザイド系利尿薬	アスピリン
β遮断薬	クマリン系薬剤（ワーファリン）
食物の消化吸収に影響するもの	
甲状腺ホルモン	αグルコシダーゼ阻害薬

（鈴木晟時，2002[2]　より一部改変引用）

との併用によりさらにリスクが増大する．その他アスピリン，サリチル酸製剤などの非ステロイド系消炎鎮痛薬やfibrate系薬剤などもインスリン感受性亢進による血糖低下が報告されている．

　以上，二次性糖尿病すなわち現在の糖尿病の成因分類における"その他の疾患，条件に伴う糖尿病"につき概説した．糖尿病型を示す患者に対してはどのような症例においてもこれらの二次性糖尿病の可能性を考慮し，何らかの一次疾患が明らかになった場合はそれらに対処する．また糖尿病治療中の患者で急激な血糖コントロール悪化を認める場合も，他疾患の併発を疑う．糖尿病診断時点で血糖上昇に働く一次疾患を有する症例においては一次性糖尿病であるのか二次性糖尿病であるかの判別は困難である場合が多い．その際家族歴は有用な判断材料となる．まずは症例に適した血糖降下療法を施行するとともに一次疾患の治療を行ない，その後の血糖の推移に応じ加療にあたる．

●参 考 文 献●

1) Harrison LC and Flier JS : Diabetes associated with other endocrine disease. In : Secondary Diabetes : The Spectrum of the Diabetic Syndromes (ed. by Podolsky S, Viswanathan M), pp269-286, Raven Press, New York, 1980
2) 鈴木晟時：二次性糖尿病および各種疾患・薬剤による耐糖能異常—概論．日本臨床 60（増刊　新時代の糖尿病(1)）：671-681，2002．
3) Lambillotte C, Gilon P, Henquin J-C : Direct glucocorticoid inhibition of insulin secretion : an in vitro study of dexamethasone effects in mouse islets. J Clin Invest 99 : 414-423, 1997
4) Helderman JH, Elahi D, Andersen DK, et al. : Prevention of the glucose intolerance of thiazide diuretics by maintenance of body potassium. Diabetes 32 : 106-111, 1983
5) Gress TW, Nieto FJ, Shahar E, et al. : Hypertension and antihypertensive therapy as risk factors for type 2 diabetes mellitus. N Engl J Med 342 : 905-912, 2000

症例50 慢性膵炎

[症　　　例] 50歳　男性
[主　　　訴] 心窩部痛，口渇・多飲・多尿
[既　往　歴] 特記すべきことなし
[家　族　歴] 特記すべきことなし
[現　病　歴] 8年前より慢性膵炎による難治性腹痛のため某院に入退院を繰り返したが，保存的治療では腹痛発作を繰り返したため，4年前に当院消化器外科にて膵体尾部切除，1年前に膵管空腸側々吻合術を施行した．この時，血糖コントロール不良のため内科共観となりインスリン療法を導入したが，退院時には食事・運動療法のみでコントロール良好となった．退院後も経過良好であったが，3週間前より心窩部痛が出現し，同時に血糖コントロールも悪化したため（FPG 200〜400 mg/dl）再入院となる．飲酒歴は4年前まで3〜5合/日（以後禁酒），喫煙20本/日．
[入院時現症] 身長 160 cm，体重 55 kg，体温37.2℃，血圧 126/86 mmHg，脈拍72/分・整，胸部 異常を認めず，腹部 心窩部の圧痛（＋），筋性防御（−），四肢異常を認めず．
[入院時検査] 末血：WBC 5,300/μl，RBC 432×10⁴/μl，Hb 10.0 g/dl，Ht 34.4%，Plt 50.2×10⁴/μl
生化：Na 136 mEq/l，K 3.7 mEq/l，Cl 101 mEq/l，UN 9 mg/dl，Cr 0.5 mg/dl，AST 15 IU/l，ALT 20 IU/l，AMY 250 IU/l，CRP 15.5 mg/dl，T-Chol 151 mg/dl，TG 112 mg/dl，HDL-C 40 mg/dl，FPG 308 mg/dl，HbA₁c 12.7%
[合併症精査] 眼底検査：非糖尿病網膜症（NDR）
微量アルブミン尿（−），CCr 90 ml/min
シェロング試験：陰性，CV$_{R-R}$：安静時 3.61%，深呼吸時 5.24%
[入院後経過] ①心窩部痛，発熱などの臨床症状，②血中アミラーゼの高値，③腹部エコーにて膵頭部腫瘤陰影，④腹部CTにて悪性所見を認めなかったことより，腫瘤形成型慢性膵炎と診断した．抗生物質（SBT/CPZ 2 g/day）およびメシル酸ガベキサートの投与を開始したところ，数日後には自覚症状が軽快したため，消化酵素薬とメシル酸カモスタットの経口投与に変更した．血糖コントロールに関しては，速効型インスリンを毎食前4単位で開始し，ブトウ糖毒性のため途中最高30単位/日のインスリンを必要としたが，最終的には30R製剤の朝14単位，夕4単位注射にてコントロール可能となった．

VII. 二次性糖尿病の病態と治療

専門医のコメント

1）慢性膵炎と糖尿病

　膵疾患では，その進展に伴い，外分泌機能のみならず内分泌機能も低下し，ランゲルハンス島の障害は，インスリンのみならず，その拮抗ホルモンであるグルカゴンの分泌低下も伴うので，膵疾患に伴う糖尿病の病態は一次性糖尿病と異なり複雑となる．

　また，外分泌機能低下により消化吸収不良が存在するため，低栄養状態，易感染傾向を呈することが多い．

　1987年の慢性膵炎全国集計の調査報告によると，糖負荷試験を施行した慢性膵炎3,257例では，糖尿病型51％，境界型19％であり，正常型は30％にすぎない．成因別にみると，アルコール性膵炎では糖尿病型は57％と頻度が高い（特発性：39％，胆石性：36％）．病型別では，非石灰化膵炎に比べ石灰化膵炎での糖尿病型の頻度が高いとされている．

　膵部分切除後の耐糖能の低下についてみると，正常膵では90％以上を切除しないと糖尿病の発生はみられない．慢性膵炎に対する膵切除では，術前の膵線維化の程度が大きく関与するが，Freyらによると，80％以上の膵切除では79％に，40〜80％膵切除であれば18％に糖尿病が発症する．

2）治　療　法

　慢性膵炎に伴う糖尿病はインスリン分泌不全が主たる原因であることから，治療に際しては内因性インスリン分泌量を把握することが必須である．一日尿中CPR＜20 μg/dayやグルカゴン負荷試験における6分値の上昇が1.0 ng/ml未満ではインスリン療法が必要となることが多い．また，グルカゴン分泌も低下しているため，インスリン必要量は2型糖尿病患者よりも少量の傾向にあるが，インスリンによる低血糖時の血糖上昇反応が著しく低下するため低血糖を生じやすく，いったん生じた低血糖が遷延しやすくなる．

　また，膵消化酵素の補充を行い栄養状態を改善することも重要であり，消化器症状（食欲不振，嘔気・嘔吐，下痢）のために食事摂取量が一定とならない場合は，食後打ちを含めた1日3回以上の頻回インスリン療法が必要となることが多い．

●文　献●
1) 野村秀明ほか：膵疾患，膵切除における糖代謝異常．日本臨牀　56(増刊)，1998
2) 厚生省特定疾患難治性膵疾患調査研究班：慢性膵炎全国集計調査報告．胆と膵 4，1983

症例51 肝疾患と糖尿病　慢性肝炎でインターフェロン治療中の糖尿病患者の血糖管理

[症　　例] 62歳　男性，会社役員
[主　　訴] 肝精査（肝生検）
[既　往　症] 54歳時，急性肝炎（1984年）
[家　族　歴] 糖尿病，肝疾患ともなし
[現　病　歴] 46歳時，近医にて糖尿病を指摘されSU薬治療を開始された．58歳時より当院にてグリベンクラミド2.5 mg/日により良好に血糖コントロールが得られたが，トランスアミナーゼ軽度上昇が持続し，HCV抗体陽性のため，精査目的で入院した．
[入院時現症] 身長167 cm，体重59 kg，血圧132/74 mmHg，眼底は前増殖糖尿病網膜症，肝臓を右季肋下で1.5横指触知，深部腱反射軽度低下．
[入院時検査成績]
　血液生化学ではAST 43 IU/l，ALT 62 IU/lと軽度上昇し，コリンエステラーゼ活性は259 IU/lとやや低値を示した．ICG 15分値は20.2％と上昇していた．HCV抗体陽性で，HCV-RNAはPCR法で5（+）であった．HBs抗原，HBs抗体は陰性であった．
　糖尿病に関する検査成績は，空腹時血糖値（FPG）158 mg/dl，HbA$_{1c}$ 6.2％，フルクトサミン319 μmol/lであった．尿蛋白は陰性であったが，微量アルブミン尿を呈していた．
[入院後経過] 入院後，肝生検を施行したところ，組織像が慢性活動型肝炎を呈したため，第11病日よりC型慢性活動性肝炎の治療目的で，インターフェロン（INF）-α製剤を投与（600万単位/日・連日2週間投与，以後は週3回，22週間投与）したところ，トランスアミナーゼは下降した．FPG，食後2時間血糖値(2h-PG)はINF投与4日後より徐々に上昇したため，INF投与10日後に人工膵島STG-22を用い，euglycemic hyperinsulinemic clamp study（グルコースクランプ検査）を，

表1　検査結果

インターフェロン治療中の検査成績 〈75gブドウ糖負荷テスト〉					インターフェロン治療後の検査成績 〈75gブドウ糖負荷テスト〉				
時間（min）	0	30	60	120	時間（min）	0	30	60	120
血糖値（mg/dl）	179	256	343	341	血糖値（mg/dl）	148	234	313	289
IRI（μU/ml）	7	11	25	42	IRI（μU/ml）	6	10	22	38
尿CPR（μg/day）				54.3〜72.6	尿CPR（μg/day）				62.0
尿中微量アルブミン				143 mg/g・Cr	尿中微量アルブミン				138 mg/g・Cr
空腹時血糖値（mg/dl）				177	空腹時血糖値（mg/dl）				156
食後2時間血糖値（mg/dl）				341	食後2時間血糖値（mg/dl）				218
血中ケトン体（μmol/l）				322	血中ケトン体（μmol/l）				73
HbA$_{1c}$（％）				8.4	HbA$_{1c}$（％）				6.5
フルクトサミン（μmol/l）				421	フルクトサミン（μmol/l）				307

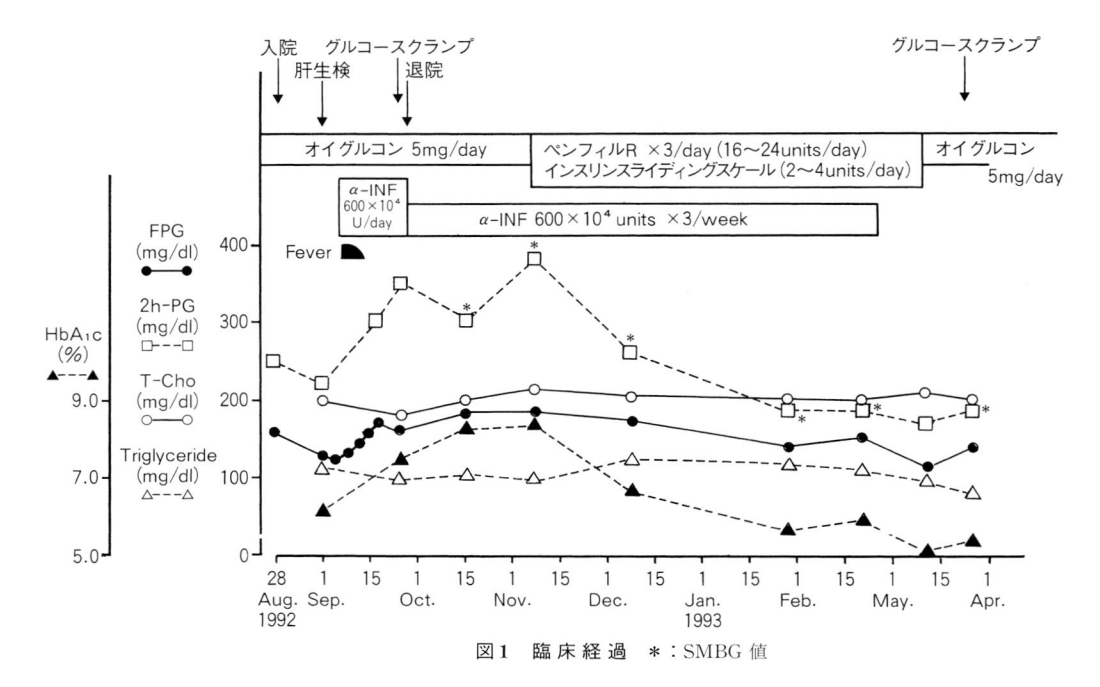

VII．二次性糖尿病の病態と治療　慢性肝炎でインターフェロン治療中の糖尿病患者の血糖管理

図1　臨床経過　＊：SMBG 値

　INF 投与12日後に 75 g ブドウ糖負荷試験（OGTT）を施行し，第24病日にグリベンクラミド 5 mg/日にて退院した．退院後の血糖自己測定（SMBG）では FPG 177～208 mg/dl, 2h-PG 303～384 mg/dl であり，とくに 2h-PG の上昇が著明であったため，退院 8 週後に SU 薬を中止し，外来にて毎食前速効型インスリン注射療法（ペンフィル R：朝10単位，昼 6 単位，夕方 8 単位）に変更したところ FPG, 2h-PG, HbA$_{1c}$ は著明に低下し，インスリン需要量も24単位/日から18単位/日に漸減した．INF 治療終了後には 2h-PG, HbA$_{1c}$ はさらに低下し，SU 薬治療への変更が可能となった．INF 投与終了 4 週後（SU 薬に変更 2 週後）に OGTT とグルコースクランプを再検した．OGTT では INF 投与中の area under the curve （AUC）は IRI 85 μU/ml，血糖値 1,119 mg/dl, Insulinogenic Index（I. I.）0.052であるのに対し，INF 投与終了後の AUC は IRI 76 μU/ml，血糖値 984 mg/dl, I. I. 0.048であり，血糖値の AUC は INF 投与中に，より高値を示したのに対し，血中 IRI 反応には差を認めなかった．
　一方，グルコースクランプ検査では INF 投与終了により，末梢組織でのブドウ糖利用率が 6.9 mg/kg/分から 8.2 mg/kg/分へと上昇し，インスリン抵抗性の改善が認められた．

専門医のコメント

　少量の SU 薬により血糖管理良好であった C 型肝炎合併 2 型糖尿病症例において，INF 治療によりインスリン分泌能には影響がみられなかったが，インスリン抵抗性が増大し，インスリン治療を余儀なくされた．しかしながら，INF 治療終了後はインスリン抵抗性が改善し，SU 薬

により再び良好な血糖管理が得られた．

　IFN投与による糖代謝異常としては，本症例でグルコースクランプ検査により確認されたごとく，末梢組織（骨格筋・脂肪組織）におけるインスリン抵抗性増大とともに肝での糖取り込み低下および糖産生増大がある．これにはIFN投与によるインスリン拮抗ホルモンの産生，ならびに基礎疾患である慢性肝炎そのものの関与が示されている．肝糖産生増加により空腹時血糖が上昇し，肝糖産生抑制不全と肝糖取り込み低下，さらに末梢組織での糖利用障害により食後血糖が著しく上昇する．治療は，SU薬やα-GIにて血糖コントロールが不良となった症例に対しては積極的に強化インスリン療法を導入するが，本症例のようにIFN投与中止後6ヵ月以内にはIFN投与前の治療に変更可能である．

　IFN投与にあたっては，糖尿病の既往および家族歴の詳細な聴取をはじめ，耐糖能異常が疑わしい症例には75gOGTTも施行する．開始後は空腹時血糖以外に食後2時間値や1,5-AGを定期的に測定する必要がある．C型慢性肝炎205例中3例(1.5%)に糖尿病が発症したが，これらはすべてIFN投与前に境界型糖尿病であった．

　またIFN投与1〜3ヵ月後により眼底出血が惹起されることがあるため，IFN治療開始後に（すでに糖尿病と診断されている症例に対しては開始前も）眼底精査を行う．

　近年，IFN投与に伴うさまざまな自己免疫異常の出現が報告されており，なかでもICA陽性の1型糖尿病発症が報告されており注意を要する．

●文　　献●
1) 笹岡利安：インターフェロン治療による耐糖能異常．日本臨牀 60：760-765, 2002
2) Fabris P, Betterle C, Greggio NA, et al : Insulin-dependent diabetes mellitus during alpha-interferon therapy for chronic viral hepatitis. J Hepatology 28 : 514-517, 1998

VII. 二次性糖尿病の病態と治療

症例52　肝疾患と糖尿病
肝硬変による糖尿病症例

[症　　例] 51歳　男性，技術職（鉄鋼）
[主　　訴] 肝機能障害，高血糖
[家 族 歴] 特記すべきことなし
[既 往 歴] 30歳時，十二指腸潰瘍
[現 病 歴] 43歳時交通事故にて輸血を受け，輸血後肝炎発症し，3ヵ月間治療したが，その後は経過良好であった（糖尿病に関する検査は未施行）．48歳時，健診にて肝機能障害を指摘されるも放置．51歳時，近医にて肝機能障害とともに高血糖も指摘されたため，入院となった．ビール4本/日，煙草10本/日．
[現　　症] 身長166 cm，体重55 kg，血圧126/75 mmHg，脈拍77/分，整，意識は明瞭．軽度黄疸を認めるも，貧血，浮腫を認めず，心肺に異常なし．腹部では肝臓を3横指触知，脾臓を2横指触知した．振動覚，深部腱反射とも異常なし．

[検査成績（表1）とその解釈]

入院時の空腹時血糖値（FPG）は201 mg/dlと高値を示し血清1,5AGは0.4 μg/mlと低値で，血糖コントロール不良であった．また，75gブドウ糖負荷試験（OGTT）では糖尿病型を呈し，インスリンの追加分泌不全を認めた．

肝機能検査では，血清総蛋白5.7 g/dl，血清アルブミン3.2 g/dl，コリンエステラーゼ活性144 IU/l，アンチトロンビンIII 14.1 mg/dl，プロトロンビン時間46.3％と低下し，総ビリルビン2.1 mg/dl，γ-glb 24.3％，ICG15分値は30.5％と増

表1　検査成績

検尿：糖(−)蛋白(−)潜血(−)ケトン体(−)	75gブドウ糖負荷試験
検血：WBC 4700/mm³	Time (min)　0　30　60　120
RBC 384万/mm³	血糖値(mg/dl) 180 256 342 452
Hb 13.5 g/dl	IRI (μU/ml)　< 4　21　18　32
Ht 39.2％	CPR (ng/ml)　1.8　2.3　3.6　4.0
Plat 6.7万/mm³	
肝機能：TP 5.7 g/dl　PT 46.3％	FPG 201 mg/dl　　　BUN 14 mg/dl
Alb 3.2 g/dl　AT III 14.1 mg/dl	2hPG 393 mg/dl　　Cr 0.8 mg/dl
T-bil 2.1 mg/dl HBsAg (+)	HbA₁c 7.8％　　　　UA 5.2 mg/dl
γ-glb 24.3％　HBsAb (−)	Fructosamine 412 μmol/l　Na 143 mM/l
AST 49 IU/l　HCV第三世代抗体(−)	1,5AG 0.4 μg/ml　　K 3.8 mM/l
ALT 50 IU/l　AFP 35 ng/ml	U-CPR 67.0 μg/day　Cl 106 mM/l
γ-GTP 58 IU/l ICG15分値 30.5％	T-chol 133 mg/dl
ALP 184 IU/l	HDL-chol 46 mg/dl
ChE 144 IU/L	TG 49 mg/dl
心電図：異常なし　CV_{R-R} 1.7％	人工膵島による糖取り込みの検討：
腹部超音波およびCTスキャン検査：	(hyperinsulinemic euglycemic clamp&OGL)
Liver cirrhosis with splenomegaly	筋肉における糖取り込み率：8.5 mg/kg/min
SOL (−), ascites (+)	（健常レベル：8.9±1.4 mg/kg/min）
	肝臓における糖取り込み率：19％

加し，著明な肝機能低下を認めた．肝炎ウイルス検査ではHBs抗原（＋），HBs抗体（－），HCV抗体（－）であった．

[入院後経過] 入院後，食事療法とSU薬（グリクラジド80 mg/day）により血糖コントロールしたところ空腹時血糖値は201 mg/dlから152 mg/dlに下降したが，食後2時間血糖値はほとんど下降しなかった（393 mg/dl → 357 mg/dl）ため，第14病日より毎食前速効型インスリン頻回注射療法（ペンフィルR：朝10単位，昼8単位，夕方6単位）を開始したところ，空腹時血糖値とともに，食後2時間値は131～212 mg/dlと著明な下降を示し，第30病日には退院となった．この間，HbA$_{1c}$は7.8%から7.5%に，血清フルクトサミンは412 μmol/lから386 μmol/lと微減であったが，血清1,5AGは0.4 μg/mlから3.5 μg/mlと増加した．退院前に施行したグルコースクランプ検査では，末梢（筋肉）での糖取り込み率は8.5 mg/kg/minと低下していなかったのに対し，肝での糖取り込み率は19%と健常人の1/2以下に低下していた．

専門医のコメント

①肝硬変では境界型糖尿病を含めて耐糖能異常が60～80%合併するが肝糖取り込みの低下および門脈シャント血流の増加により，大部分の症例においては空腹時血糖値に比して，食後2時間血糖値の上昇が著明である．また，本症例におけるグルコースクランプ検査（clamp OGL）による検討でも，肝硬変におけるインスリン抵抗性の増大は末梢組織ではなく肝臓に存在していた．

②糖尿病が発症した肝硬変患者ではインスリン抵抗性増大とインスリン分泌低下が経年的に進行し，やがてはインスリン治療が必要な糖尿病に至る．インスリン治療の初期はインスリン混合分割注射（1日2回）で血糖管理可能であるが，いずれはインスリン頻回注射療法が必要となることが多い．また，軽度の食後高血糖に対しては，αグルコシダーゼ阻害薬の適応となる．

③肝硬変を合併した糖尿病患者では赤血球寿命が短縮し，血清蛋白濃度も減少しているため，血糖コントロールの指標にはHbA$_{1c}$やフルクサミンに比し血清1,5AGがより有用である．

④肝実質の減少している肝硬変患者では低血糖が出現しやすく，遷延する傾向があるため注意を要する．飲酒はさらに，この傾向を助長するため，インスリン治療中の患者に対しては禁酒を指導する．

⑤食事療法は糖尿病食に準じる．総カロリーから基礎代謝分約1,200 kcalを差し引いた残りのうち，蛋白質の部分を上げてもよいが，高エネルギー食は不要である．

●文　献●
1) 青木雄次：肝疾患における耐糖能異常．日本臨牀60（増刊7）：719-723，2000．
2) 紫輝男：糖尿病—専門医にきく最新の臨床．岩本安彦他（編），160-161，中外医学社，1997

VII. 二次性糖尿病の病態と治療

症例 53　クッシング症候群

[症　　例] 68歳　女性

[主　　訴] 下腿浮腫，四肢の脱力感，四肢末端のしびれ感

[現 病 歴] 58歳時，近医で高血圧を指摘されたが放置していた．60歳時，口渇・多飲・多尿が出現し，近医にて糖尿病と診断された．血糖管理は経口血糖降下薬にて開始されたが，コントロール不良のため66歳時よりインスリン治療に変更された．
　　　　　　67歳時，起床時に顔面と下腿の浮腫を自覚し近医にて精査加療を受けるも症状の改善を認めないため，同年9月，高血圧・糖尿病・低カリウム血症の診断のもと精査加療目的にて他院に入院となった．入院後，四肢の脱力感，味覚障害が出現し，10月頃より，四肢末端のしびれ感を自覚するようになった．入院時検査では血中 ACTH 280 pg/ml, Cortisol 50 μg/dl, 尿 17-OHCS 46 mg/日, 尿 17-KS 32 mg/日を認め，クッシング症候群が疑われた．デキサメサゾン負荷試験にて，2 mg 負荷で 17-OHCS 30 mg/day, 8 mg 負荷で 22.9 mg/day と高用量デキサメサゾンにより抑制されたことから，クッシング病が考えられたが頭部MRI上，下垂体腫瘍の局在診断に至らなかった．また，この頃より顔面の色素沈着と白髪の著増が出現したため，さらなる精査を目的として当院紹介入院となる．

[既 往 歴] 小学生時　虫垂炎

[月経・妊娠歴] 12歳初経，50歳で閉経，妊娠歴3回，巨大児その他の異常分娩の既往なし

[入院時診察所見] 身長 145 cm，体重 38.3 kg，血圧 164/82 mmHg，脈拍 80/分・整，呼吸数 16回/分，中心性肥満，満月様顔貌，多毛，水牛様脂肪沈着，皮下出血・色素沈着あり，心音・呼吸音 異常なし，腹部 異常なし，四肢 筋萎縮著明
　　　　　　神経学的所見：深部腱反射低下，位置覚・振動覚ともに軽度低下

[入院時検査所見] 末血：RBC $379 \times 10^4/\mu l$, Hb 12.5 g/dl, Ht 36.4%, WBC 10,390/μl
　　　　　　内分泌学的検査：FPG 255 mg/dl, HbA$_{1c}$ 5.9%, ACTH 338 pg/ml, Cortisol 60.2 μg/dl, GH 0.2 ng/ml, FSH＜0.5 mIU/ml, LH＜0.5 mIU/ml, PRL 11 ng/ml, アルドステロン 2.8 ng/dl, レニン活性 0.6 ng/ml/hr, TSH＜0.05 μU/ml, FT$_4$ 1.7 ng/dl, FT$_3$ 3.0 pg/ml
　　　　　　尿検査：VMA 1.71 mg/day, HVA 1.44 mg/day, メタネフリン 18 μg/day, ノルメタネフリン 81 μg/day, Cortisol 1,065 μg/day, 17-OHCS 29.1 mg/day, 17-KS 11.3 mg/day

[入院後経過] ACTH, Cortisol の日内変動の消失，高用量デキサメサゾン負荷試験における抑制，CRH 負荷下垂体静脈血サンプリングにおける ACTH の上昇が確認され，頭部 MRI にてトルコ鞍内の正中右側に enhancement の弱い径約 8 mm の area を認めたことより Cushing 病と診断された．また腹部 CT 上，両側副腎は hypertrophy を認めたのみで，Ga scintigram においても異常集積像はみられなかっ

た．脳神経外科にて経蝶形骨洞（Hardy）手術施行し，トルコ鞍ほぼ正中の径6 mm，乳白色の adenoma を摘出した．術後，ACTH 8 pg/ml，Cortisol 5.4 μg/dl，17-OHCS 2.9 mg/day，尿中 Cortisol 11.7 μg/day に低下した．術後，ホルモン補充療法としてデキサメサゾン 0.5 mg，レボチロキシン 50 μg，デスモプレシン点鼻を行った．また，血糖コントロールも改善し，術後第3病日よりインスリンが離脱可能となった．

専門医のコメント

Cushing 症候群では耐糖能異常を70〜80％で認めるが軽症例が多く糖尿病の診断を満たす症例は20％前後であり，インスリン治療を必要とする症例は10％前後である．病態としてはコルチゾール過剰がインスリン情報伝達に関与するさまざまなタンパク分子（インスリン受容体，IRS-1，PI3-kinase，GLUT-4 など）に影響を与える結果，インスリン抵抗性を呈し反応性に高インスリン血症となる．一方細胞レベルではインスリン分泌にも障害を与えることが示されている．

糖尿病の家系に属さない例では，耐糖能異常は本症例のごとく可逆的で，Cushing 症候群が治癒すれば耐糖能も正常化することが多い．

糖尿病以外の臨床症状としては，満月様顔貌，中心性肥満などの典型的な Cushing 症候群の身体所見は必ずしも明らかでなく，高血圧，筋力低下，浮腫，低 K 血症などが主要症状となることが多い．

● 文　献 ●
1) 武田則之ほか：グルココルチコイド過剰症と糖代謝異常．日本臨牀 60：7, 2002
2) 服部順子ほか：インスリン拮抗ホルモン過剰内分泌疾患におけるインスリン感受性とインスリン分泌能—2型糖尿病患者との対比—．糖尿病 43：545-551, 2000

症例54　ステロイド投与による糖尿病

[症　　例] 52歳　男性，大学講師
[主　　訴] 紫斑
[現 病 歴] 生来健康であったが，52歳時に感冒罹患し軽快するも，1週間後より突然体幹に紅色の皮疹が出現し，その後四肢にも皮疹が拡大したため当院皮膚科を受診，精査加療目的にて入院となる．入院後，皮膚生検の結果，Schönlein-Henoch紫斑病と診断された．抗血小板剤およびプレドニゾロン40 mg/日から開始したが改善せず，第12病日にプレドニゾロン60 mg/日に増量した．その後は改善傾向を認めプレドニゾロンを漸減した．入院3ヵ月後，空腹時血糖値120 mg/dl，食後2時間血糖値が250 mg/dl以上，かつHbA_{1c}も9.1％と上昇していたため，内科共覧となる．
[既 往 歴] 特記すべきことなし
[家 族 歴] 特記すべきことなし
[皮膚科入院時検査]

血液：WBC 8,370/μl，RBC 521×10^4/μl，Hb 14.9 g/dl，Plt 28.6×10^4/μl，FPG 92 mg/dl，AST 32 IU/l，ALT 101 IU/l，Na 132 mEq/l，K 4.8 mEq/l，Cl 97 mEq/l，BUN 12 mg/dl，Cr 1.1 mg/dl，TP 6.8 g/dl，Alb 3.0 g/dl，リウマチ因子（－），抗核抗体（－）

尿検査：糖（－），蛋白（－），潜血（2＋）

皮膚生検：血管周囲の好中球浸潤，赤血球の漏出

[共観開始時現症]

身長165 cm，体重71.5 kg，血圧133/88 mmHg，脈拍56/分・整，貧血・黄疸を認めず，リンパ節腫大なし，心肺に異常なし，神経学的所見に異常を認めず

[共観開始時血糖日内変動]

朝食前138，朝食後252，昼食前142，昼食後340，夕食前215，夕食後355，就寝前239 mg/dl

[入院後経過] 共観開始時のプレドニゾロン投与量は20 mg/日であった．血糖日内変動は，特に昼食時から夜間にかけて著明な高血糖を呈しており，食事を1,600 kcal/日としたうえで速効型インスリンを朝2，昼4，夕4単位にて開始した．その後インスリン投与量を漸増し，2週間後に速効型インスリンを朝4，昼6，夕8単位で，血糖値は朝食前92，朝食後159，昼食前139，昼食後158，夕食前139，夕食後158，就寝前118 mg/dlとコントロール良好となり，プレドニゾロン15 mg/日投与で紫斑も消失していたため退院となった．また本症例では，糖尿病細小血管障害および大血管障害は認めなかった．

症例54 ● ステロイド投与による糖尿病

専門医のコメント

　薬剤性糖尿病のなかで，ステロイドによる糖尿病は日常臨床上最も頻繁に遭遇するものである．ステロイド服用により約8％の患者に糖尿病が発症することが報告されており，なかでも糖尿病素因を有する者が発症しやすいと考えられている．このため，耐糖能障害を有する症例はもちろん，糖尿病の家族歴を有する場合などではステロイド投与時に十分な注意を払い，経時的に血糖・尿糖モニターあるいはHbA$_{1c}$の測定が必要である．特に，本症例のように空腹時血糖のみのモニターでは糖尿病の発見が遅れることが多く，1日尿糖，食後血糖，あるいは1,5-AGの測定が早期発見のために有用である．

　病態として，インスリン拮抗ホルモンであるグルココルチコイドの過剰状態で内因性に生じるクッシング症候群と類似した状態を呈する．ステロイドの催糖尿病作用は，筋，脂肪組織におけるインスリン刺激時の糖利用促進を障害すること，肝での糖新生の亢進，膵α細胞に作用し，グルカゴン分泌を亢進することなど非常に多岐にわたる．末梢組織でのインスリン抵抗性が発現する機序として，糖輸送担体であるGLUT4の細胞質内から細胞膜表面へのtranslocationが障害されることが報告されている．また，グルカゴンの過剰分泌は肝での糖新生を亢進させ，耐糖能障害を増長する．

　治療は食事療法が基本となる．さらに高血糖が持続する場合は経口血糖降下剤のαグルコシダーゼ阻害薬を用い，それでも治療困難な場合はインスリン治療の適応となる．ステロイド糖尿病では，高インスリン血症を呈する場合が多く，原則的にSU薬は適応とならない．また感染の危険が高い場合，原疾患が重篤である場合には積極的にインスリンを使用する．血糖値は午後から夕方にかけて高くなることが多いため，他の糖尿病症例と比し，昼間から夕方にかけてのインスリン必要量が多くなることが特徴である．

●文　献●

1) 武田則之ほか：グルココルチコイド過剰症と糖代謝異常．日本臨牀 56：641-645, 1998
2) 山下亀次郎：糖尿病―専門医にきく最新の臨床．岩本安彦他編, pp158-159, 中外医学社, 東京, 1997

症例55　甲状腺機能亢進症

[症　　例] 41歳　男性
[主　　訴] 口渇，多飲，体重減少
[既 往 歴] 15歳時；交通事故（輸血あり），36歳時；HCV キャリア
[現 病 歴] 37歳時，頻脈（130/分），発汗過多，全身倦怠感を主訴に近医受診したところ，甲状腺機能亢進症を診断され，放射線ヨード治療を受けた．この際，境界型糖尿病を指摘された．その後自覚症状が改善したため，受診を中断していたが，1ヵ月前より口渇，多飲，体重減少(45 kg → 37 kg)が出現し，近医受診したところ，随時血糖 400 mg/dl のため糖尿病と診断され，当科紹介入院となった．
[入院時現症] 身長 159.6 cm，体重 37 kg，血圧 139/82 mmHg，脈拍 69/分・整，両眼球突出，甲状腺腫大，心雑音なし，肝腫大なし，腱反射 両下肢亢進，四肢振動覚軽度低下，その他特記すべき所見なし．
[入院時検査所見]

検血：WBC 5,690/μl, RBC 505×10^4/μl, Hb 14.4 g/dl, Ht 43.6%, Plt 6.8×10^4/μl

生化学：Na 133 mEq/l, K 4.8 mEq/l, Cl 98 mEq/l, UN 11 mg/dl, UA 3.0 mg/dl, Cr 0.3 mg/dl, AST 31 IU/l, ALT 50 IU/l, αGTP 64 IU/l, ChE 1,591 IU/l, T-chol 103 mg/dl, TG 73 mg/dl, HDL-chol 50 mg/dl, T-Bil 2.0 mg/dl, TP 7.1 g/dl, Alb 3.6 g/dl, CRP＜0.2 mg/dl

糖代謝関連：FPG 200 mg/dl, HbA$_{1c}$ 11.7%, アセト酢酸 158 μmol/l, β ヒドロキシ酪酸 411 μmol/l, C-peptide 1.9 ng/ml, U-CPR 26.6 μg/day, GAD 抗体（−），抗インスリン抗体（−）

甲状腺関連：TSH＜0.02 μU/ml, FT$_3$ 6.2 pg/ml, FT$_4$ 2.7 ng/dl, TSH レセプター抗体 52%（0～12%），サイログロブリン抗体＜0.3 U/ml, マイクロゾーム抗体 1,600倍

[糖尿病合併症検査]

網膜症：非糖尿病網膜症（NDR）
腎症：尿蛋白（−），尿中アルブミン排泄量 7.6 mg/day, C$_{cr}$ 124 ml/min
神経障害：CV$_{R-R}$ 3.28%，シェロング試験：陰性

[入院後経過] 入院時，1,520 kcal の食事療法の下，食前・食後血糖とも高値（200～500 mg/dl）であり，速やかにインスリン療法を開始した．超速効型インスリンを毎食前(4，4，4 U)より開始し，以後徐々に増量するも，空腹時血糖が高値のため眠前に中間型インスリンを 4 U より追加した．GAD 抗体陰性，空腹時 C-peptide 1.9 ng/ml より，2 型糖尿病と診断した．第24病日，インスリン投与量は超速効型インスリンが毎食前(12，12，12U)と中間型インスリン 12 U まで増量するも，食前血

図1　臨床経過

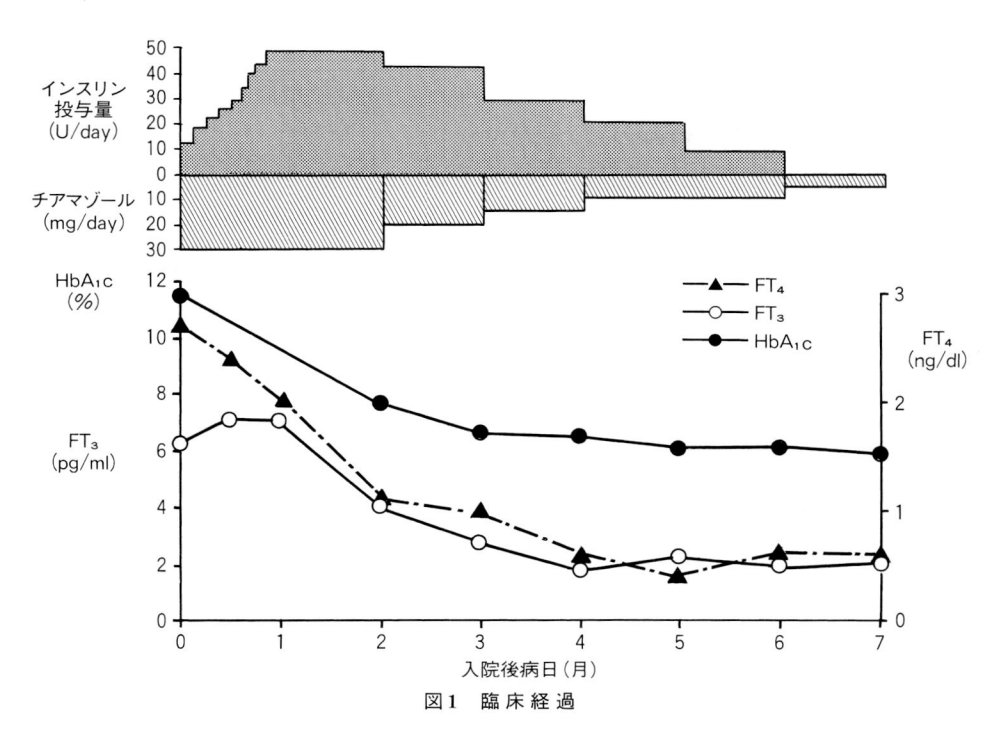

糖は130〜170 mg/dl，食後血糖は150〜240 mg/dlとコントロール不良であったが，仕事の都合上，退院された．

甲状腺機能亢進症に対しては，チアマゾール30 mgより開始し，退院時もTSH ＜0.02 μU/ml，FT₃ 7.0 pg/ml，FT₄ 2.4 ng/dlと改善はみられなかった．

退院後，徐々に甲状腺機能は改善し，2ヵ月後に甲状腺ホルモンはほぼ正常化した．チアマゾールも甲状腺機能に応じて漸減し，4ヵ月後10 mg/day，6ヵ月後には5 mgの維持量まで減量できた．2ヵ月後頃より，食前低血糖が頻回に生じるようになり，外来受診するごとにインスリン注射量の減量を行い，6ヵ月後にはインスリンを中止し，食事・運動療法のみにより良好な血糖コントロールが可能となった．

専門医のコメント

本症例は，本来軽症2型糖尿病のレベルであった耐糖能異常が，甲状腺機能亢進症の増悪とともに悪化し，そこに糖毒性によるインスリン抵抗性およびインスリン分泌不全も加わり，著しい高血糖に至った症例と考えられた．甲状腺ホルモンの正常化とともに耐糖能の改善もみられ，1日48単位を要したインスリン治療も不要となった．甲状腺自己免疫症候群では1型糖尿病を合併する頻度は高いが，本症例では糖尿病関連自己抗体は陰性であり，糖尿病発症に自己免疫機序の関与はなかったものと思われる．

未治療甲状腺機能亢進症患者では，糖負荷検査を行うと80％以上で耐糖能異常が認められ，

特に空腹時よりも負荷後血糖値の上昇が著しい oxyhyperglycemia が特徴とされる．これは，腸管からの糖吸収の促進と肝糖産生が亢進しているため，食後血糖値が著高し，その後インスリンの過剰分泌により血糖値が急激に低下することによる．現在知られている甲状腺ホルモンがインスリン抵抗性とインスリン分泌能に及ぼす影響について以下にまとめた．

1）インスリン作用障害

甲状腺ホルモンがインスリン作用に及ぼす影響は，インスリンの主要標的臓器である肝臓と末梢組織とでは異なる．肝臓では，糖新生系が亢進するため，血糖上昇に向かう．この機序として，甲状腺ホルモンは，肝の糖新生酵素（PEPCK，G6Pase など）の mRNA レベルと蛋白量を増加させる直接作用と，グルカゴン分泌亢進を介する間接作用を有する．また，脂肪分解の亢進による血中 FFA 濃度の上昇も，肝臓でのインスリン抵抗性に関与すると考えられている．

一方，骨格筋と脂肪組織からなる末梢組織では，甲状腺ホルモンにより糖利用が亢進することが知られている．これはインスリン受容体数やその結合率の増加ではなく，グルコーストランスポーターの発現量増加やトランスロケーション活性の亢進が関与することが示唆されている[1)2)]．

2）インスリン分泌

甲状腺ホルモンは，短期的にはグルコース応答性インスリン分泌に影響を及ぼさないが，血糖上昇により二次的にインスリン分泌を亢進させる．長期的には甲状腺ホルモンはグルコース応答性インスリン分泌を減少させることが知られており，最近，これは膵 β 細胞のアポトーシスによる β 細胞量の減少が関与することが報告された[3)]．

● 文　献 ●

1) Torrance CJ, Devente JE, Jones JP, et al : Effects of thyroid hormone on GLUT 4 glucose transporter gene expression and NIDDM in rats. Endocrinol 138 : 1204-1214, 1997
2) Romero R, Casanova B, Pulido N, et al : Stimulation of transport by thyroid hormone in 3 T3-L1 adipocytes : increased abundance of GLUT 1 and GLUT 4 glucose transporter proteins. J Endocrinol 164 : 187-195, 2000
3) Jorns A, Tiedge M, Lenzen S : Thyroxine induces pancreatic beta-cell apoptosis in rats. Diabetologia 45 : 851-855, 2002

VIII 特殊な糖尿病

まとめ

　近年の分子生物学の進歩により，種々の疾患の発症に関わる遺伝子が決定され，さらに変異や欠損を有する疾患遺伝子が同定されている．これらは，出生前診断を可能にすることで，疾患遺伝子をヘテロで有する人々に大きな福音をもたらしたばかりでなく，これまで病態の本質が明らかでなかった疾患において，発症メカニズムを解明し，さらに，有効な治療法を確立する手がかりを与えてきた．代謝疾患に着目すると，フェニルケトン尿症や Tay-Sach 病などの先天性代謝疾患に関して，代謝経路に介在する基質と酵素の精製と解析という生化学的手法により，多くの酵素，補酵素などの異常が同定されてきた．この酵素の遺伝子レベルの異常の確認には，近年開発された polymerase chain reaction (PCR) が大いに力を発揮してきたことは言うまでもない．

　糖尿病は遺伝素因の強い疾患である．家族内での疾患集積性，一卵性双生児での発症一致率が高く，また，発症率の人種差が明らかである．しかし，常染色体優性，伴性劣性遺伝などの遺伝形式は多くの場合明瞭でなく，発症に対する複数遺伝子の関与が考えられている．複数遺伝子の関与を考えると，通常，reverse genetics の手法が遺伝子検索のツールとして必ずしもうまく機能しないことが想定されるが，最近のマイクロサテライト多型性などを利用した遺伝子マーカーの飛躍的増加を受けて，糖尿病に対しても reverse genetics の手法が試みられるようになってきた．初期においては，単一遺伝子の異常であるが，MODY (Maturity Onset Diabetes of the Young) 家系でグルコキナーゼ遺伝子の異常が同定された．その後，多くの原因遺伝子の polymorphism（多型性）が集積され，関心領域に含まれる大量の SNP 解析 (single nucleotide polymorphism) を駆使することにより，メキシコ系アメリカ人における NIDDM1 遺伝子が決定され，さらに責任遺伝子カルパイン10遺伝子も特定された．本邦における２型糖尿病の原因となる遺伝子群は，現状では特定できておらず，１型糖尿病の原因遺伝子も疾患感受性遺伝子であり，疾患遺伝子ではないと考えられている．

VIII. 特殊な糖尿病

　日本糖尿病学会のまとめた，本邦における糖尿病発症に関連して報告されている遺伝子異常を表に示した．インスリン遺伝子とインスリン受容体遺伝子の異常が2型糖尿病発症に関わるメカニズムについて改めて述べるまでもないであろう．特に遺伝子サイズの大きいインスリン受容体遺伝子に関して，遺伝子のほぼすべてのエクソンに数十種類の変異が同定されており，インスリン受容体タンパクの生合成の異常，細胞膜への挿入の異常，インスリン結合の異常，シグナリングの異常，受容体再利用の異常など，種々の機能異常をもたらすことが明らかとなっている．臨床的には，これらの異常により，A型インスリン受容体異常症，Rabson-Mendenhall症候群，leprechaunism（妖精症）のいずれかを生じる．後2者はA型インスリン受容体異常症の亜型とされる．この表現型の違いは，おそらく遺伝子異常の程度，部位などの違いによるものと考えられている．一般的に，A型インスリン受容体異常症は変異がヘテロに存在し，leprechaunismはホモあるいは複合ヘテロの変異とされる．

　グルコキナーゼおよびミトコンドリア遺伝子異常が，いかなる機序を介して糖尿病を発症するか理解するには，膵β細胞におけるグルコース応答性インスリン分泌のメカニズムを頭におく必要がある．現在まで受け入れられている代謝説を図1にまとめる．グルコキナーゼは，細胞内に流入したグルコースをグルコース-6-リン酸に変換することで細胞内外の濃度勾配を保ち，グルコースの流入を持続できるよう働く．グルコキナーゼは，肝臓でも発現しており，糖代謝を規定する重要な役割を担う．グルコキナーゼ遺伝子は，エクソン1のalternative splicingにより膵β細胞型と肝型の2つのアイソフォームを形成する．したがって，エクソン1以外の変異は，膵β細胞と肝の両者での病態を形成する可能性がある．

　ミトコンドリアはATPを産生する主要な細胞内器官であり，その異常は，ATP感受性K$^+$チャンネルの閉鎖〜細胞膜の脱分極〜電位依存性Ca^{2+}チャンネルの開放〜Ca^{2+}の流入と続く

表1　遺伝子異常による糖尿病

糖尿病の種類	原因遺伝子	染色体上の位置	遺伝子形式	糖尿病の発症	特徴	頻度
異常インスリン血症 異常プロインスリン血症	インスリン	11p15.5	常染色体優性遺伝	40歳以上に多い	高インスリン血症 インスリン抵抗性（−） 耐糖能障害は軽度	世界で7種類，14家系
MODY1 MODY2 MODY3 MODY4 MODY5	HNF4α Glucokinase HNF1α IPF-1 (PDX-1) HNF1β	20q12-13.1 7p15.1-15.3 12q24.2 13q12.1 17cen-q21.3	常染色体優性遺伝	若年（主に25歳以下）	高度のインスリン分泌障害 耐糖能障害は比較的軽度 肝のインスリン抵抗性 合併症を起こしにくい 高度のインスリン分泌障害 変異をホモにもつ症例では膵無形成 インスリン分泌障害 腎障害を高率に合併	2型糖尿病の2〜3％
ミトコンドリア糖尿病	ミトコンドリアDNA		母系遺伝	30歳代に多い（世代を経るにつれ若年化）	感音性難聴多い 低身長 やせ型 1型〜2型の病像 数年でインスリン治療が必要にあることが多い 網膜症，腎症の進行例多い	日本の糖尿病患者の1％
アミリン遺伝子変異	アミリン	12p12.3-12.1			単独の変異では耐糖能障害は軽度	
インスリン受容体異常症A型	インスリン受容体	19p13.3-13.2			高度のインスリン抵抗性 高インスリン血症 （空腹時IRI≧50μU/ml） 耐糖能障害の程度はさまざま 多毛症 黒色表皮腫	

（日本糖尿病学会：糖尿病遺伝子診断ガイド，2003より引用）

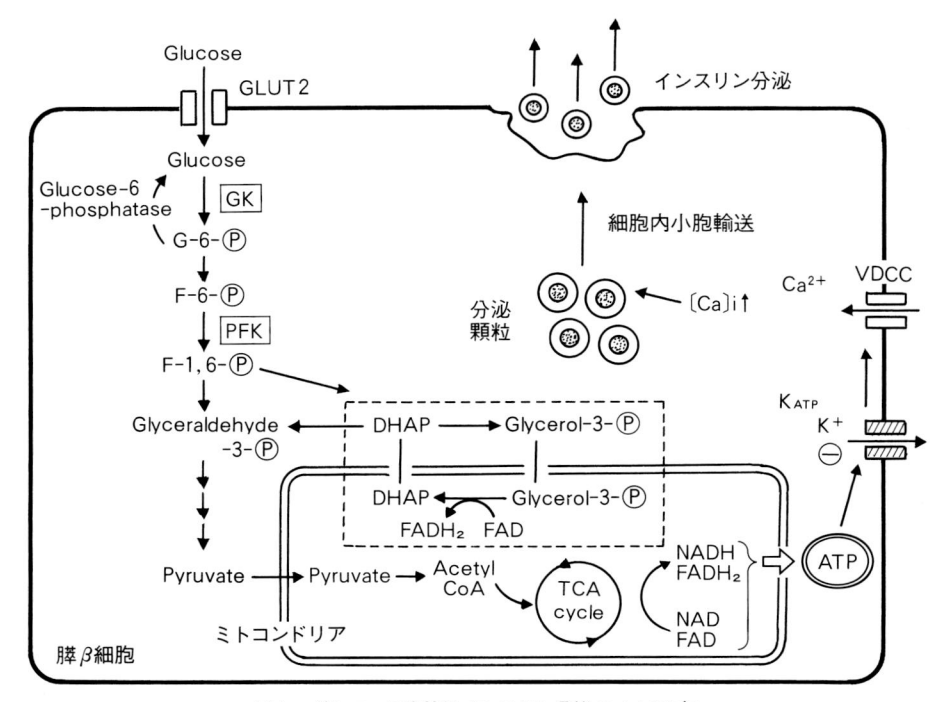

図1 グルコース応答性インスリン分泌のメカニズム
GK：グリコキナーゼ，PFK：ホスホフルクトキナーゼ，K_{ATP}：ATP感受性Kチャネル，DHAP：ジヒドロアセトンリン酸，VDCC：電位依存性Caチャネル．
点線内は glycerol phosphate shuttle と呼ばれる．
（安田和基：最新医学 49：179より改変引用）

一連の過程（図1）に致命的な影響を与える．従来より，ミトコンドリア遺伝子（mtDNA）異常は，ミトコンドリア脳筋症と総称される神経筋疾患の原因として認識されていたが，症例と家族に糖尿病が多いことが知られていた．もう少し最近となり，mtDNAの10.4 kbの欠失，3243位のアミノ酸の変異（A→G）が糖尿病の原因となることが報告された．特に後者は，$tRNA^{Leu}$ をコードする部分であり，その異常は電子伝達系の障害をまねき，ミトコンドリア脳筋症の1つである Mitochondrial myopathy, Encephalopathy, Lactic acidosis, and Stroke-like episode (MELAS) の原因となる．正常と異常mtDNAが同一細胞内に混在しており(heteroplasmy)，また，同一個体でも組織により異常mtDNAの割合が異なることが，同一の遺伝子部位（3243位）の異常でありながら臨床的表現型が大きく異なることの背景にあると思われる．

その後現在にいたるまでに同定された，数々の遺伝子異常に関しては，それぞれの報告をご参考にしていただきたい．また，後述する症例は，これらの遺伝疾患でも特徴的なものや，比較的遭遇する頻度の高いものから選ばせていただいた．前述の，グルコキナーゼ遺伝子異常はMODY家系において発見されたが，けっしてMODYに特異的な変異ではなく，発症様式や遺伝形式の明らかでない2型糖尿病の検索でも，同じグルコキナーゼ遺伝子異常が一部で発見されている．現在も，本邦の糖尿病における多遺伝子異常の実態を解明すべく，数多くの研究が

VIII. 特殊な糖尿病

なされておりその成果が待たれる．

●参考文献●
1) 日本糖尿病学会　編集：糖尿病遺伝子診断ガイド，2003年発行
2) Froguel P et al.: Familial hyperglycemia due to mutations in glucokinase: definition of a subtype of diabetes mellitus. N Engl J Med 326: 697-702, 1993

症例56 インスリン自己免疫症候群

[症　　例] 70歳　女性，主婦
[主　　訴] 意識消失発作
[現 病 歴] 69歳時，某院にて甲状腺機能亢進症と診断され，メルカゾール®（一般名：メチマゾール）15 mg/日の投与を開始された．2ヵ月後にはeuthyroidismとなり，いったんメルカゾール投与が中止されたが，4ヵ月後，甲状腺機能の亢進が再度認められたため，投与が再開された（図1）．メルカゾール再開後1週間が経過した日の早朝，突然に強い全身倦怠感を自覚し，同時に意識低下が出現．顕著な低血糖（27 mg/dl）が認められたため，精査治療目的に当院を紹介され入院となった（図1）．なお，インスリン使用歴，糖尿病歴はない．
[既 往 歴] 48歳；子宮筋腫，68歳；高血圧
[家 族 歴] 姉に糖尿病（＋）
[現　　症] 身長145.6 cm，体重40 kg，甲状腺腫大（＋），神経学的徴候（－）．
[入院時検査] 代謝内分泌学的検査：FPG 51 mg/dl HbA$_{1c}$ 6.0 % CPR 2.3 μg/ml（正常：1.2〜2.0），T$_3$ 1.19 ng/ml（0.8〜1.8），T$_4$ 11.9 μg/dl（4.6〜12.6），TSH感度以下

血糖日内変動：低血糖と高血糖が不規則に認められた．

免疫学的検査：抗インスリン抗体陽性，TSHレセプター抗体61%（正常：15%以下）マイクロゾームテスト（－），サイロイドテスト（－），CRP（－），RA（－），LE（－），抗核抗体（－），抗DNA抗体（－）

[入院後経過] 入院後，頻回に低血糖発作が出現し，ブドウ糖の経口または静脈内投与により回復するというエピソードを繰り返していた．血糖日内変動では，低血糖と高血糖

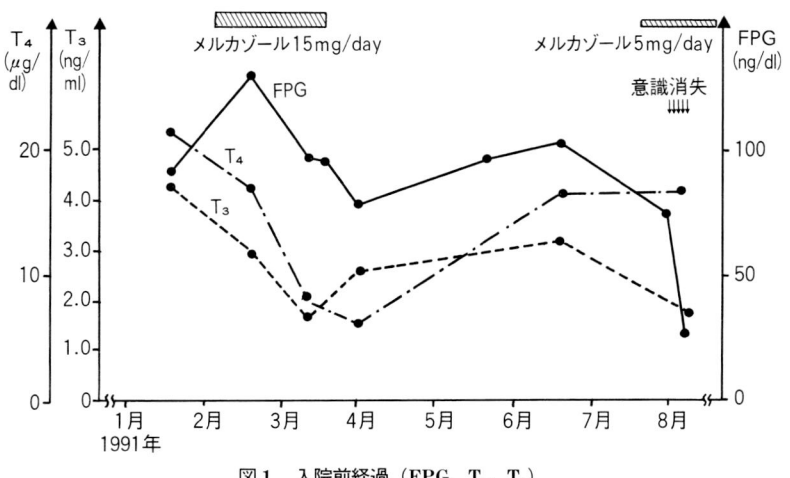

図1　入院前経過（FPG，T$_4$，T$_3$）

表1　75g経口ブドウ糖負荷試験

	0'	30'	60'	120'	180'	240'
血糖値（mg/dl）	44	165	261	312	212	94
total insulin（μU/ml）	480	570	640	550	720	820
free insulin（μU/ml）	12	18	23	26	24	18

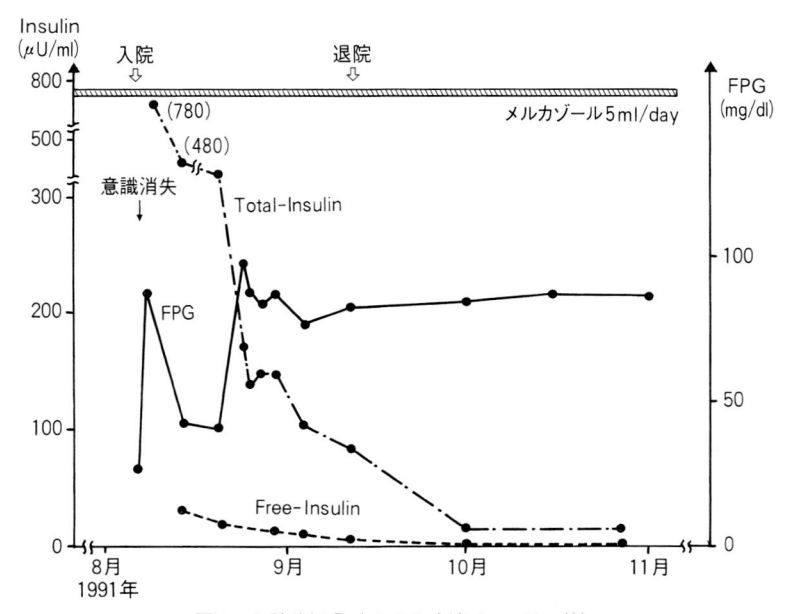

図2　入院後経過（FPGと血清インスリン値）

表2　退院時75g経口ブドウ糖負荷試験

	0'	30'	60'	120'
血糖値（mg/dl）	87	186	121	117
total insulin（μU/ml）	10	68	47	41

が不規則に混在して認められた．一方，経口ブドウ糖負荷試験(OGTT)ではfree insulinの増加を伴わないtotal insulinの著明高値（740〜940 μU/ml）と糖尿病型の血糖上昇を呈し（表1），また，[125]I-インスリン結合率が94%と高値を示した．以上の臨床症状および検査所見よりインスリン自己免疫症候群（Insulin Autoimmune Syndrome：IAS）と診断した．

　入院後，血糖を頻回に測定し，低血糖を未然に予防しながら経過観察を行っていたところ，入院3週間後ごろよりtotal insulinの低下を認め，臨床上低血糖発作を認めなくなった（図2）．OGTTも著明に改善し（表2），入院より5週間後に退院となった．

症例56 ● インスリン自己免疫症候群

> 専門医のコメント

1）診断

　IAS は外因性インスリンの投与歴がないにもかかわらず，インスリンに対する自己抗体が生じる症候群であり，抗体によるインスリンの受容体結合阻害のために高インスリン血症を惹起する．その診断には，①自発性低血糖，②インスリン未使用，③低血糖頻発期の血清より抗体の結合した大量のインスリンを抽出できることが，必要である．臨床上インスリノーマとの鑑別が重要だが，インスリン抗体結合率が20％を超えるような場合，まず IAS を疑う必要がある．ちなみに，本邦においては1997年末までに244例の IAS 報告がある．

2）原因

　他の自己免疫疾患と同様に，HLA が疾患の発症に深く関わることが示されている．最近の知見によると，HLA-DR4 のサブタイプである DRB1 0406 が IAS 患者の全例で認められるという．加えて，抗体を用いた実験などにより，DRB1 0406 を細胞表面に発現する抗原提示細胞の存在が，インスリンが抗原として T リンパ球に認識されるために必須であることが示されている．一般には，こうした遺伝学的素因を有する症例に，SH 基を有する薬剤（メチマゾール，ペニシラミン，グルタチオン，一部のアンギオテンシン変換酵素阻害薬など）の投与やウイルス感染などが引き金となり，T リンパ球が感作されることが IAS 発症の背景にあると考えられている．

3）治療

　約70％の患者は3ヵ月以内に自然にインスリン抗体が消失に向かうので，基本的に治療は低血糖時にブドウ糖を投与し経過観察を行うだけで良い．また，他の症例で低血糖の予防に α-グルコシダーゼ阻害薬が有効であることを報告した．本症例においては少量のメルカゾールを継続していたが，本来，SH 基を有する薬剤は直ちに中止すべきであった．低血糖発作が遷延するような場合，ステロイド剤の投与も行われることがある．一般的に予後は良い．

症例57 異常インスリン血症

[症　　例] 57歳　男性
[主　　訴] 尿糖の原因精査
[既　往　歴] 特記すべきものなし
[家　族　歴] 糖尿病を認めず
[現　病　歴] 3年前に口渇，全身倦怠感が出現．近医にて尿糖を指摘された．その後，放置するも症状は消失した．今回，健診で再び尿糖を指摘されたため，精査目的で当院を受診した．過去に肥満歴はない．
[現　　症] 身長170 cm，体重63 kg，右腕に湿疹を認める．他に特記すべきことなし．
[検査所見] FPG 110 mg/dl，IRI 118 μU/ml，CPR 1.40 pmol/ml，IRI/CPR 0.59 μU/ml，抗インスリン抗体（−），抗インスリンレセプター抗体（−），^{125}I-インスリン結合率　正常，ICSA（−），GH 5.8 ng/ml，Cortisol 12.6 μg/dl，glucagon 97 pg/ml
50 g糖負荷試験：境界型．同時に著明な高IRI血症とIRI/CPR比の高値を認めた（図1）．
インスリン負荷テスト（0.1 U/kgインスリン）：正常反応（図2）．

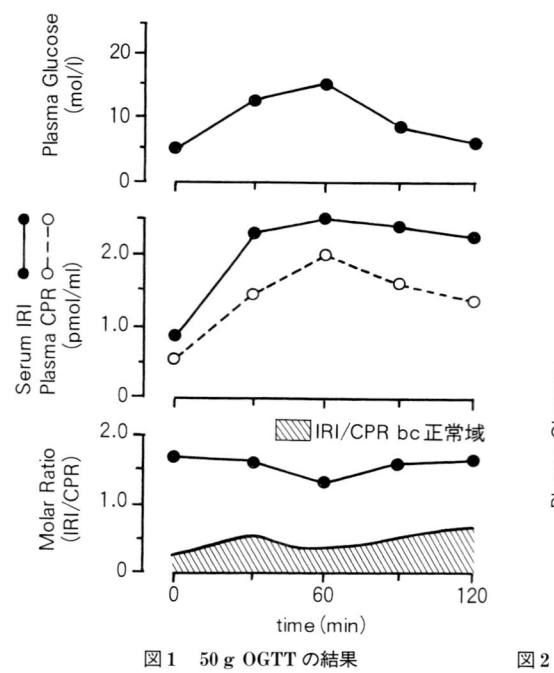

図1　50 g OGTTの結果

図2　インスリン負荷テスト（0.10 U/kgインスリン）の結果

症例57 ● 異常インスリン血症

[診断に至った経緯]

本症例では特徴的臨床症状を欠いたが，検査上IRI/CPR比の上昇を伴う著明な高IRI血症を示した．一方，外来性のインスリンに対する血糖降下反応は正常であり，インスリン抵抗性は存在しなかった．こうしたことから異常インスリン血症を疑い，患者家系を対象として検索を行った．その結果，検索可能であった5人中4人に発端症例と同様のIRI/CPR比の上昇を伴う高インスリン血症が認められた（図3）．さらに，これら家族の血清を用いてHPLC（高速液体クロマトグラフィー）法によるインスリン分子の蛋白レベルでの検査を行ったところ，高IRI血症を認めた患者家族4人全員に異常インスリンと思われるピークを認めた．このピークは以前報告された異常インスリンWakayamaのピークに一致し，さらに，患者およびその家族より採血したリンパ球よりDNAを抽出し，PCRを用いてインスリン遺伝子の一部を増幅し塩基配列を調べたところ，異常インスリンWakayamaに認められているA鎖3位の GTG（Val）→ TTG（Leu）の変異が確認された．以上より，本症例を異常インスリン血症Wakayamaと診断した．

（本症例に関する諸データおよび図表（Nanjo K, et al, Diabetologia 30：87-92, 1987）の使用を許可戴いた和歌山県立医科大学第一内科，南條輝志男教授のご厚意に深謝いたします）．

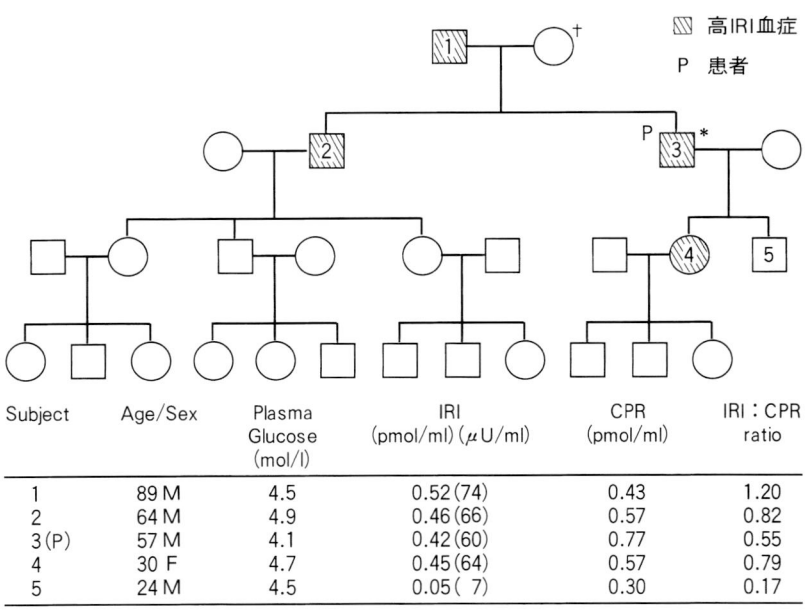

Subject	Age/Sex	Plasma Glucose (mol/l)	IRI (pmol/ml)(μU/ml)	CPR (pmol/ml)	IRI：CPR ratio
1	89 M	4.5	0.52 (74)	0.43	1.20
2	64 M	4.9	0.46 (66)	0.57	0.82
3 (P)	57 M	4.1	0.42 (60)	0.77	0.55
4	30 F	4.7	0.45 (64)	0.57	0.79
5	24 M	4.5	0.05 (7)	0.30	0.17

図3 患者の家系とその臨床検査データ

専門医のコメント

インスリン構造遺伝子異常により生じる異常インスリン血症と異常プロインスリン症は，現

在まで7種類14家系が報告されており，常染色体優性遺伝の形式をとる．本邦で見出されたものは，本症例の異常インスリン血症 Wakayama 以外に異常プロインスリン症 Tokyo（65Arg → His）と異常プロインスリン症 Kyoto（65Arg → Leu）がある．

①異常インスリン血症では，異常インスリンの受容体結合能が低下しているため，著しく血中インスリンの半減期が延長しており，正常者に比して IRI/CPR モル比が増加する．

②異常インスリン血症では高インスリン血症を示すため，インスリン抵抗性を示す疾患を鑑別する必要がある．その際，有用なのはインスリン負荷テストである．高インスリン血症をきたす疾患のうち，インスリン受容体異常症などは外来性のインスリンに対しても抵抗性を示すのに対し，異常インスリン血症では一般にインスリン応答が正常である．

③ヘテロ接合体である異常インスリン血症患者の膵ラ氏島からは，正常インスリンと異常インスリンが等モル分泌されているため，インスリン分泌の絶対量を増加させることによりある程度まで代償が可能である．そのため，OGTT で正常型や境界型を呈する症例も多い．しかしながら，加齢とともに膵細胞の疲弊により高率に糖尿病を発症するので，定期的なフォローアップが必要となる．

④すでに糖尿病状態にある症例についてはインスリンの相対的あるいは絶対的欠乏があると考えられる．したがって，治療は2型糖尿病と同様食事療法を基本とし，必要に応じて SU 剤やインスリンの投与を行う．

⑤インスリン遺伝子の変異の部位によっては，プロインスリンからインスリンへの変換が妨げられる場合があり，家族性高プロインスリン血症の原因となる．この疾患は，高プロインスリン血症を示す以外は異常インスリン血症とほぼ同様な臨床所見を示し，病態的にもほぼ同様と考えて良い．

症例58 インスリン受容体異常症

[症　　例] 11歳　男性
[主　　訴] 口渇，多飲，多尿
[現 病 歴] 妊娠第41週にて2,540 gで出生，多毛は生下時より認められた．3歳頃より黒色表皮腫が出現した．6歳時，口渇，多飲，多尿，および体重増加不良（身長115 cm，体重17 kg）が出現し，学校検診にて尿糖（2＋）を指摘された．小児保健センターにて2型糖尿病と診断を受け，入院し食事療法と運動療法を開始したところ，20〜30 g/日あった尿糖が2〜5 g/日にまで減少し，比較的良好なコントロールが得られた．以後，同センターに入退院を繰り返していたが，最近，尿糖100 g/日以上と著明な悪化を認めたため，精査治療を目的として入院となった．
[既 往 歴] 3歳時；鼠径ヘルニア，5歳時；アデノイド
[家 族 歴] 父方祖父の弟に2型糖尿病．父，母，弟ともにOGTTは正常パターン．
[入院時現症] 身長139.4 cm，体重　27.3 kg（標準（143.9 cm，36.4 g）に比し低体重著明），皮膚やや硬，全体に浅黒く多毛，腋窩・項部・臍部に黒色表皮腫を認める，肝脾を触れず，グル音正常，神経学的異常（−）．
[検 査 所 見] 内分泌学的検査：FPG 142 mg/dl，IRI 301 μU/ml，HbA$_{1c}$ 11.2 ％，GH 1.0 ng/ml，Cortisol 14.1 μg/dl，T$_4$ 8.1 μg/dl，T$_3$ 104 ng/ml，TSH 1.5 μU/ml，17-OHCS 4.1 mg/day，17-KS 4.5 mg/day（正常：1.1〜3.6 mg/day（8〜13歳））
　　　　　　免疫学的検査：補体価　31 U，LEテスト（−），抗核抗体＜20，抗DNA抗体＜1，抗インスリン抗体（−）
　　　　　　尿 化 学：尿量1550 ml/day，蛋白　0.32 g/day，糖　120 g/day，Ccr 50.7 ml/min，C-peptide 139.9〜885 μg/day（正常：50-100 μg/day）
　　　　　　75 g OCTT：糖尿病型，IRI著明高値（図1）
　　　　　　赤血球インスリン結合テスト：1.2（正常対照：6〜14）
　　　　　　トランスフォームされたリンパ球を用いたインスリン結合テスト：正常対照に比し著明に低下（図2）
　　　　　　Genomic Southern Blot解析：インスリン受容体遺伝子に関して2つの対立遺伝子を確認．明らかな遺伝子の欠落，再編を認めず．
　　　　　　Polymerase Chain Reaction (PCR)直接シークエンス法による遺伝子異常の解析：患者インスリン受容体遺伝子の22個のエクソンすべてにおいて，アミノ酸配列に異常をきたすような変異を認めなかった．ただし，対立遺伝子間で異なるSilent Polymorphism（アミノ酸配列に影響を及ぼさない多型性）が計2ヵ所（1,698位がGまたはA，および2241位がGまたはA）
　　　　　　RNase Protection Assay（インスリン受容体遺伝子mRNAの定量）：インスリン受容体mRNAの著明な低下を認めた．

VIII. 特殊な糖尿病

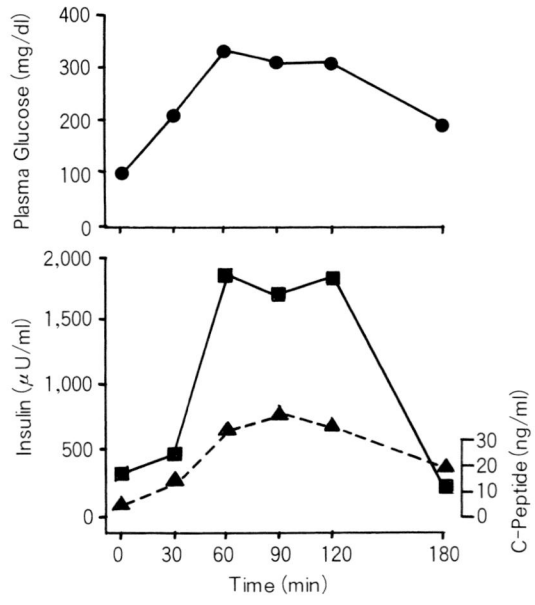

図1　75 g 経口糖負荷テスト（OGTT）の結果

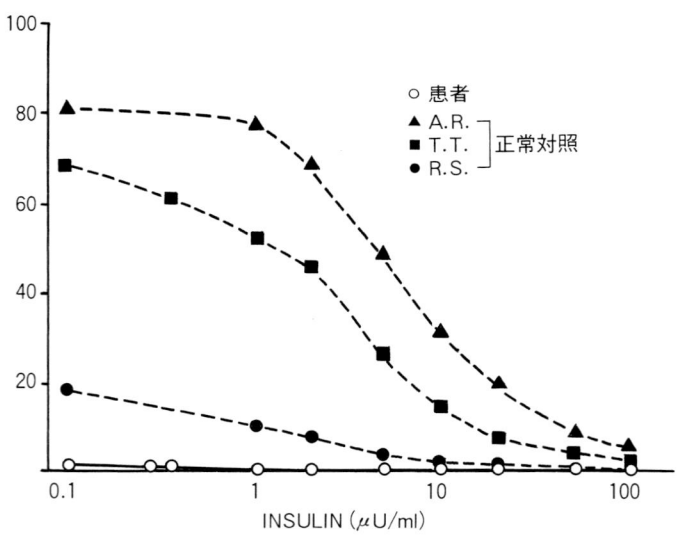

図2　トランスフォームした患者リンパ球における ^{125}I-インスリンの結合

対立遺伝子特異的オリゴヌクレオチドハイブリダイゼーション：両対立遺伝子に由来するインスリン受容体 mRNA は，ほぼ 1：1 に存在した．

専門医のコメント

本症例は臨床上2型糖尿病を呈したインスリン受容体異常症 A 型の患者である (Imano E, et al, Diabetes 40: 548-557, 1991).

インスリン受容体異常症とは遺伝的に規定された受容体の量的,質的異常により,インスリン作用の著しく障害された病態の総称であり,一般に表1のように分類される.臨床的には,高度のインスリン抵抗性を伴う耐糖能異常,黒色表皮腫,高アンドロゲン血症に伴う諸症状(無月経,多毛症,多嚢胞性卵巣など)を特徴とする.

表1 インスリン受容体異常性の分類

A 型*	インスリン結合の異常を伴うインスリン抵抗症(インスリン受容体の原発性異常に因るもの)
B 型	インスリン受容体抗体によるインスリン作用障害(抵抗症)インスリン受容体自体に異常はない.
C 型	インスリン結合の異常を伴わないインスリン抵抗症(受容体結合以降の情報伝達の異常と考えられる)

*A 型の亜型として Leprechaunism (=妖精症:子宮内発育遅延,特異顔貌,るいそう,多毛,外陰部肥大,黒色表皮腫を特徴とする.早期死亡例が多い.) および Rabson-Mendenhall 症候群(インスリン受容体欠損,早熟,易感染性,および歯牙・爪形成不全,腹部膨隆などの形態異常を示す.常染色体劣性遺伝)が報告されている.

インスリン受容体遺伝子は計22のエクソンから構成されるが,そのほとんどすべてのエクソンに関して現在までに何らかの変異が同定されている.変異の部位により受容体数の減少(量的異常),あるいはインスリン結合親和性,チロシンキナーゼ活性の低下などの機能的異常が引き起こされる.

本症例においては,臨床症状および各検査所見(インスリン受容体数低下,高 IRI 血症など)よりインスリン受容体異常症 A 型と診断. PCR 直接シークエンス法によりインスリン受容体遺伝子の全22個のエクソンを解析したが,アミノ酸レベルでの変異を一切認めず,本症例においてはインスリン受容体の構造に異常は存在しないことが明らかとなった.

その一方で,インスリン受容体遺伝子の mRNA は著明に低下していた.そこで,直接シークエンス法により見い出された Silent Polymorphism(コードするアミノ酸に影響を与えないヌクレオチドレベルでの多型性:1698位の G と A)を利用して本患者の有する2つの対立遺伝子にそれぞれ由来する mRNA 量を検討したところ,父親由来,母親由来,両方の対立遺伝子からの mRNA 発現がほぼ同等に低下していることが明らかとなった.したがって,本症例においてはインスリン受容体遺伝子の調節領域あるいはそこに結合する転写因子のホモあるいは複合ヘテロの異常が存在し,結果として細胞表面にある受容体数の低下を招いている可能性が高い.ただし,本症例で DNA シークエンスを決定したのはエクソンのみであり,例えば RNA スプライシングに影響を与えるイントロンの異常が隠されている可能性も否定できない.

症例59　グルコキナーゼ異常症

[症　　例] 10歳　女児
[主　　訴] 糖尿病の精査，治療を希望
[現 病 歴] 47 cm，2,500 g で出生．4歳時より耳下腺炎を繰り返すようになり，9歳時，その精査を目的として小児科を受診した．その際，尿糖陽性，随時血糖 179 mg/dl を指摘され，2型糖尿病と診断された．その後，食事療法，運動療法にて空腹時血糖が 110 mg/dl に改善し，外来で経過観察中であった．生来，肥満はなく，体型はむしろ痩せ型であった．
[既 往 歴] 上記耳下腺炎以外に特記事項なし
[家 族 歴] 母親が妊娠中に尿糖を指摘された．その後はフォローされておらず詳細は不明．
[現　　症] 身長 130.7 cm，体重 22.7 kg（同年齢の平均はそれぞれ 134 cm，27.5 kg）．その他，身体，知能に異常を認めず．
[検 査 所 見] 血糖コントロール：空腹時血糖　145 mg/dl，HbA_{1c} 6.3％
75 g 糖負荷試験（OGTT）：糖尿病型（表1）
Polymerase Chain Reaction-Single Stranded Conformational Polymorphisms（PCR-SSCP）法によるグルコキナーゼ（GK）遺伝子変異の検索：本患者を含む複数の2型糖尿病患者において，GK 遺伝子各エクソンを PCR 法により増幅した後に SSCP 法による解析を行ったところ，本患者のエクソン7において易動度が異なるバンドが確認された．さらに，このエクソン7の PCR 産物をプラスミドにサブクローニングして DNA シークエンシングを行った結果，対立遺伝子の一方において N 末端から数えて261番目のアミノ酸がグリシン（GGG）からアルギニン（AGG）に変異していることが明らかとなった（図1）．

表1　患者 OGTT の結果

時間（分）	前	30	60	90	120	180
血糖(mg/dl)	109	229	232	200	208	103
IRI(μU/ml)	3.8	32.5	46.9	35.2	38.4	5.0

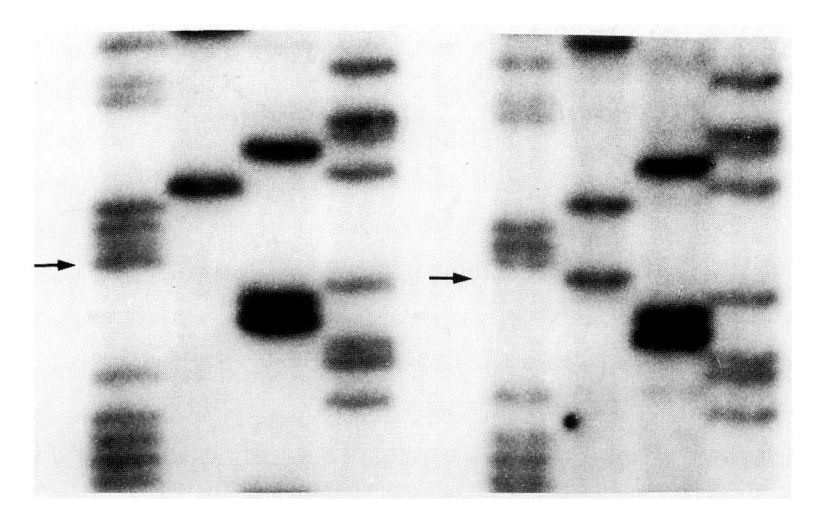

```
              Phe²⁶⁰  Gly²⁶¹  Asp²⁶²  Ser²⁶³
   Normal: 5'- TTC    GGG    GAC    TCC  -3'
           3'- AAG    CCC    CTG    AGG  -5'

   Mutant: 5'- TTC    AGG    GAC    TCC  -3'
           3'- AAG    TCC    CTG    AGG  -5'
              Phe²⁶⁰  Arg²⁶¹  Asp²⁶²  Ser²⁶³
```

図1 患者 GK 遺伝子エクソン 7 に認めた点変異
シークエンスゲル写真は，正常の対立遺伝子の結果を左に，変異が認められた結果を右に示した．

専門医のコメント

　本症例は，東京大学第 3 内科，佐倉宏(現：東京女子医科大学糖尿病センター)，門脇孝両博士らが，家族内の集積性が強く比較的若年で発症した 2 型糖尿病の症例を対象とし，GK 遺伝子変異の検索を施行した際に発見された GK 異常症の 1 症例である．両博士のご厚意によりデータの提供を受けた (Sakura H, J Clin Endocrinol Metab 75：1571-1573, 1992)．

　本患者の GK 異常が明らかとなった後にその家族に対する OGTT を行ったところ，患者の母および兄が糖尿病型を呈した．その後，遺伝子解析により母と兄にも同じ変異が確認されている．この母親に対し，われわれ，大阪大学第 1 内科が開発した"Euglycemic Hyperinsulinemic Clamp with Oral Glucose Load"と呼ばれる検査法を用いて，インスリン感受性と肝糖取り込みを評価した．その結果，末梢組織（おもに骨格筋）でのグルコース利用率（インスリン感受性）に低下は認められなかったが，肝臓に取り込まれた糖は（GK に異常を認めない 2 型糖尿病患者に比し）明らかに低下していた (Sakura H, et al：Lancet 341：1532-1533, 1993)．これには，肝においてもやはり糖取り込みを規定する GK 活性が低下していることが背景に存在すると考えられた．今後，特に家族歴が濃厚な 2 型糖尿病症例には，こうしたクランプスタディを積極的に行うことで GK 異常などを臨床的にスクリーニングできる可能性が示唆された．

　現在までに報告されている GK 遺伝子の異常をまとめると図 2 のようになる．1993 年に Bell および Piklis らのグループは，人工的にこれらの変異を導入した GK を大腸菌内で発現させそ

VIII. 特殊な糖尿病

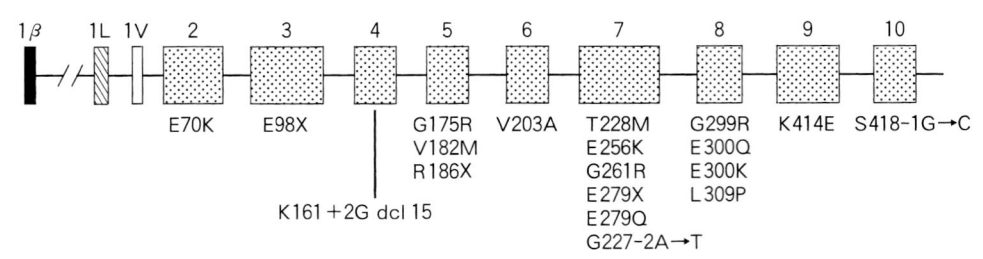

```
 1β  1L 1V  2    3    4    5    6    7    8    9   10
              E70K E98X      G175R V203A T228M G299R K414E S418-1G→C
                             V182M       E256K E300Q
                             R186X       G261R E300K
                                         E279X L309P
                         K161+2G del 15  E279Q
                                         G227-2A→T
```

図2　これまでに報告されているGK遺伝子の変異
　例えば，G261Rは本症例で認めた変異であり，261番目のアミノ酸であるG（グリシン）がR（アルギニン）に変異していることを示している．"X"はナンセンス変異（ストップコドンとなる変異）を示す．"K161+2G del 15"，"G227-2A→T"，および"S418-1G→C"などは，いずれもスプライシングの異常の原因となる変異であるが詳細は省略する．(Gidh J M, et al, Proc Natl Acad Sci USA 90 : 1932-1936, 1993)

の酵素活性を評価しているが，それによると本家系に認められた変異(261番グリシン→アルギニン）はGKのVmaxを正常な場合の0.5％以下にまで低下させたという．

　GK遺伝子異常は，一般に本症例の場合のように優性遺伝形成をとる場合が多い．これにはGK活性が，2つの対立遺伝子から正常のGK遺伝子が発現する場合の約半分に低下したことによる，いわゆる"Gene Dosage Effect"が関係すると考えられている．

症例60 ミトコンドリア遺伝子異常症

[症　　例] 40歳　女性
[主　　訴] 糖尿病精査
[現 病 歴] 19歳の時，糖尿病と診断され食事療法を開始したが，しばらくしてSU薬に移行した．しかしながら，その後徐々に血糖コントロールが悪化したため27歳時よりインスリンによる治療を開始された．最近の検査で尿中CPRは17〜20 μg/dayと低値である．膵島細胞抗体 (ICA) は陰性であった．3年前より，難聴を自覚している．
[既 往 歴] 37歳時より感音性難聴
[家 族 歴] 糖尿病，軽度のインスリン分泌不全および難聴を図1に示すごとく認めた．

　　　　　　ミトコンドリア遺伝子検査：本患者の末梢白血球よりDNAを調整し，ミトコンドリア遺伝子のtRNA(Leu)を含む領域をPCR法により増幅した．このPCR産物を制限酵素ApaI(認識部位：GGGCCC)にて切断し，電気泳動を行い，3243変異 (GAGCCC → GGGCCC) の有無を検討した．その結果，コントロールより得たPCR産物は切断されなかったのに対して，患者から得られたPCR産物の一部はApaIにより切断され，もとのバンドに加えて異なる2本のバンドを新たに生じた．このように，一部のPCR産物のみが切断されたのは，患者が正常なミトコンドリア遺伝子と3243変異を有する異常ミトコンドリア遺伝子の混在するヘテロプラスミーであることによると考えられた．

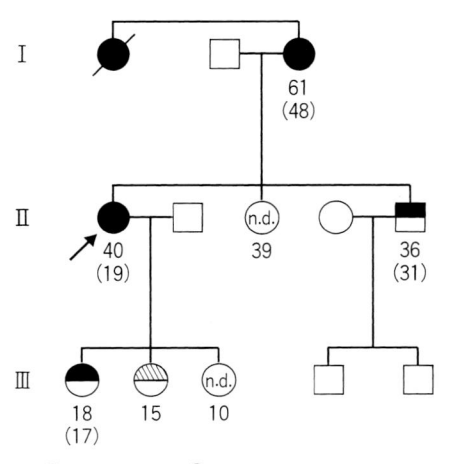

図1　本症例の家族歴
矢印は発端者を示す．数字は年齢，（　）内の数字は糖尿病発症年齢を示す．

専門医のコメント

本症例は，東京大学第3内科，門脇弘子，門脇孝，両博士らが報告された（Lancet 341, 893-894, 1993）ミトコンドリア遺伝子3243変異による slowly progressive IDDM の一症例である．両博士のご厚意によりデータの提供を受けた．

本症例の家族のうち，糖尿病あるいはインスリン分泌低下を認めた母，弟，長女，次女においては（図1），すべて，ミトコンドリア遺伝子3243変異の存在が確認された．糖尿病の発症年齢はいずれも10～40歳台で，発症後しばらくは食事療法，経口血糖降下薬でコントロール可能であったが，年数を経るに従いインスリン治療が必要となった．

ミトコンドリア遺伝子異常による糖尿病の特徴を表1に示す．このうち，この症例の家系の母系遺伝すること，同じ異常であるのに症状が多彩であり，多くの場合，進行性であること，といった特徴はミトコンドリア遺伝子の以下のような性質に由来する．すなわち，ミトコンドリア遺伝子は原則として卵からのみ受け継がれる．また，ヒストンのような保護蛋白を持たず，常に電子伝達系の反応で生じるフリーラジカルにさらされるため，核の

表1　ミトコンドリア遺伝子3243変異による糖尿病の特徴

①2型糖尿病，slowly pregressive IDDM，1型糖尿病いずれの病型をもとり得る．
②母系遺伝に従う糖尿病多発家系に多い．
③比較的若年発症が多い．
④肥満の既往を認める割合は少ない．
⑤内因性インスリン分泌は低下，あるいは加齢とともに低下してゆく例が多い．
⑥MELAS のような神経筋症状を伴うことは少ないが，きわめて高率に感音性難聴を合併する．

（門脇孝ら，最新医学　49, 231-9, 1994 より抜粋）

遺伝子に比して約10～20倍変異速度が速く，その変異は蓄積される．さらに，同一細胞に正常と異常のミトコンドリア DNA がさまざまな割合で存在し（ヘテロプラスミー），その比率は同一個体でも組織によって異なっている．このことが，同一の遺伝子異常でありながら多彩な症状を生む原因となっていると考えられている．

このミトコンドリア遺伝子3243変異の糖尿病患者における頻度は，0.8～1％といわれる．家族歴を有する糖尿病患者での頻度はさらに高い．これは，従来，糖尿病原因遺伝子として同定されてきたインスリン，インスリン受容体，グルコキナーゼなどの遺伝子異常に比して非常に高率であるということができる．

また，われわれは，門脇孝博士らとの共同研究で，この変異を有する他の2症例について，グルコースクランプ法を用いて検討した結果，これらの症例では膵 β 細胞でのインスリン分泌低下が認められるのに対して，インスリン感受性はほぼ正常であり，インスリン分泌の低下がミトコンドリア異常による糖尿病発症のおもな成因であることが裏づけられた．

症例 61　ウェルナー症候群

[症　　例] 38歳　女性
[主　　訴] 血糖コントロール
[現 病 歴] 26歳，2人目の妊娠時に糖尿病を指摘されるも放置．34歳の時に，口渇，多飲，多尿が出現し，近医受診，2型糖尿病と診断された．経口血糖降下薬の服用を指示されたが，定期的に服用せずコントロールは不良であった．口渇，頻尿が顕著になったため，本年はじめより他院入院，インスリンによる治療（中間型インスリン 16 単位朝食前）を開始された．約3週間のインスリン療法によっても血糖コントロールが安定しなかったため当科へ紹介され入院となった．
[既 往 歴] 29歳，両眼の白内障，子宮下垂．30歳前頃から皮膚の色素沈着著明．
[家 族 歴] 妹に白内障
[現　　症] 身長 152.5 cm, 体重 43 kg, 頭部　全体に白髪, 顔面　嘴様鼻を認める．皮膚　乾燥し四肢，顔面に色素沈着著明．頸部　bruit 聴取．声が高い．神経学的に異常を認めず．
[血糖コントロール] FPG 198 mg/dl, HbA$_{1c}$ 11.0 %
　75 g 糖負荷試験（OGTT）：インスリン初期分泌の低下（Insulinogenic Index 0.21），軽度のインスリン抵抗性（＋）（表1）．
[入院後経過] 入院時の OGTT で高インスリン血症を認め，インスリン抵抗性の存在が示唆された．高インスリン正常血糖クランプ検査を施行したところ，グルコース注入率の低値を認め，インスリン抵抗性が確認された．これに加えて，皮膚硬化，萎縮，角化，早老性外貌，白髪，特徴的な顔貌（とがった鼻），声の異常（高い声）および白内障が認められウェルナー症候群と診断された（表2）．治療としては，当初，強化インスリン療法を開始し，速効型インスリン（26U，12U，20U 各食前）で食前血糖値 120 mg/dl 前後，食後血糖値 150 mg/dl 前後と比較的良好なコントロールを得た．しかしながら，文献的に本症候群に合併する糖尿病に対しては SU 薬が有効とされているため，インスリンを中止して SU 薬の投与を試みた．その結果，グリベンクラミド（2.5，1.25，2.5 mg 各食後）にて，食前血糖値 100 mg/dl 前後，食後2時間血糖値 130 mg/dl 前後と極めて良好な血糖コントロールが得られた．

表1　75 g OGTT

	0'	30'	60'	90'	120'
BS(mg/dl)	189	315	417	443	447
IRI(μU/ml)	26	53	78	103	131

VIII. 特殊な糖尿病

表2　Werner症候群の診断基準

1. 主要徴候（10歳以後40歳までに出現）
    1) 早老性外貌（白髪，禿頭など）
    2) 白内障
    3) 皮膚の萎縮，硬化または潰瘍形成
2. その他の徴候と所見
    1) 原発性性腺機能低下
    2) 低身長および低体重
    3) 音声の異常[*1]
    4) 骨の変形などの異常[*2]
    5) 糖同化障害[*3]
    6) 早期に現われる動脈硬化
    7) 尿中ヒアルロン酸増加
    8) 血族結婚
3. 皮膚線維芽細胞の分裂能の低下[*4]

確実例	1のすべて と	2の2つ以上
	1の2つ と	3
疑い例	1の2つ と	2の2つ以上

注）
*1 声帯の萎縮により，特有の高調な声となる
*2 骨粗鬆症，骨の変形などがあり，特に偏平足が多い．
*3 ブドウ糖負荷試験で耐糖能に低下を認め，インスリンの過剰反応をともなうことが多い．
*4 線維芽細胞の染色体に転座（モザイク）を高頻度に認める．
付記）髄膜腫，線維肉腫，甲状腺腫瘍などを合併することがある．
（厚生省特定疾患ホルモン受容機構調査研究班，1984）

専門医のコメント

　ウェルナー症候群は，常染色体劣性の形式をとる遺伝疾患で，若年期（20歳台）から白髪，老人性顔貌，白内障，皮膚萎縮，動脈硬化など，老化に伴い一般的に認められるような諸変化を示す．以前から，本疾患の患者から得た皮膚線維芽細胞の分裂寿命が，同年齢の正常対照に比し，約3分の1に短縮していることが知られており，老化の本態に迫る研究モデルとして注目されてきた．その単純な遺伝形式などより，本疾患の原因として，老化の進展あるいは抑制に関与する単一の遺伝子の異常が示唆されている．近年，この疾患遺伝子の検索がlinkage解析の手法を用いて精力的に行われた結果，この原因遺伝子が第8染色体の短腕上に存在することが明らかとなっている．さらに，最近，同染色体部位に存在しDNAの修復および組み替えに関与するDNA polymerase β 遺伝子に突然変異が認められたウェルナー症候群の症例が報告されている．

　本症候群では，本症例のようにインスリン抵抗性を伴う耐糖能異常が高率で合併する．現在までの諸研究により，患者のインスリン受容体に関して，受容体数，インスリン結合能あるいは自己燐酸化能に異常を認めないこと，その一方で2-デオキシグルコース取り込み率が低下していること，が報告されている．これは，インスリン受容体以降の何らかのインスリンシグナル異常がインスリン抵抗性をもたらしていることを示唆するが詳細は不明である．また，本症例のごとく，ウェルナー症候群に合併した糖尿病に対してはSU薬やインスリン抵抗性改善薬チアゾリジン誘導体が有効である場合が多いが，その機序も不明である．

症例62 HNF-1α異常型糖尿病（MODY3）

[症　　　例] 47歳　男性
[主　　　訴] 血糖コントロール
[既　往　歴] 30歳時；十二指腸潰瘍
[家　族　歴]（図1）
[現　病　歴] 30歳時，十二指腸潰瘍の治療中に高血糖を指摘されたが，食事療法のみで経過観察されていた．37歳時，左眼の視力，視野障害が出現し，糖尿病によると考えられる緑内障により失明．43歳時，血糖コントロールが悪化し，インスリン導入をされたが，同年，右眼視力障害も進行し，自己注射が困難となり，経口薬の投与に変更された．47歳時，右眼PDRの手術目的のため当院眼科を紹介受診した．その際，血糖コントロール不良を指摘され，当科に紹介となり，糖尿病精査加療目的のため入院となる．
[現　　　症] 身長170 cm，体重50 kg，BMI 17.3，血圧200/100 mmHg，脈拍72/分・整，眼瞼結膜 軽度の貧血，胸部：心音 清，心尖部に収縮期雑音（II/VI Levein，肺音 正常呼吸音，腹部：平坦・軟，肝腎脾触知せず，末梢動脈触知 足背動脈触知良好，血管雑音 なし，表在リンパ節 触知せず

[入院時検査所見]
WBC 7,510/μl，RBC 291×10⁴/μl，Hb 8.8 g/dl，Ht 28.7%，MCV 12，Plt 23.4×10⁴/μl，PT 109%，APTT 33 sec，Fibrinogen 498 mg/dl，FDP 0.35 μg/dl，Na 144 mEq/l，K 4.4 mEq/l，Cl 104 mEq/l，Ca 2.4 mEq/l，P 5.4 mg/dl，BUN 37 mg/dl，Cr 3.4 mg/dl，UA 5.0 mg/dl，AST 9 IU/l，ALT 14 IU/l，ALP 269 IU/l，γ-GTP 9 IU/l，LDH 330 IU/l，Ch-E 1,825 IU/l，TP 5.3 g/

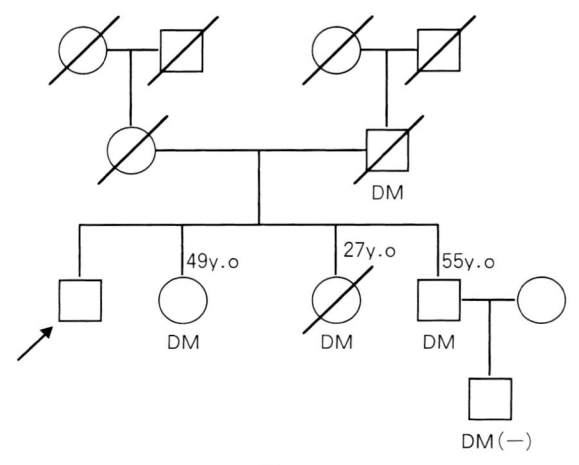

図　1

dl, Alb 2.4 g/dl, T-chol 145 mg/dl, HDL-chol 51 mg/dl, TG 88 mg/dl, FFA 61 mg/dl, FPG 264 mg/dl, HbA$_{1c}$ 7.9%, Glucagon 171 pg/ml, Fe 59 μg/dl, UIBC 119 μg/dl, TIBC 178 μg/dl, Feritin 132 ng/ml, エリスロポエチン 14.6 mU/ml

検尿：蛋白（±），糖（＋），潜血（－），ケトン体（－）

インスリン分泌能：尿中 CPR 14.7 μg/day，グルカゴン負荷 ΔCPR＝1.4 ng/ml, 75 gOGTT Insulinogenic Index ΔIRI/ΔBS＝0.2，アルギニン負荷3分に頂値，Glu 91 mg/dl, IRI 9 μU/ml, CPR 3.6 ng/ml

インスリン抵抗性：インスリン負荷テスト K value＝3.3

合併症：

　①網膜症；両眼とも PDR，左眼は rubeoic glaucoma にて失明

　②腎症；Ccr 6.4 ml/min, Alb 1,052 mg/day, Protein KC 154.2 mg/day, PR 284.9 mg/day

　③神経障害；深部腱反射；下肢優位に低下，振動覚；下肢優位に低下，温痛覚；異常なし　Schellong's test；positive 37 mmHg 低下，CV$_{R-R}$＝0.72%（安静時）

　④大血管障害；ECG：ICRBBB を認めるが虚血性変化なし，頭部 MRI：lacunar infarction 等は認めず

[入院後経過] 本症例は比較的若年発症であり，家族歴が濃厚であったため，DNA 検索を行ったところ，HNF-1α に mutation が認められ，MODY3（maturity onset diabetes of the young）であることが判明した．血糖コントロールに関しては，食事療法（1,600 kcal，蛋白 40 g/day）を行うことで，入院時使用されていた SU 薬では少量投与にても食前低血糖をきたした．このため，SU 薬を中止し，残存する食後高血糖に対し α-GI を使用して，いったんはコントロール可能となるが，下痢などの副作用が強く継続不能となり，速効型インスリンによるコントロールとした．また，糖尿病性腎症によると考えられる貧血に対してエリスロポイエチン製剤を開始した．合併症に関しては著明に進行した triopathy を認めるものの，明らかな大血管障害は認められなかった．

専門医のコメント

　MODY（maturity-onset diabetes of the young）とは，常染色体優性遺伝で若年発症する糖尿病であり，そのおもな病態は膵 β 細胞のインスリン分泌不全である．遺伝様式から単一遺伝子異常によるものと考えられるが，多様な臨床像をとることより MODY 遺伝子は多数存在すると推定された．現在までに5種類の原因遺伝子（MODY1：HNF-4α，MODY2：glucokinase，MODY3：HNF-1α，MODY4：PDX-1，MODY5：HNF-1β）が同定されている．今回遺伝子異常が認められた HNF-1α は，肝臓特異的遺伝子の転写調節因子として肝で最初に同定されたが，その後の解析から，膵，胃，小腸，腎でも発現していることが示された．HNF

症例62 ● HNF-1α異常型糖尿病（MODY3）

-1αはHNF-1βとヘテロダイマーを形成して転写調節能を発揮し，膵臓においてはインスリン合成や分泌に関わる遺伝子の発現調節をしていると考えられている．2型糖尿病に占めるHNF-1α遺伝子異常の頻度は0.5％以下と推定されているが，MODYに占める割合は15〜20％と比較的高頻度である．HNF-1α遺伝子異常の臨床的特徴としては，本症例でも認められるように，インスリン分泌不全が強く，合併症では網膜症の頻度が高く，進行が速い点が上げられる．発症様式は，典型的な1型糖尿病の発症経過を示すものから，成人以降に発症し食事療法のみで良好に血糖コントロールされる症例までさまざまである．これら重症度の相違や合併症の有無は，変異の存在する部位の重要度に必ずしも一致するわけでもない．一般に転写因子は高次複合体を形成して機能し，調節カスケードの高位に存在することより標的遺伝子への影響が多様となり，臨床像の多様性が生じるものと想像される．

　現在までに同定されている5種類のMODY遺伝子は，図2に示すようにすべてHNFカスケードに属し，β細胞の転写因子制御機構に組み込まれ互いに関連している．このことは，他のHNF関連因子も重要なMODY候補になりうる可能性があり，日本人MODYの約80％の成因が未知であることを考えあわせると，この関連因子の検索は日本人のMODYを理解するうえで重要である．

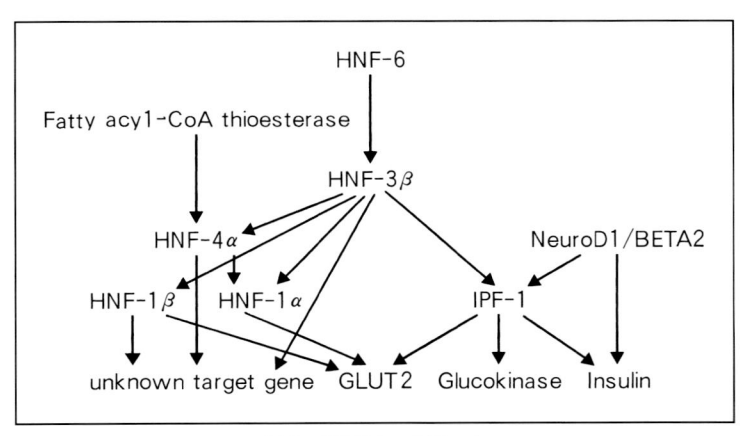

図2　HNFネットワーク

IX 手術と糖尿病

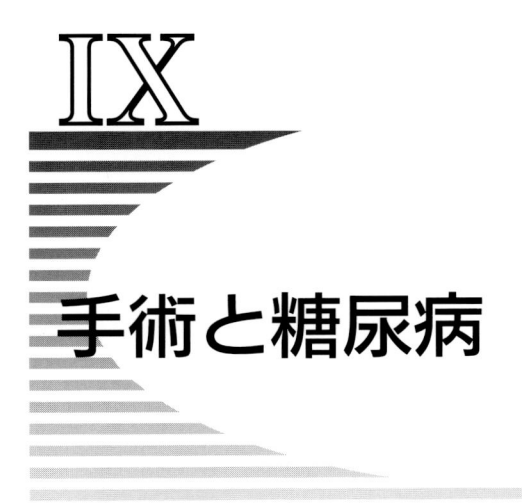

　糖尿病患者にはしばしば急性代謝失調が発生するが，その誘因として最も頻度が高いものの一つが手術である．糖尿病患者の代謝動態はたとえ血糖管理状況が良好な場合でも，麻酔，手術侵襲，不適切な輸液管理，身体活動の低下など，種々の要因によって大きく乱れうる．したがって，緊急の手術でない限り，個々の患者の病態を術前から十分に把握するとともに，たとえ短期間であっても高血糖をもたらさないよう，術中・術後にわたる一貫した慎重な対処が必須である．

1．手術など，短期間の高血糖が，弊害となりうるか？

　多くの臨床研究により，短期間の高血糖が虚血性脳血管障害の予後を悪化させることが明らかにされている[1,2]．高血糖により分泌亢進したインスリンがケトン体産生を抑制すること，それが間接的に乳酸産生を亢進すること，乳酸の増加が神経細胞内外でのアシドーシスや浮腫をきたし，神経細胞を損傷する可能性が考えられている．したがって，短期間であっても高血糖をもたらさないよう，不用意なブドウ糖の点滴を避ける，脳内血糖値を上げるような麻酔法を避ける，など細心の注意が必要である[3]．

2．糖尿病患者の手術における危険因子

　手術侵襲による急性ストレスに対する神経内分泌系の生理的な反応として，エピネフリン，コルチゾール，成長ホルモンなどのインスリン拮抗ホルモンが分泌される．これら拮抗ホルモンは肝臓糖産生を促進し，脂肪分解やケトン体産生，蛋白分解を促進するなどの異化状態を惹起する．さらに，手術中は空腹であるため異化が促進される．かかる状況でインスリン供給不

足のまま不用意にブドウ糖輸液を行うと，ケトアシドーシスや高浸透圧性非ケトン性昏睡に陥る危険性がある．

　糖尿病により加速的に進展する冠動脈，脳動脈および末梢動脈硬化症などの動脈閉塞性疾患は手術の大きな危険因子である．また，高血糖は白血球の貪食能や遊走能の低下をきたし，時に重症の術後敗血症を起こしうる．この他，創傷治癒遅延や自律神経障害による臓器機能障害も手術のリスクを高めている．

3．術前の代謝管理

　計画的手術では時間的余裕がある限り，血糖管理を含めた患者の全身状態をできる限り改善すべきである．その際，空腹時血糖（FPG）＜120 mg/dl，尿ケトン体陰性，尿糖5 g/日以下を術前血糖管理の目標とする．FPGが140 mg/dl以上で血糖管理が不十分な2型糖尿病患者，血糖管理が良好でも全身麻酔下の手術を予定している2型糖尿病患者においては，早急にインスリン療法を導入すべきである．

4．術中・術後の血糖管理

　全身麻酔下の手術の術中・術後の血糖管理は，原則的に静脈内インスリン投与によるべきである．次に，局所麻酔による小手術の場合，術前に食事療法単独あるいはSU剤にて良好な血糖管理が得られている際には通常，術中にインスリン追加投与を必要としない．一方，術前よりインスリン療法中の小手術予定患者においてはインスリン皮下投与で十分である（表1）．術中・術後の血糖管理は120〜200 mg/dlを目標とする．

　緊急手術の際には術前評価や代謝管理のための十分な時間的余裕がない．特に糖尿病性ケトアシドーシス（DKA）を合併する場合の緊急手術が問題となる．かかる際には先ずDKAの治

表1　インスリン投与による術中・術後の血糖管理

A．全身麻酔下の手術　→　静脈内インスリン投与が原則
　1）手術当日は普段のインスリン皮下注射を中止
　2）糖質・電解質輸液　−　ブドウ糖5 g/h, KCl 2mEq/h
　3）速効型インスリンの静脈内投与　−　1単位/h
　4）簡易血糖測定器による頻回血糖測定
　5）インスリン投与量の補正
　　血糖値　120〜180 mg/dl　→　インスリン投与量は変更せず
　　　　　　180 mg/dl以上　→　0.5単位/h増量
　　　　　　120 mg/dl以下　→　0.5単位/h減量

B．局所麻酔下での小手術時　→　必要に応じてインスリン皮下注
　1）手術当日は普段の速効型インスリンは中止，中間型は半量を投与
　2）術前血糖値が250 mg/dlを越える際　→
　　　速効型インスリンを皮下に追加投与
　　血糖値　250〜300 mg/dl　→　4〜6単位
　　　　　　300 mg/dl以上　→　6〜8単位
　3）術後血糖値が60 mg/dl以下の際→50%ブドウ糖20 mlを静注

療を優先し，アシドーシスを改善した後に手術を開始すべきであるが，状況が切迫している場合にはDKAの治療と並行して手術を開始せざるを得ないことも多い（DKAの治療は他章参照）．

5．手術と糖尿病性細小血管合併症

術前に軽症であった糖尿病性細小血管合併症が手術を契機に増悪することもしばしば経験される．合併症の術前評価が不可能な緊急手術の場合はもとより，計画的手術の場合であっても，糖尿病性合併症の検索を術後に繰り返し行うべきである．

●文　献●
1) Pulsinelli WA, Levy DE, Sigsbee B, et al : Increased damage after ischemic stroke in patients with hyperglycemia with or without estabilished diabetes mellitus. Am J Med 74 : 540-544, 1983
2) Longstreth WT Jr, Inui TS : High blood glucose level on dospital admission and poor neurological recovery after cardiac arrest. Ann Neurol 15 : 59-63, 1984
3) 河盛隆造，森島豊彦：糖尿病と手術－内科医の役割と留意点．1993糖尿病カレントレビュー，pp.169-183, 1993

症例63 経腸栄養時の血糖管理

[症　　例] 72歳　男性
[主　　訴] 嗄声
[既　往　歴] 特記すべきことなし
[家　族　歴] 弟；糖尿病，父；喘息
[現　病　歴] 42歳時，会社の検診にて尿糖を指摘され，近医にて糖尿病と診断された．以後，SU薬服薬を開始，入院時にはダオニール10 mg 分2を内服していた．網膜症，腎症，神経障害を指摘されたことはない．3ヵ月前より嗄声が出現．耳鼻咽喉科で喉頭癌と診断され，喉頭全摘術施行のため入院した．術前・術後の血糖コントロール目的で内科共観となった．
[現　　症] 身長156 cm，体重47 kg（BMI 19.3），胸腹部異常なし，神経学的に異常なし
[入院時検査所見] 血糖日内変動（表1）
HbA$_{1c}$ 8.2%，フルクトサミン 310 μmol/l，T-chol 152 mg/dl，TG 150 mg/dl，HDL-chol 41 mg/dl，AST 29 IU/l，ALT 59 IU/l，ALP 112 IU/l，γ-GTP 53 IU/l，BUN 16 mg/dl，Cr 1.0 mg/dl，amylase 60 IU/l，lipase 11 IU/l，尿糖 6.2 g/日，尿ケトン体（－）

表　1

	朝食前	朝食後 2h	昼食前	昼食後 2h	夕食前	夕食後 2h	眠前
血糖(mg/dl)	109	213	161	263	132	219	182

[入院後経過] 術前血糖コントロールは良好であったが，全身麻酔下の手術のため，毎食前速効型インスリン皮下注(朝8 U，昼6 U，夕4 U)に変更して手術に望んだ．手術後，経静脈栄養(TPN)が開始され，血糖コントロールはインスリンのボトル内混注（ブドウ糖12 gにインスリン1U)にて開始した．その後，喉頭全摘後の切開創と食道の間に難治性のfisturaを生じ，2ヵ月間経口摂取不能となったため，TPNによる栄養管理を続行した．約1ヵ月後fisturaは塞がり，このためTPNは継続したまま経鼻チューブによる流動食の摂取（経腸栄養）を当初600 kcal/日にて開始した．それに伴い，毎食前速効型インスリン皮下注を(朝4 U，昼4 U，夕4 U)で再開した．徐々にTPNの輸液内容をブドウ糖濃度の低いものに変更し，代わって流動食の量を増やすことで，最終的に2週間後に1,200 kcal/日の流動食のみとなった．この時点で皮下注インスリン量は(朝8 U，昼6 U，夕8 U)に増量していた．速効型インスリンを食前45分に皮下注すること，流動食の滴下を1時間以上かけてゆっくり行うなどの工夫により，食後の急激な血糖上昇を抑制し，各食前血糖値100 mg/dl，食後2時間血糖値160 mg/dl程度の良好な血糖コントロールを達成しえた．患者は喉頭全摘術を受けているため，コミュニケーシ

ョンが困難な面があったが，病気に対する理解度が高くインスリン治療に対しても積極的であったため，インスリン治療を継続することとした．1ヵ月後，経口摂取が開始され，最終的には1,400 kcal/日の食事療法と中間型インスリン朝12U＋速効型インスリン夕8Uにて入院4ヵ月後に退院した．

専門医のコメント

1）糖尿病患者の術後創傷管理

糖尿病患者は，インスリンの絶対的・相対的不足による糖代謝異常の他に，脂質やアミノ酸代謝異常を伴い，全身性の血管障害や易感染性などから創傷治癒の遅延が起こりやすい．本症例においては，これが食道と切開創の間のfistura形成という形で認められた．糖尿病患者の創傷治癒の促進には，局所の消毒や抗生物質の投与の他に，血糖コントロールを良好に保つことが必須である．

2）経腸栄養が必要となる病態（表2）

表2の経腸栄養が必要となる各種病態のうち本症例は，1）の経口摂取は不可能だが消化管機能には問題がない状態に相応する．この場合の栄養管理ではバランスのとれた半消化態流動食が適している．一般に経腸栄養が必要な症例は活動能が低下していることが多く，1,200〜1,400 kcal/dayの投与で十分と考えられる．その他，潰瘍性大腸炎など炎症性腸疾患の場合は腸管に負担をかけず，消化が良く線維成分の少ない低残渣食とし，脂肪摂取量は制限するほうがよい．

表2　経腸栄養が必要となる病態

1）経口摂取は不可能だが消化管機能には問題がない状態
意識障害
口腔・咽頭・喉頭部手術後
嚥下不能
2）通過障害を主訴とする食道疾患の術前・術後管理
3）手術後経口栄養確立までの栄養管理
4）慢性炎症性腸疾患
5）気管内挿管による呼吸管理時
6）結腸・直腸手術の術前・術後管理

3）経腸栄養下の血糖管理

経腸栄養下の2型糖尿病患者の血糖管理は患者の病態にもよるが，原則としてインスリンの追加分泌を速効型インスリンの毎食前投与にてコントロールすべきである．経腸栄養時に問題になりやすいのは食後の血糖上昇が大きいことで，これを防ぐためにはインスリン皮下注射のタイミングを早めること，流動食の滴下速度を緩めるなどの対策をとる．通常食が摂取できるようになれば，インスリンを経口血糖降下薬に切り替えてコントロールできる症例もある．また，最近糖質をショ糖からフルクトースとマルトデキストリンに変えた流動栄養食品（ダイナボット，グリセルナ®）が販売され，血糖上昇度は低くなり良好な血糖コントロールが得られやすい．

症例64　輸液療法の血糖管理

[症　　例] 59歳　女性
[主　　訴] 全身倦怠感，浮腫
[既　往　歴] 特記すべきことなし
[家　族　歴] 糖尿病を認めず
[現　病　歴] 44歳時，僧帽弁狭窄症にて僧帽弁輪切開術を施行．58歳時，全身倦怠感，口渇，多飲傾向が出現し，近医にて糖尿病と診断された．以後，食事療法(1,500 kcal/日)と経口血糖降下薬(グリクラジド 80 mg 分2)にてコントロールされていた．59歳時，全身倦怠感，浮腫など心不全症状が出現．外科にて精査の結果，僧帽弁狭窄兼閉鎖不全症，三尖弁閉鎖不全症と診断され，僧帽弁置換術，三尖弁輪縫縮術目的で入院した．術前・術後の血糖コントロールのため内科共観となった．
[現　　症] 身長 153 cm，体重 55 kg，血圧 94/66 mmHg，心拍数68回/分・不整，頸静脈怒張，心尖部にて全収縮期雑音(Levine 4/6)と僧帽弁開放音を，第4肋間胸骨左縁にて全収縮期雑音(1/6)を聴取，呼吸音 清，肝5横指触知，下肢浮腫(＋)，神経学的に異常を認めず
[検査所見] Na 140 mEq/l, K 3.1mEq/l, AST 29 IU/l, ALT 59 IU/l, BUN 16 mg/dl, Cr 1.0 mg/dl, FPG 119 mg/dl, HbA$_{1c}$ 10.6 %, T-chol 259 mg/dl, TG 185 mg/dl, HDL-chol 41 mg/dl, 尿糖 3.6 g/day, 尿蛋白(−), 尿ケトン体(−), Ccr 79 ml/min

表　1

	朝食前	朝食後2h	昼食前	昼食後2h	夕食前	夕食後2h	眠前
血糖(mg/dl)	129	220	139	241	123	250	124

[入院後経過] 全身麻酔下の計画的手術で，本来ならば術前にインスリン療法に切り替えるべきであるが，手術日が切迫し，かつ心不全がコントロールできている間に手術をしたいとの外科の希望が強く，手術前日まで従来の治療法を継続した．手術当日は絶食でグリクラジド内服を中止し，手術開始とともに無糖質電解質液を輸液した．しかし，開心術の進行とともに血糖値は 350 mg/dl を超え，速効型インスリンを 8 U/h もの大量持続静注により，ようやく 250 mg/dl 前後の血糖値を維持しえた(図1)．手術後は各種電解質輸液によりブドウ糖を 5 g/h にて投与し，インスリンは 4〜6 U/h にて持続静注した．この間血糖値は 100〜250 mg/dl で推移した．術後3日目より経口摂取を開始し，速効型インスリンの各食前皮下注投与(8 U, 6 U, 4 U)を併用した．術後6日目より経口摂取のみとなり，速効型インスリン各食前投与(6 U, 6 U, 6 U)のみとした．その後の経過は良好で4週間後にはインスリンを経口血糖降下薬にもどして退院となった．

図1 術中・術後の血糖管理の経過

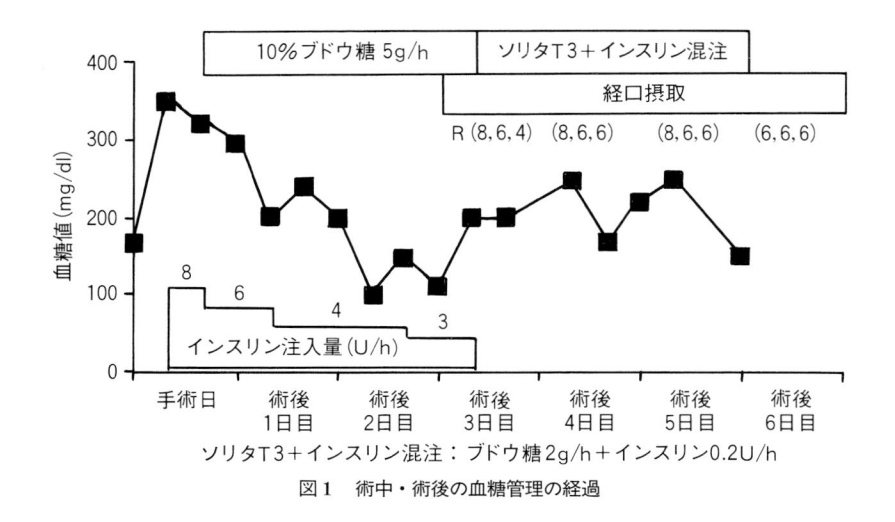

専門医のコメント

1）インスリン静脈内少量持続注入

手術時の血糖管理や高浸透圧性非ケトン性昏睡，糖尿病性ケトアシドーシス性昏睡などの治療に人工膵島の有用性が唱えられて久しい[1]．しかし，人工膵島の利用可能な医療現場は限られている．次善の策として infusion pump を用いたインスリン静脈内少量持続注入がある．これは血糖値を適宜モニターしながら，インスリン注入量を修正しつつ血糖コントロールを行うもので，closed-loop control の人工膵島に対して open-loop control と呼ばれる血糖制御法にあたる．ブドウ糖注入量5～10 g/h に対して1 U/h 程度を目安とし，ブドウ糖注入とは独立して infusion pump で静脈内に注入する．

2）開心術時のインスリン抵抗性

本症例ように，一般に開心術においては著しい耐糖能障害をきたすことが知られている．これは

1）極度の手術ストレスにより惹起された高カテコラミン血症がインスリン分泌を抑制する，

2）低体温・体外循環という開心術特有の手技・操作に伴う体内環境の変化がインスリン作用特性を低下させる，

などによると報告されている[2]．このような症例に対しては，血糖値を頻回に測定しつつ，インスリン注入量を機敏に調整することで対応せざるを得ない．

3）回復期治療法へのソフトランディング

手術中はもとより，手術後2～3日は耐糖能増悪により著明な高血糖やケトアシドーシスに陥る危険性が高い．この間は血糖，尿ケトン体，電解質，血液ガスなどを頻回にチェックし，全身状態を的確に把握することが必須である．輸液によりブドウ糖を必要量投与しつつ，インスリンを静脈内注入により十二分に投与する．経口摂取開始後は毎食前速効型インスリン皮下

注の併用が有用である．食前血糖値によってインスリン量を調節したり，食欲がない場合は食事の摂取量をみて食後にインスリンを皮下注するなどの柔軟な対応が可能となる．輸液が不要になり，通常の食事が摂取可能になれば漸次術前の治療法に変更していく．

●文　　献●
1) 七里元亮，ほか：人工膵島－糖尿病患者の外科手術時の血糖制御．臨床麻酔 9：957-966，1985
2) 朝川信之，ほか：中等度低体温体外循環使用開心術中における糖代謝およびインスリン分泌，糖尿病 26：739-754，1983

症例 65 小手術時の他科へのアドバイス

[症　　例] 73歳　男性
[主　　訴] 視力障害
[既　往　歴] 特記すべきことなし
[家　族　歴] 糖尿病を認めず
[現　病　歴] 63歳時，口渇と3 kgの体重減少にて近医受診．高血糖により糖尿病と診断され，1,800 kcal/日の食事療法が開始された．その後，経口血糖降下薬（グリクラジド40 mg 朝）が投与されていたが，空腹時血糖200 mg/dl 前後の poor control で推移していた．67歳頃より視力低下を自覚．老眼を疑い眼鏡店で眼鏡をあわせてもらったが視力障害が続くため近医眼科医を受診．白内障と診断され，カタリン点眼薬を処方された．その後，白内障は進行し，特に左眼で著しいため，手術目的で眼科に紹介されて入院．術前・術後の血糖コントロールで内科にアドバイスを求められた．
[現　　症] 身長166 cm，体重59 kg，血圧184/92 mmHg，左右差なし，心拍数72回/分，眼瞼結膜貧血なし，眼球結膜黄染なし，左眼瞳孔の白濁化を認む，胸部・腹部異常所見を認めず，下肢浮腫（－），アキレス腱反射低下，右足背動脈触知できず，眼底は右は単純性網膜症，左は白内障のため診断困難
[検　査　所　見] RBC 465×10⁴/μl，Hb 13.3 g/dl，Ht 38.7%，WBC 5,900 /μl，Plt 21.9×10⁴/μl，Na 139 mEq/l，K 4.2 mEq/l，GOT 8 IU/l，GPT 9 IU/l，BUN 14 mg/dl，Cr 0.9 mg/dl，FPG 256 mg/dl，HbA$_{1c}$ 10.6%，T-chol 152 mg/dl，TG 118 mg/dl，HDL-chol 46 mg/dl，尿糖 51 g/day，尿蛋白（－），尿アルブミン 256 mg/日，尿ケトン体（－），CCr 79 ml/min，胸部X線およびECGには異常所見を認めず，血糖日内変動（表1）

表　1

	朝食前	朝食後2h	昼食前	昼食後2h	夕食前	夕食後2h	眠前
血糖(mg/dl)	256	382	274	365	201	310	271

[経　　過] 術前検査 data は空腹時血糖＜120 mg/dl，一日尿糖5 g/日以下という一般的な手術可能な要件を満たすものではなかった．このため，食事療法を1,500 kcal/day（25 kcal/kg/day）に強化し，グリクラジドを80 mg分2に増量して血糖コントロールの是正を計った．1週間後，血糖日内変動は改善傾向をみたが，空腹時血糖は依然200 mg/dl を超え，一日尿糖27 g/日に改善したに留まった．この時点で血糖コントロールをさらに強化すべきかどうかについては議論があった．眼科サイドからは，1）血糖値が200 mg/dl でも手術は可能であり，白内障手術後の術創の治癒に大きな影響を与えることは少ないこと，2）術後合併症の一つ

である虹彩炎は血糖コントロール不良ではあってもステロイドの点眼で防止できること，3）術後合併症で最も問題となるのは急激な血糖コントロールの是正による糖尿病網膜症の悪化であり，本症例のごとく網膜症の経緯が不明で，また，HbA_{1c}が10％以上の症例では特に懸念される，などの判断が示された．手術時間が1時間程度であることを考え，1）輸液は無糖質の電解質輸液のみとする，2）術中・術後とも頻回に血糖を測定する，3）著しい高血糖時はインスリン静脈内少量持続注入にて対処する，などの方針を固めたうえで手術に踏み切ることに合意した．手術当日は朝食絶食でグリクラジド off とし，午前中に手術が行われた．手術直前の血糖値は 212 mg/dl であったが，手術中も帰室後も 250 mg/dl 程度で著しい高血糖には至らなかった．帰室3時間後，軽食が与えられ，グリクラジド 20 mg を処方した．夕食からは 1,500 kcal/日の食事が再開され，グリクラジド 40 mg を処方した．その後術創の治癒の経過は順調で，入院1ヵ月後に退院した．退院時の空腹時血糖 186 mg/dl，HbA_{1c} は9.5％であった．この時点で網膜症の悪化は認められなかった．

専門医のコメント

1）術前の血糖コントロールの目標

計画的手術における術前血糖コントロールの至適要件は，1）空腹時血糖 120 mg/dl 以下，2）一日尿糖5g以下，3）尿ケトン体陰性，である．原疾患が良性で待機が可能ならば，血糖コントロールの上記要件を達成して後に手術を行うべきであるというのが内科の立場である．これは局所麻酔で行われるような小手術にも敷延していえることである．しかしながら，手術を要する原疾患の悪性度・重症度・緊急度によってはしばしば柔軟な対応が要求される．この場合には，時には緊急手術時に準じた血糖管理が必要になる．

2）短期間の血糖コントロール改善と網膜症の悪化

もう一つ術前血糖コントロールに関して議論になる大きなポイントは血糖コントロール改善のスピードである．短期間の急激な血糖コントロール改善により糖尿病網膜症が悪化したという症例は少なくない．特に高血糖を年単位で長期間にわたって放置していた例や，糖尿病罹病期間が長く網膜症の経過が不明の症例は要注意とされる．しかし，どの程度の血糖降下をどの程度の期間にすれば安全であるかは未だ定説がない．いずれにせよ手術を担当する科と内科，眼科が専門の立場で患者の状態を的確に把握して，お互い十分に協議して治療を進めていかなければならない．血糖コントロールが不十分なまま手術に望まざるをえない場合は，緊急手術時に準じて対応し，頻回に血糖を測定しつつ糖尿病性ケトアシドーシスを惹起しないよう必要に応じてインスリンを十分に使うべきである．

厳格な血糖制御が糖尿病細小血管合併症の発症・進展を抑制のために必須であることは近年の DCCT，UKPDS，Kumamoto スタディの研究などで実証された[1]．手術を乗り切った後は，網膜症の増悪の徴候に細心の注意を払いつつ，着実に血糖コントロールをできる限り良好にも

っていく責務が内科医にはあるいことを強調したい.

●文　　献●
1) The DCCT Research Group : The Effect of intensive treatment of diabetes on the development and progression of long-term complications in insulin-dependent diabetes mellitus. N Engl J Med 329 : 977-986, 1993

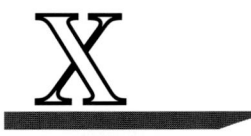

X 低血糖および糖尿病性昏睡

　糖尿病において，血糖コントロール不良による急性合併症として挙げられるのが低血糖および糖尿病性昏睡である．現在，糖尿病に対する治療法の進歩や知識の普及により頻度は低下しているが，対応を誤ると後遺症が生じることや生命に関わることもあり，的確でかつ迅速な対応が必要となる．

　低血糖について厳密な定義はないが，通常血糖値が 60 mg/dl 以下で低血糖症状（冷汗，脱力感，手指振戦，動悸，眩暈や重症低血糖では痙攣，昏睡など）を有する状態を指す．低血糖患者には，まず低血糖を回避する処置を行う．意識があれば経口で，なければ静注によりブドウ糖の補給を行い，痙攣のために血管を確保できない場合はグルカゴンの筋注を行う．低血糖が回避された後，原因検索として，本人および家族より糖尿病の治療歴，その他の既往歴，現在のすべての服薬内容を確認し，さらに必要なら血中インスリンおよびCペプチド，インスリン抗体，血糖値に影響を与える各種ホルモンの検査を行う．低血糖患者に対しては次のような鑑別を行う．

　鑑別としては，
　①糖尿病に対する不適切な治療
　②一部の降圧薬，利尿薬，向精神薬などによる薬剤性低血糖
　③基礎疾患により引き起こされる二次性低血糖
　④インスリン自己免疫症候群
　⑤作為的低血糖
　⑥インスリノーマ
などがある．

　また糖尿病性昏睡の場合は，まず血糖値を測定し，高血糖であれば血清電解質，血中ケトン体，血液ガス，血中乳酸値の測定を行い，電解質異常，ケトン体産生，アシドーシスの有無や

anion gap を調べる．それらの結果より低血糖性昏睡，糖尿病ケトアシドーシス，非ケトン性高浸透圧昏睡，乳酸アシドーシスの鑑別を行い，直ちに治療を開始する．

　詳細については各症例のなかで解説する．

症例66 糖尿病治療と低血糖

[症　　例] 64歳　男性，無職
[主　　訴] 突然生じた視力低下
[既　往　歴] 肺結核（30歳時）
[家　族　歴] 糖尿病（−）
[現　病　歴] 約20年前に尿糖を指摘されたことがあるが，放置していた．50歳頃，急激な体重減少，口渇があり，近医を受診し，糖尿病と診断され，食事療法の指示と SU 薬投与を受けたが，その後もたびたび自己判断により治療を中断していた．60歳の時，視力低下を自覚し当院眼科を受診し，糖尿病増殖網膜症と診断され内科に紹介され入院となった．入院時，空腹時血糖 210 mg/dl，HbA₁c 12.5％であった．インスリン治療を開始し，中間型インスリン朝夕2回注射（朝12，夕8単位）で早朝空腹血糖値は 130〜150 mg/dl となり，退院した．その後通院していたが食事療法の不徹底もあり，空腹時血糖値は 150〜200 mg/dl，HbA₁c は 9〜10％と血糖コントロールは不良であった．また，硝子体出血を繰り返すため硝子体手術の適応となり，術前コントロールのため内科入院となった．入院中も外来通院時と同じインスリン量が指示されていた（中間型インスリン朝16，夕12単位）が，入院翌日の夕食前に急激な視力低下を訴え眼科を受診したところ，広範な硝子体出血が認められた．この時の血糖値は 35 mg/dl であったが，低血糖症状は自覚していなかった．しかし付き添っていた家人の話では，日頃無口であるのに非常に多弁になったとのことであった．

[現　　症] 身長 160 cm，体重 64 kg，血圧：臥位 144/84 mmHg，立位 92/60 mmHg，脈拍 68/min・整，胸腹部異常なし，両下肢膝蓋腱反射減弱，振動覚低下を認める．

[入院時検査所見] 空腹時血糖 166 mg/dl，HbA₁c 9.7％，BUN 17 mg/dl，クレアチニン 1.2 mg/dl，尿蛋白陽性，眼底両眼とも PDR，心電図 CV$_{R-R}$ 1.6％

[入院後経過] 無自覚低血糖とそれが引き金になった硝子体出血と考えられた．入院により食事摂取カロリーが減少したことが低血糖の原因と考えられたため，インスリン投与量を減らした．また，低血糖の症状がみられない原因として，自律神経障害の関与が考えられたため，一連の検査を施行したところ起立性低血圧，心電図 CV$_{R-R}$ の低下が認められた．

　低血糖に対する対策としては，自己血糖測定の指導，食事時間を規則正しくすることを指示した．また，眼底所見が安定するまで，低血糖が出現しない程度に血糖コントロールを施行することとした．

X. 低血糖および糖尿病性昏睡

> **専門医のコメント**

1) 低血糖をどう扱うか

　糖尿病患者に薬物治療, とくにインスリン療法を施行中の場合, 低血糖症状（後述）の訴えにしばしば遭遇する. 薬物治療を開始する前に, 患者やその家族に対して低血糖の際に出現する症状やその対処法を説明するとともに, きちんと対処すれば恐れることはないと説明しておく必要がある. 注意すべき点としては, 新たにSU薬を処方された患者はしばしば強い空腹感を感じることが多く, それを低血糖と勘違いして補食を行い, 肥満が悪化する例もみられるので十分な説明が必要である.

　一方, 医師にとっては, 日常診療している糖尿病患者の低血糖にどう対処するかはなかなか厄介な問題である. 薬物治療中の糖尿病患者に出現する低血糖は二面性を持っているからである. すなわち, 低血糖は, 過度の補食や counter regulatory hormone の放出により血糖コントロールを乱す原因となり, 動脈硬化の進んだ症例では心筋梗塞の引き金となり, 本症例のように眼底出血の原因になる可能性もあるので可能な限り避ける必要がある. しかし, 厳格な血糖コントロールを行おうとすれば, ある程度低血糖の出現は避けることができず, 低血糖を一切起こさないようにすると血糖管理が不良になることが多い. したがって, 低血糖に対する評価・対策は, 個々の症例において年齢, 合併症の進展度に応じてそれぞれ判断すべきである. 明らかな合併症がなく, 低血糖が自覚でき, 適切に対処できる者では, 十分な低血糖教育のうえで厳格な血糖管理を目指す. 一方, 本症例のように合併症の進展した例, 高齢等により低血糖に対する対処ができない例では低血糖の予防に相対的重点をおく.

2) 低血糖の原因（表1）

　低血糖の原因はさまざまあるが, もっとも多いのは, 食事時間の遅れや, 食事量の不足である. また, 運動量が多すぎたり, 空腹時の運動による低血糖もよく見受けられるので, 薬物治療中の糖尿病症例には, 食事や運動と血糖変動との関係を十分理解してもらう必要がある. また, 昼間の激しい運動が夜間の低血糖を引き起こす原因になることもあるので, 患者が低血糖症状を訴えた際は注意深い問診が重要である.

3) 低血糖症状

　低血糖症状の現れ方は個人差が大きく, 本症例のようにまったく自覚症状のない場合さえあるが, 一般的には血糖値が 50〜60 mg/dl より下がると出現する. 症状は, 動悸, 冷汗, 手指の振戦, 顔面蒼白などの自律神経症状と, 無気力, 倦怠感, 集中力低下, 会話の減少（逆に多弁）などの中枢神経症状あるいは精神症状の二つに大きく分けることができる. 出現する症状は個人差があり, 人により特定の出現しやすい症状がある. 一般的な傾向として, 速効型インスリンを使用している患者などで, 血糖が急速に低下した場合に交感神経症状が現れやすく, 中間型や持続型のインスリンかSU薬で治療している患者で血糖が徐々に低下した場合は, 中枢神経症状が現れやすいとされる. また, 高齢者やβ遮断薬のように交感神経作用を抑制する薬剤を投与されている場合も中枢神経症状が現れやすい. 本症例の場合は, 交感神経症状を認めず, 低血糖によると思われる症状は「多弁」であった.

表1　糖尿病における低血糖の原因

1．食　　事
　1）食事摂取量の不足：消化器疾患などによる食欲不振，自己流の極端なダイエット
　2）食事時間の遅れ：仕事の都合や不規則な生活による
　3）アルコール大量摂取
2．運　　動
　1）過剰な運動
　2）空腹時の運動
3．薬　　剤
　〈インスリン〉
　1）インスリン注射量の過剰：注射量の誤り，腎症の進展による必要量の低下
　2）インスリン製剤の誤り：中間型，持続型と速効型の取り違えなど
　3）インスリン注射部位の問題：筋肉内注射，注射部位の運動による吸収亢進
　4）他の薬剤との相互作用（表2参照）
　〈SU薬〉
　1）薬剤の過剰：腎症の進展による必要量の低下
　2）他の薬剤との相互作用（表2参照）

4）低血糖に対する患者教育

　薬物治療を行っている糖尿病患者に対する教育として重要な点は，低血糖症状とその対処法（砂糖またはブドウ糖10～15gを常時携帯し，症状が現れたら直ちに服用する），その他，1）規則正しい時間に一定量の食事をとる，2）運動も決まった時間に一定量行うようにし，運動量が多くなるときは食事量を増やしたり補食する，3）アルコール摂取やアスピリンなどの薬物（表2）も低血糖の原因となるので注意が必要であり，他科から薬剤の投与を受けているときは注意を払う，4）嘔吐や下痢などで普段通り食事がとれないときは主治医と相談する，5）家族や同僚にも低血糖症状とその対処法を知らせておく，などが挙げられる．

表2　糖尿病薬物治療中の低血糖の原因となる薬剤

1．インスリンとの併用
　サリチル酸誘導体，MAO阻害薬，β-遮断薬，クマリン系抗凝固薬
2．SU薬との併用
　ピラゾロン誘導体，サリチル酸誘導体，サルファ薬，MAO阻害薬，β-遮断薬，クロフィブラート，レセルピン

症例67　低血糖昏睡
（アルコール多飲による低血糖昏睡の死亡例）

[症　　例] 59歳　女性

[主　　訴] 呼吸停止，心停止，意識消失

[現 病 歴] 約30年前より糖尿病にて近医通院中であり，インスリン療法を受けていた．ある日，夕食前に通常通りインスリン自己注射（30R製剤）を行ったが，夕食は摂取せずに多量の飲酒（焼酎約1 *l*）を行った．翌日の午前1時には電話をしていたという．午前7時30分にはいびきをかいていたことを家族が確認したが，午前9時に呼吸停止していたのを発見して救急要請を行った．

9時35分に救急隊到着時には呼吸停止および心電図上での心室細動を認め，血圧測定不能であった．10時7分に当院救急部に搬送され，気管内挿管による人工呼吸，中心静脈ルートからの強心剤（ドーパミンおよびエピネフリン）の投与，心臓マッサージを行い，心拍再開後にICU入室となった．

[既 往 歴] 30年前より糖尿病（インスリン治療中）．10年前に糖尿病網膜症に対して光凝固施行．7年前より不眠症にて近医神経科受診中．5年前に頸椎症に対して手術施行．

[家 族 歴] 特記事項なし

[入院時検査所見]
血算：RBC 385×10⁴/µl，Hb 11.0 g/dl，Ht 33.7%，WBC 5,000/µl，Plt 11.6×10⁴/µl

生化学：Na 148 mEq/l，K 3.9 mEq/l，Cl 104 mEq/l，BUN 7.0 mg/dl，Cr 1.0 mg/dl，AST 143 IU/l，ALT 48 IU/l，ALP 247 IU/l，LDH 695 IU/l，T-Bil 1.0 mg/dl，TP 6.6 g/dl，FPG 44 mg/dl

血液ガス：pH 7.085，$PaCO_2$ 67.8 mmHg，PaO_2 26.0 mmHg，HCO_3^- 19.4 mEq/l，BE −10.9 mEq/l，Sat 21.9%

[入院後経過] 蘇生後，気管内挿管下人工呼吸管理，カテコラミン投与にて全身状態の改善を図った．アシドーシスの増悪に対して重炭酸製剤の投与にて対処した．しかし意識レベルはJCSIII-300にて経過し，shock liverによるtransaminaseの上昇，腎不全の増悪を認めた．入室当日の午後には血小板減少著明となり，DICと診断し，蛋白合成酵素阻害薬の持続投与を開始した．

翌日にはtransaminaseを始めとする肝酵素の著しい上昇，CPK・CPK-MBの上昇，アシドーシスの増悪，無尿を認め，多臓器不全状態と診断．カテコールアミンの大量投与を行うも，血圧低下などの循環動態増悪を認めた．

入室3日目にはtransaminaseは測定限界を超え，腎不全増悪などさらに全身状態悪化し，同日の午後2時に死亡．

症例67 ●低血糖昏睡（アルコール多飲による低血糖昏睡の死亡例）

専門医のコメント

　心肺停止状態での救急搬送となったが，蘇生後の全身状態の増悪が著しく，救命できなかった．心肺停止の原因としては，インスリン投与後に食事摂取せず多量の飲酒を行ったことによる低血糖昏睡と考えられる．

　アルコールは1gで約7kcalのエネルギーを有するが栄養素に乏しく，糖質や脂質のような他の栄養素に置き換えることはできない．また，アルコールは肝の糖新生を抑制し低血糖の誘因となるため，糖尿病の薬物療法中あるいはインスリン療法中の患者のアルコール摂取には特に注意し，患者に対してよく説明し教育することが必要である．アルコール摂取は低血糖のみならず食事療法が乱れる原因となるため禁酒が望ましいが，摂取する場合には1日2単位までとし，他の栄養素を減らさないようにすべきである．

X．低血糖および糖尿病性昏睡

症例 68　ケトン性昏睡

[症　　　例] 42歳　女性，主婦
[主　　　訴] 意識混濁
[既　往　歴] 特記すべきことなし
[家　族　歴] 特記すべきことなし
[現　病　歴] 5年前に急激に口渇，多飲，多尿，体重減少が出現し，近医で糖尿病と診断され，当初は経口血糖降下薬による治療を行っていたが，コントロール不良で，インスリン治療（中間型と速効型の混注）を約1年前に導入されていた．しかし，通院はやや不定期で病識に欠けるところがあり，コントロールもあまり改善せず経過していた．約2週間前より食欲低下，嘔吐，全身倦怠が出現し，流動物（ジュースやスープなど）ばかり摂取していた．嘔気が強いため，家人の判断でインスリン注射を中止していたところ，意識が低下し，呼びかけにも応じなくなったため，救急車にて当院救急外来を受診．受診時傾眠傾向で，尿ケトン体（＋＋）で，血糖値 849 mg/dl，動脈血液ガス分析；pH 7.16，PaO_2 124.2 mmHg，$PaCO_2$ 21.1 mmHg，HCO_3^- 4.5 mEq/l，BE-23.3 mEq/l で，糖尿病性ケトン性昏睡（DKA）と診断し，緊急入院となった．
[現　　　症] 身長 155.8 cm，体重 49.5 kg，血圧 98/70 mmHg，脈拍 98/min・整，眼球結膜に黄染なし，眼瞼結膜は貧血様，頸部に異常なし，胸部異常なし，肝脾は触知しない．
[入院時検査所見]
　　　　　　HbA_{1c} 9.3%，BUN 43.9 mg/dl，Cr 1.8 mg/dl，Na 135 mEq/l，K 6.1 mEq/l，Cl 98 mEq/l，WBC 12,300 /μl，RBC 288×10^4/μl，Hb 8.9 g/dl，Ht 28.9%
[入院後経過] 入院後直ちに生理食塩水の点滴（当初毎時1 l）と速効型インスリン（ヒューマリンR®）の持続注入（毎時4単位）を開始．1時間後からは生理食塩水を毎時500 ml で点滴を続け，約6時間後には，血糖値が 300 mg/dl 以下となり，意識が回復した．さらに，上記のような著明な貧血を認めたため，緊急内視鏡検査を実施．胃体下部小彎に A_1 stage の潰瘍を認め，嘔吐，食欲不振および貧血は潰瘍が原因と考えられた．潰瘍が依然易出血性であったため，絶食，高カロリー輸液，H_2ブロッカー（ガスター®），粘膜保護薬（アルサルミン®）の投与を行い，同時に血糖のコントロールを行った．1週間後の内視鏡検査では H_2 stage となったため，徐々に高カロリー輸液から離脱する方針で摂食量を増加させ，各食前の速効型インスリンは朝6 U，昼4 U，夕4 U から開始した．3週間後には完全に高カロリー輸液から離脱．各食前のインスリン量は朝12 U，昼10 U，夕8 U とした．さらに基礎分泌の補充のために，眠前に中間型インスリン（ペンフィルN®）を

10 U 追加投与した．これにより，各食前で 120〜140 mg/dl，食後 2 時間で 170〜190 mg/dl と良好なコントロールを達成した．2 ヵ月後の内視鏡検査では S_1 stage となり退院した．なお，糖尿病(性)細小血管合併症はいずれも認めなかった．

[症例のまとめ] 本症例はコントロール不良の 2 型糖尿病患者が胃潰瘍により消化器症状が出現した際にインスリン注射を中止するという誤った対応をしたため DKA を発症したものと考えられた．問題点は患者教育が不足していたこと，治療の面で経口摂取の再開が困難であったため，高カロリー輸液を行う必要があり，DKA の通常の治療に加えて栄養管理をしなければならない点であった．

[治療の基本] DKA の治療の大原則は輸液による脱水の改善や電解質の補給とインスリンの投与である．さらに，本症の誘因となったり，しばしば併発する感染症の治療も重要である．また，血栓性疾患，DIC の併発にも注意を払う必要がある．

専門医のコメント

治療内容は一般的で確立されているが，死亡にも至りうる病態であるため，DKA と診断したら検査体制の整った病院に入院する措置をとり，直ちに治療を開始しなければならない．

1）診断のポイント（表 1）

糖尿病患者が意識混濁を起こした場合，低血糖性昏睡，DKA，高浸透圧性非ケトン性昏睡およびその他の疾患（心筋梗塞，脳梗塞など）による昏睡などを鑑別しなければならない．

2）誘　　　因

表 1 に示すように，インスリン注射の中止や減量，食事療法の不徹底，感染症などを引き金に起こることが多い．また，1 型糖尿病に起こることが多いが 2 型糖尿病にも起こりうる．

3）症　　　状

口渇，多尿，全身倦怠感，腹痛などの自覚症状を訴えることが多い．他覚的には脱水による皮膚の乾燥，呼気アセトン臭，頻脈，Kussmaul 呼吸などがみられる．

4）併　発　症

脳梗塞，心筋梗塞，脳浮腫，腎不全，横紋筋融解などの重篤な併発症の可能性もあるため，治療経過は慎重にみなければならない．

5）治　　　療

刻々と患者の状態が変化するためフローチャートを作成し，意識レベル，血圧，尿量，脈拍，呼吸状態，血糖値，電解質，血液ガス分析などを経時的に測定し記入する．5〜10 l にも及ぶとされる脱水の改善のため，生理食塩水の輸液は最初の 1 時間で 1,000 ml，以後 500 ml/hr で 3〜4 時間続行し，血糖値が 300 mg/dl 以下になったら，K^+ の補給を開始する．速効型インスリンは生理食塩水に希釈するか，別に微量注射器で 4〜5 単位/hr で注入する．血糖値が 250 mg/dl 以下になれば，点滴を生理食塩水からグルコースを含んだ製剤に変更し，グルコースも補給する．

X. 低血糖および糖尿病性昏睡

表1 ケトアシドーシス性昏睡，高浸透圧性非ケトン性昏睡，乳酸アシドーシスの鑑別診断

臨床所見	ケトアシドーシス性昏睡	高浸透圧性非ケトン性昏睡**	乳酸アシドーシス
症例年齢	30歳以下に多い	50歳以上に多い	50歳以上に多い
誘因	インスリン投与中止，治療不十分，感染症	ステロイドホルモン，利尿薬投与，手術，腹膜灌流，水分制限	出血・ショック・換気不全による低酸素状態，ビグアナイド薬
糖尿病の重症度	重症インスリン依存性のものが多い	軽症のものが多い	ビグアナイド服用者に多い
Kussmaul 大呼吸	(+)，呼気ケトン臭	(−)	(+)
臨床検査所見			
ケトン尿	強陽性	陰性もしくは弱陽性	時に強陽性
血糖(mg/dl)	上昇724(304〜2,008)	著増1,100(485〜2,200)	軽度上昇(206(47〜555)
血清 Na(mEq/l)	正常のことが多い137(123〜153)	高値154(126〜178)	正常のことが多い140(126〜154)
血清 K(mEq/l)	やや高値5.3(3.7〜7.2)	正常〜やや高値4.7(3.0〜7.4)	やや高値5.3(2.8〜8.7)
血清 Cl(mEq/l)	正常97(80〜108)	正常〜やや高値109(78〜125)	正常97(89〜112)
BUN(mg/dl)	やや高値26(15〜52)	高値73(36〜112)	やや高値48(15〜104)
血清コレステロール(mg/dl)	高値	正常	やや高値
血清 HCO₃(mEq/l)	低値5.8(1.3〜10)	正常〜やや低値25(15〜37)	低値6(2〜20)
動脈血 pH	酸性に傾く7.07(6.82〜7.3)	正常〜やや酸性7.36(7.17〜7.54)	酸性6.93(6.85〜7.20)
血清 lactate(mmol/l)	高値をとることがある	<7(正常値0.5〜1.5)	高値14.2(8.1〜26.5)
L/P 比	高値をとることがある	高値70(10〜210)	
血漿浸透圧*(mOsm/l)	上昇336(291〜418)	著高405(348〜456)	正常〜やや高値

*血漿浸透圧(mOsm/l) = $2(Na+K) + \frac{glucose}{18} + \frac{BUN}{2.8}$

**Arieff の診断基準　①血糖値 600 mg/dl 以上
　　　　　　　　　　②血漿浸透圧 350 mOsm/l 以上

おわりに

治療法は確立されており，しかもありふれたことが糖尿病性昏睡を引き起こすが，死亡率は決して低くはない．早期からの適切な輸液，インスリン療法を行うことが肝要である．

症例 69 高浸透圧性昏睡

[症　　例] 79歳　女性
[主　　訴] 肝機能異常精査目的
[現 病 歴] 5年前より糖尿病を指摘され，食事療法にて外来経過観察中，肝機能異常を指摘され，7月19日，精査加療目的で入院となる．
[既往歴，家族歴]
　　　　　　特記すべきことなし．
[現　　症] 身長145 cm，体重43 kg，血圧130/100 mmHg，脈拍64/min・整，眼瞼結膜貧血なし，眼球結膜黄染なし，表在リンパ節触知せず，胸部理学的所見異常なし，腹部，肝2横指触知，脾腫・腹水なし，下腿浮腫なし，神経学的異常なし．
[入院時検査] (表1) T.Bil 1.8 mg/dl，AST 81 IU/l，ALT 70 IU/l，ALP 255 IU/l と上昇を認め，FPGは168 mg/dl，HbA$_{1c}$ 8.4％と高値を示していた．腹部エコー，腹部CTにて肝内胆管の拡張を認め，ERCPにて総胆管は造影されず，総胆管癌の診断となる．
[入院後経過] (図1) 8月10日頃より食事摂取不能となり，インスリンを併用し高カロリー輸液を開始したが，8月15日より精神不穏状態が出現し，徐々に意識レベルが低下，8月16日には昏睡となる．血圧122/87 mmHg，脈拍82/min・整，呼気にアセトン臭はなくKussmaul大呼吸もなかった．胸部に異常なく，神経学的異常所見も認めなかった．この時，血糖値600 mg/dl，Na 180 mEq/l，BUN 200 mg/dl，血漿浸透圧462 mOsm/kgH$_2$Oと異常高値を示し，また，血液pH 7.30，BE-15.7

表1　入院時検査所見

(末梢血)	(生化)
WBC 9,800/μl	Na 125 mEq/l
RBC 327×10^4/μl	K 4.1 mEq/l
Hb 10.5 g/dl	Cl 106 mEq/l
Ht 30.8％	TP 6.7 g/dl
Plt 33.2×10^4/μl	BUN 16.8 mg/dl
	Crea. 1.0 mg/dl
(免疫)	TTT 8.8 U
HBs-Ag (−)	ZTT 17.2 U
HBs-Ab (−)	T.Bil 1.8 mg/dl
HCV-Ab (−)	D.Bil 1.3 mg/dl
	AST 81 IU/l
(腫瘍マーカー)	ALT 70 IU/l
CEA 3.8 ng/ml	ALP 255 U/l
AFP 5.2 ng/ml	γ-GTP 201 U/l
CA 19-9 5.5 U/ml	T-Chol 168 mg/dl
	TG 98 mg/dl
	FPG 168 mg/dl
	HbA$_{1c}$ 8.4％

X. 低血糖および糖尿病性昏睡

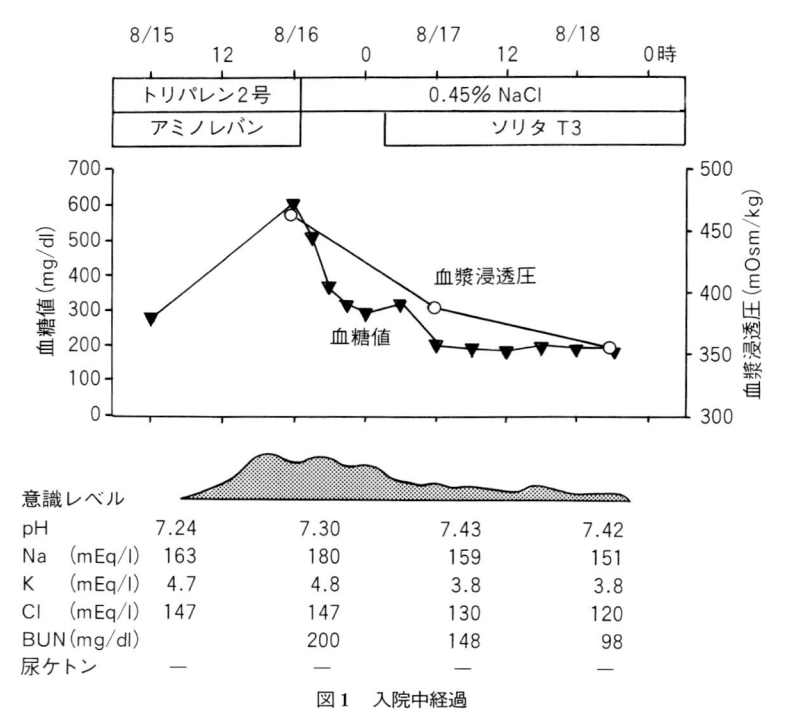

図1　入院中経過

mEq/l，尿ケトン体陰性であった．高血糖，血漿浸透圧の上昇，血液ガス所見から非ケトン性高浸透圧性昏睡（hyperosmolar nonketotic diabetic coma：以下HONKと略す）と診断し，ただちに輸液を0.45％食塩水に変更し，速効型インスリン6 U/時の持続静脈内投与を開始した．治療開始6時間後，血糖値300 mg/dl台まで低下してきたためブドウ糖投与を開始し，利尿もついていたため15 mEq/時でカリウムの投与も開始した．血漿カリウム濃度はその後も低下し，治療開始12時間後には3.0 mEq/lとなったため，カリウムの補給量を適宜増加させた．血糖値と血漿浸透圧は図1に示すように低下し，48時間後には，血糖値は200 mg/dl前後となり，意識レベルも改善した．

専門医のコメント

高カロリー輸液を誘因として発症した非ケトン性高浸透圧性昏睡（HONK）症例であり，最初の輸液におけるインスリン療法の不適切が原因の一つとして考えられた．

1）HONKの特徴

HONKは，著しい高血糖・高浸透圧（350 mOsm/kgH$_2$O以上）を特徴とし，著明な脱水と多彩な神経症状を示す．最大の特徴は，著しい高血糖にもかかわらず高度のケトーシスを呈さないことである[1]．脱水とそれに伴う意識障害の程度は，血糖値よりもむしろ血漿浸透圧と相関し，局所性・全身性痙攣や半身不全麻痺など多彩な神経症状を示すが，血漿浸透圧の低下とともにいずれも回復する．

2）疫　　学

　高齢者，特にいままで糖尿病を指摘されたことがない例にみられることが多い．従来，予後はDKA（diabetic ketoacidosis）と比較して不良であるが，近年は死亡率の低下がみられる（河西らの集計によると死亡率：30.4%[2]）．また，発症の誘因であるが，頻度の多いものから順に，薬剤（ステロイド薬，利尿剤，輸液・高カロリー栄養の投与），感染症（腎尿路感染，呼吸器感染），外科手術，糖尿病の管理不良などがあげられ，医原性の誘因と考えられるものが全誘因の2/3を占めている[3]．

3）治　　療

　DKAの治療と本質的に相違はなく，その根本は，輸液による体液・電解質バランスの補正とインスリン投与による高血糖の補正である．

（1）ショックがある場合

①気道確保：気道を確保し，血液ガス所見に応じて酸素吸入も行う．
②血管確保：血管を確保し，ショックの際には中心静脈圧測定を行う．
③胃内チューブ：嘔吐が強い場合には胃内チューブを挿入し，誤嚥などを予防する．
④尿カテーテル：尿量チェックのためカテーテルを留置する．
⑤胸部X線撮影：腎不全などによる肺のうっ血，肺炎の有無などをチェックする．

（2）輸　　液

①最初の1時間：0.45%食塩水1,000 ml/時間で開始する．
②2時間目以降：循環動態に応じて1,000 ml/時間から500 ml/時間，250 ml/時間へと減量する．
③血糖値300 mg/dl未満となった時：経口摂取が可能となるまで5%ブドウ糖液150〜200 ml/時間で続行する．

（3）インスリン治療

　投与方法として，少量持続静脈内注入法が一般的である．
①速効型インスリン5〜10 U静注，つづいて2〜12 U/時を注入ポンプで静注する．
②血糖値が250 mg/dlとなると，インスリン1〜5 U/時を継続しつつブドウ糖を注入．血糖値頻回測定にて150〜250 mg/dlの範囲内に維持する．

（4）K補給

　インスリンによる血糖値の低下とともにKも低下してくる．腎機能障害があるときは投与量を制限する．

　HONKは，高齢者に多いこと，医原性の誘因が発症のきっかけとなることが多いという点で臨床上注意を要する疾患である．本症例では，高カロリー輸液投与中にHONKをきたしたが，幸いにして治療が奏効し救命しえた．初期治療として，従来は0.45%食塩水で開始することが薦められてきたが，最近では，十分利尿がつくまでは生理食塩水を使用したほうが良いといわれている[4]．本症例では，高齢であること，ショック状態ではなかったことより0.45%食塩水を使用したが，ショック時では，その状態に応じて生理食塩水，血漿製剤，血漿代用製剤にて開始すべきである．また，急激な血糖低下，浸透圧の改善は脳浮腫を発生させ，昏睡を悪化さ

ることがあり，慎重な対応が望まれる．

●文　　献●
1) 河盛隆造：糖尿病性昏睡．nanoGIGA 2（2）：315-323，1993．
2) Kitabchi AE：Diabetic ketoacidosis and the hyperglycemic, hyperosmolar nonketotic state. In：Joslin's Diabetes Mellitus pp783-771, 1994
3) 河西浩一：高浸透圧性非ケトン性糖尿病昏睡症例の臨床所見；本邦報告例316例の集計より．臨床 11：2347-2357，1984．
4) Marshall, SM：Hyperosmolar non-ketotic diabetic coma. In ; The Diabetes Annual 4：235-247, Elsevier, 1988.

症例70 ●Factitious hypoglycemia（作為的低血糖）

[症　　例] 20歳　女性
[主　　訴] 血糖コントロール目的，情緒安定ではない
[現 病 歴] 14歳時，口渇，多飲，多尿，全身倦怠感が出現，近医にて空腹時血糖高値を指摘され，紹介にて当科を受診した．精査加療のため入院し，1型糖尿病と診断されインスリン治療開始となった．その後当科への通院を続けていたが，19歳冬頃より自閉傾向が現れ，登校拒否，診療に関する検査・治療の拒否などの精神症状も出現するようになった．血糖コントロールも不良であったため入院となった．

[既往歴，家族歴]
　　　　　　特記すべきことなし
[現　　症] 身長154 cm，体重43 kg，血圧108/66 mmHg，胸腹部理学所見異常なし，神経学的所見異常なし．
[入院時検査] 尿糖（3＋），尿ケトン体（2＋），空腹時血糖値204 mg/dl，HbA$_{1c}$ 10.1%．インスリン抗体は，結合率14%，フリーインスリン値56 μU/ml，トータルインスリン値100 μU/mlと抗体の存在を認めた．その他，特記すべき異常を認めなかった．

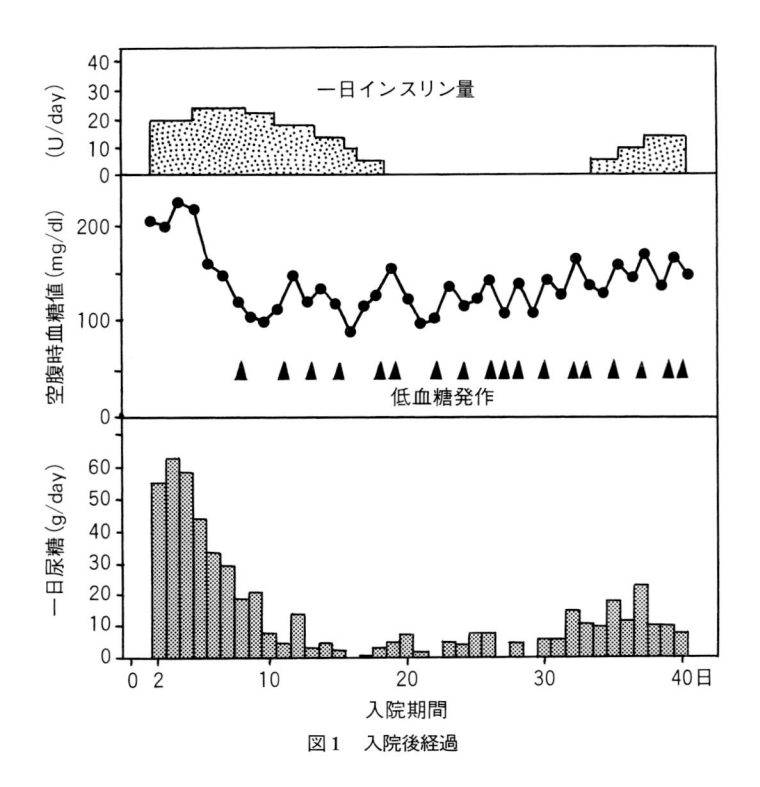

図1　入院後経過

[入院後経過]（図1）入院後，食事療法とインスリン治療を修正することにより，第10病日に尿ケトン体は陰性となった．一方，第8病日より低血糖が出現するようになり，一日尿糖量の減少も認めたため，インスリン投与量の減量を行った．しかし，その後も低血糖が起こり，原因精査のため第15病日にしいて75gOGTTを施行した．血糖値は前値121 mg/dl, 120分値298 mg/dlと上昇しているが，血漿インスリンとC-ペプチド低値であり，血糖値上昇にほとんど反応を示さなかった．その後も低血糖の出現が続いたため，第19病日にはインスリン投与を中止したが，中止期間中も低血糖出現の改善は得られず，患者自身の隠れたインスリン注射による作為的な低血糖が疑われた．第30病日での低血糖時の血糖値，血漿インスリン値，血漿C-ペプチド値の検索（表1）から，血漿インスリンが高値にもかかわらず非常に低い血漿Cペプチド値のデータが得られ，内因性インスリン分泌による低血糖は否定された．これらの成績から，患者自身を原因とする無許可のインスリン注射によるfactitious hypoglycemia（作為的低血糖）と診断した．しかし，これに関する患者からの証言は得られなかった．患者を2人部屋から4人部屋に移して1人で注射を行いにくくし，またソーシャルワーカーを加えてのカウンセリング中心の精神療法を試みたが，患者とのコミュニケーションを上手く図ることはできず，その後も低血糖はたびたび出現した．

表1　低血糖時の血漿インスリン値と血漿C-ペプチド値

	第30病日
血糖値	46 mg/dl
血漿インスリン値	59.2 μU/ml
血漿C-ペプチド値	0.23 ng/ml

専門医のコメント

インスリン自己注射による作為的低血糖を繰り返した1型糖尿病症例である．生来の性格に，長期にわたる糖尿病による二次的な情緒障害が加わり，異常な行為を実行するに至ったと考えられた．

1）低血糖の鑑別

低血糖をきたす疾患の鑑別診断を表2に示す．臨床的に圧倒的に頻度の高いのは，インスリン治療糖尿病患者にみられる低血糖であり，その原因として，食事の乱れ，不適切な運動，インスリン注射の間違い，などが挙げられる．特に注意を要するのがインスリン注射の間違いであり，注射器を誤用したり，視力低下を有する患者がインスリン量を誤ったりすることによる低血糖がときどき経験される．さらに，特異な原因として，症例で紹介した作為的低血糖が挙げられる．

2）作為的低血糖（詐病としての低血糖：factitious hypoglycemia）

糖尿病患者が主治医の指示を守らずインスリンや経口血糖降下剤を乱用したり，非糖尿病者でも糖尿病患者の家族や医療従事者が勝手にインスリン，経口血糖降下剤を使用することによ

症例70 ● Factitious hypoglycemia（作為的低血糖）

表2　低血糖の鑑別診断

1. 空腹時低血糖
   1) インスリン産生腫瘍
      - インスリノーマ
      - 膵外腫瘍
   2) 自己免疫症候群
      - インスリン抗体（インスリン自己免疫症候群）
      - インスリンレセプター抗体（インスリン抵抗性糖尿病 type B）
   3) 糖産生低下，利用亢進
      - アルコール性低血糖（慢性栄養不全）
      - 成長ホルモン分泌不全
      - 副腎皮質不全
      - 酵素不全（例：G6P 欠損）
      - 敗血症
   4) 肝機能障害
      - 急性または慢性肝炎
      - 劇症肝炎
      - 肝硬変
      - うっ血性心不全
2. 機能的低血糖
      - 反応性低血糖（初期糖尿病，特発性反応性低血糖）
      - ダンピング症候群
3. 医原性低血糖（作為的なもの，治療中偶然に生ずるものを含む）
      - インスリン
      - 経口血糖降下薬（スルフォニルウレア，ビグアナイド）

表3　Factitious hypoglycemia の診断

1. インスリン治療中の患者であれば，患者が使用するインスリンに RI を加えておき，血液・尿・注射部位の放射活性の測定する．
2. インスリン抗体測定：インスリン治療開始後3〜4週間で出現する．非糖尿病者で，インスリン抗体の存在は，外因性インスリン投与の証拠となる（例外：インスリン自己免疫症候群）．
3. Total-IRI と free-IRI 測定
4. Free-CPR 測定：血漿 C-ペプチド・レベルは，インスリノーマで高値を示すが，factitious hypoglycemia では高値とはならない．
5. C-ペプチド抑制試験：正常では，インスリン負荷（0.1 U/kg）後1時間以内に，C-ペプチド・レベルは 1.2 ng/ml 以下に抑制され，血糖値は負荷前の40%以下まで減少する（インスリノーマ患者では，インスリン負荷によっても C-ペプチド・レベルは上昇）．
6. 72時間絶食試験：インスリノーマ患者では低血糖が出現．
7. 膵血管造影：インスリノーマの診断を補助
8. 肝腫大：Factitious hypoglycemia 患者では，肝のグリコーゲンと脂肪含量が増加するため，一過性の肝腫大を認めることがある．
9. SU 薬の血中濃度：非糖尿病者における診断の補助

(Sheehy TW, 1992[2])

り起こる．性/年齢に関しては若年女性に多く，さらに性格的問題（未熟，ヒステリーなど）をもつ者が多いことも報告されている[1]．診断方法について表3に示す[2]．インスリンを使用したことがない者では血中インスリン抗体の存在，インスリン使用中/既往有の者では低血糖時の血

漿インスリン・レベル高値と血漿C-ペプチド・レベル低値が診断の決め手となる．

3）factitious hypoglycemia の治療

　作為的低血糖の患者，とくにその事実を認めない患者の治療は非常に難しく，自殺企図による死亡例も報告されている．診断がつけば，患者が理解できるように，また非難しない形でその根拠を説明し，不正な薬物の使用を認めさせる方向に導く．また，治療は，家族とソーシャルワーカーを含めた医療チームの両方による精神療法が中心となる．

　本症例では，診断には至ったが患者とのコミュニケーションをうまく図ることができず，治療に難渋した．従来に比し，臨床検査の進歩によって，factitious hypoglycemia の診断をつけることは容易になってきているが，その治療成績はあまり改善されていないようである．

●文　　献●
1) Grunberger G, Weiner JL, Silverman R, et al.: Factitious hypoglycemia due to surreptitious administration of insulin. Ann Intern Med 108 : 252-257, 1988.
2) Sheehy TW : Case Report : Factitious hypoglycemia in diabetic patients. Am J Med Sci 304 : 298-302, 1992.

症例 71　ダンピング症候群

[症　　　例]　56歳　男性，会社員
[主　　　訴]　食後の悪心，発汗，心悸亢進，全身倦怠感
[家　族　歴]　特記事項なし
[現　　　病]　55歳時，健診にて上部消化管造影施行．異常影を指摘され近医受診．胃角部の早期癌が発見され，胃全摘術を施行した．再建術式はRoux-Y吻合であった．他臓器およびリンパ節への転移は認められなかった．手術より1ヵ月後，摂食量が増大するにつれて，食後の悪心，発汗，心悸亢進を自覚するようになり，ときには強い脱力感も出現した．頻回少量食の指導が行われ，早期および後期ダンピング症候群の疑いにて当科紹介となった．
[現　　　症]　身長 168.5 cm，体重 56 kg，血圧 136/72 mmHg，脈拍 66/min，肺ラ音（－），心雑音（－），腹部平坦・軟，正中部に手術痕（＋），肝脾触知せず，神経学的異常を認めず．
[入院時検査]　(表1) HbA$_{1c}$ 5.8%, T-chol 178 mg/dl, TG 140 mg/dl, AST 30 IU/l, ALT 32 IU/l, ALP 1900 IU/l, γ-GTP 98 IU/l, BUN 18 mg/dl, Cr 0.8 mg/dl, アドレナリン 60 pg/ml, ノルアドレナリン 210 pg/ml（100～450），ドーパミン 18 pg/ml（20以下），T$_3$ 1.1 ng/ml（0.8～1.8），T$_4$ 8.4 μg/dl（4.6～12.6），TSH 1.9 μU/ml（0.34～3.5）
[入院後経過]　入院後，経口糖負荷試験を行い，経口摂取後30分の急激な高血糖および反応性高インスリン血症を認めた（表1）．それに伴い，60分以降は急激な血糖降下がみられた．カテコラミン，甲状腺ホルモンなどの高値を認めず，症状の発生時期からもダンピング症候群の診断に誤りのないことを確認した．glucose-dependent insulinotropic polypeptide は診断には必要性を認めなかったが，食後高血糖がインスリン分泌増大の機序の一因となっていることを確認するために測定した．食事を低糖，高蛋白，高脂肪食とし，頻回（1日5回）少量摂取により経過観察を行った．しかし，食後の悪心，発汗，心悸亢進の改善は認められず，食後の急激な高血糖を抑制する治療が求められた．食前速効型インスリン注射では，食直後の高血糖を抑制できず，さらに食後1～2時間の低血糖を助長することになるため適応とならず．そこで1日3回食に戻し，α-glucosidase inhibitor（アカル

表1　入院時の75g経口糖負荷試験

	0'	30'	60'	120'	180'
血糖値 (mg/dl)	90	216	135	68	48
IRI (μU/ml)	5	120	20	6	7
GIP (ng/l)	51	306	120	60	54

Insulinogenic Index : 0.91

表2 アカルボース投与時の75g経口糖負荷試験

	0'	30'	60'	120'	180'
血糖値 (mg/dl)	86	140	122	96	90
IRI (μU/ml)	5	42	14	8	7
GIP (ng/l)	55	120	80	50	56

Insulinogenic Index：0.69

ボース）の毎食直前100 mg投与を行ったところ自覚症状の消失を認めた．また，下痢や腹部膨満感といった副作用も出現せず，経口糖負荷試験において改善を認めたため退院となった．アカルボース投与時の経口糖負荷試験結果を示す（表2）．

専門医のコメント

1) ダンピング症候群の発生機序

胃の全摘手術あるいは部分切除術後，経口摂取した食物が未消化，高浸透圧のまま上部空腸内へと急速に排出されることが発端となる．多量の細胞外液が腸管内へと移行することにより，循環血液量の減少，腸管内圧の亢進が生じ，この物理刺激と炭水化物などの化学的刺激によって，セロトニン，ヒスタミン，キニン，ニューロテンシン，グルカゴン，カテコラミンなどの血管作動物質や，VIP，モチリン，ソマトスタチン，ガストリンなどの腸管運動に関与する物質を刺激する．これらの因子を介してさまざまな症状が引き起こされるのだが，早期ダンピング症状の発現には特にセロトニン，ヒスタミン，エピネフリン，ニューロテンシンの増加が深く関与するとする報告がある．本症例において，経口糖負荷試験時にこれら因子の測定は行っておらず，アカルボースによる糖吸収遅延効果がいかにして本患者の自覚症状を改善せしめたのかは不明であるが，経口負荷試験時のGIPの増加がアカルボースの投与により著明に抑制されており，少なくともインスリン過分泌による低血糖（後期ダンピング症候群）の抑制効果は期待できると考えられる．

2) ダンピング症候群の治療

早期ダンピング症候群の治療が重要である．抗セロトニン剤（ペリアクチン®），抗ヒスタミン剤（ホモクロミン®），抗キニン剤（アンジニン®），自律神経遮断剤（ブスコパン®），粘膜表面麻酔剤（スオロカイン®）などの他，神経症的傾向の認められる場合には抗不安薬を使用することもある．また，アカルボースはα-glucosidase inhibitorであり，オリゴ糖の分解を抑制することにより腸管での糖吸収を遅延させるのだが，本症例のようにアカルボースが著効する例もあり，ダンピング症候群での食後の急速な炭水化物の消化・吸収を考慮しても，第一に選択すべき薬剤であると考えられる．しかし，アカルボースによる作用が自覚症状の改善にどのように関わっているのかは明らかではない．

症例72 インスリノーマ

[症　　　例] 60歳　女性
[主　　　訴] 頻回に繰り返す低血糖発作
[生　活　歴] 飲酒（−），喫煙（−）
[既　往　歴] 27歳；肺結核
[家　族　歴] 父；脳血管障害
[現　病　歴] 4年前より，起床時に意識混濁が出現し食事摂取にて軽快するという症状が出現しはじめた．その後，同様の発作が頻発し，近医にて20 mg/dlという低血糖を指摘され，2年前精査目的にて某院に入院となる．血液，画像検査などによる精密検査が行われ，インスリノーマを疑われるも確定診断は得られず外来での経過観察となった．その後，症状出現時に家族による砂糖水の投与およびグルカゴン筋注にて対処していたが，再び低血糖発作の頻度が増加したため，精査目的で当科紹介入院となる．
[入院時現症] 身長148.4 cm，体重34 kg，BMI 15.5 kg/m^2，血圧150/80 mmHg
[入院時検査所見] 検血：RBC 411×10^4/μl，Hb 11.8 g/dl，Ht 35.8%，WBC 6,420/μl，Plt 27.5×10^4/μl

生化学：UN 13 mg/dl，Cr 0.6 mg/dl，AST 14 IU/l，ALT 7 IU/l，LDH 277 IU/l，ALP 152 IU/l，TP 7.7 g/dl，Alb 3.6 g/dl，AMY 55 IU/l，LIP 27 IU/l，HbA$_{1c}$ 3.8%

内分泌検査：C-ペプチド 2.3 ng/ml，インスリン抗体（NSB）5.2%，TSH 4.72 μU/ml，FT$_4$ 1.3 ng/dl，FT$_3$ 3.6 pg/ml，ACTH 45 pg/ml，GH 0.3 ng/ml，PRL 20 ng/ml，PTH 13.2 pg/ml

血糖日内変動：

	B0	B2	L0	L2	S0	S2	BS
PG（mg/dl）	49	97	80	120	51	125	124
IRI（μU/ml）	6	19	12	38	15	12	11

絶食試験：

	AM 7：30	AM 11：45
PG（mg/dl）	56	29（複視，全身倦怠感出現）
IRI（μU/ml）	8.2	8.2
GH（ng/ml）	12.1	1.86
ACTH（pg/ml）	34	46
Cortisol（μg/dl）	14.1	15.2
Glucagon（pg/ml）	110	150
Epinephrine（pg/ml）	137	132
Norepinephrine（pg/ml）	430	598

腹部造影CT：pancreas head に約1cm大の hypervascular nodular lesion を認めた．

超音波内視鏡：pancreas head に約1cm大の low echoic な mass を認めた．

腹部血管造影：Celiac axis および SMA の造影で pancreas head に 8 mm 大の stain が確認された．

選択的 Ca 動注負荷試験：0.025 mEq/kg のグルコン酸カルシウムを上腸間膜動脈，胃十二指腸動脈，脾動脈より注入し，右肝静脈より sampling(0, 30, 60, 120秒) を行い IRI (µU/ml) を測定．

	0 sec	30 sec	60 sec	120 sec
上腸間膜動脈	23	500以上	320	130
胃十二指腸動脈	22	500以上	350	120
脾動脈	15	30	21	19

[入院後経過] 血液検査では，軽度の貧血を認めるものの特に異常所見を認めず，インスリン抗体は陰性，C-ペプチド，インスリン拮抗ホルモンも正常範囲内であり，その他内分泌学的検査においても異常所見は得られなかった．絶食試験では複視，全身倦怠感を訴えた時点(絶食後13時間45分)で中止としたが，この時，血糖値が 29 mg/dl を示したのに対し，血中 IRI は 8.2 µU/ml で IRI/BS 比は0.28であった．一方，非侵襲的画像検査では hypervascular な膵頭部腫瘍が認められた．インスリノーマの基準とされる IRI/BS＞0.3や IRI/(BS-30)×100＞200を満たさないものの，他に原因疾患が考えられず，画像所見からインスリノーマを疑い，確定診断のために選択的 Ca 動注負荷試験 （ASVS）および腹部血管造影を施行した．ASVS では，上腸間膜動脈および胃十二指腸動脈にて IRI の著明なステップアップが認められた．この結果より，インスリノーマが上腸間膜動脈および胃十二指腸動脈の支配領域である膵頭部に存在すると考えられた．また，同時に施行した腹部血管造影では，膵頭部に 8 mm 大の hypervascular な tumor stain を認め，ASVS の結果と合わせ，同腫瘍をインスリノーマと診断した．

その後，当院外科にて腫瘍摘出術を施行した．術中，腫瘍除去の確認のため，再度 ASVS を施行したが，術前に認められた上腸間膜動脈および胃十二指腸動脈門脈からの Ca 注入による IRI の著明なステップアップは認められず，腫瘍は十分核出できたと考えられた．またその後の病理診断にて，摘出した腫瘍がインスリノーマであることが確認できた．術後は，正常な血糖日内変動を示し，15時間の絶食試験でも低血糖を生じることなく退院となった．

専門医のコメント

インスリノーマは血糖値の制御を受けないインスリンの自律性過剰分泌によるものとされる．その診断のためには，自律性のインスリン過剰分泌の証明とその原因となる腫瘍の局在診断が必要である．インスリンの過剰分泌の指標としては，IRI/BS＞0.3(Fajan's index)や IRI/

(BS-30)×100＞200(Turner's index)が用いられる．また，48時間程度絶食にして経時的に IRI，BS を測定し，インスリンの自律性分泌を確認する方法（絶食試験）も行われている．今回はいずれの指標もインスリノーマの診断基準を満たさなかった．また，インスリノーマではインスリンスリの前駆物質であるプロインスリンの血中レベルが高いことが知られており，空腹時の血中 IRI に占めるプロインスリンの分画（正常では20％以下）を調べることは IRI 高値を示さない症例でも有用である．一般的にはプロインスリンが等モルのインスリンと CPR に分解されることより，血中 CPR 値を代用することが多い．本例では C-peptide 2.3ng/ml と正常範囲内でありこの基準も満たさなかった．このように本例では自律性のインスリン過剰分泌を証明することができなかった．

　腫瘍の局在診断については超音波検査(US)，CT，MRI などが用いられる．US では境界明瞭な低吸収域として描出されることが多く，CT 検査では dynamic CT が有効で動脈相早期に一過性の限局性濃染像が描出される．超音波内視鏡では腹壁 US 同様境界明瞭な低吸収域として腫瘍が描出され，腹壁 US に比べ死角が少なくまた解像度も高い．本例ではインスリノーマに合致する画像所見が得られた．さらに侵襲的な検査として，血管造影および経皮経肝門脈採血法があげられる．血管造影では腫瘍濃染像としてとらえられるが，その描出率は30～70％程度といわれており，非侵襲的な検査同様に微小な腫瘍の描出は難しい．一方，経皮経肝門脈採血法は膵周囲の門脈血を順次採取し，その IRI レベルを測定し腫瘍の局在診断を明らかにする方法である．この検査は局在診断を飛躍的に高めたが，患者にとってかなり侵襲的な検査となるため，最近ではこれに代わり，選択的動脈内カルシウム注入試験が注目されている．これは，腹部血管造影後，膵を栄養する3本の動脈（胃十二指腸動脈，上腸間膜動脈，脾動脈）のそれぞれにカルシウム溶液（0.025 mEq/kg のグルコン酸カルシウム）を急速注入し，30秒毎に2分間，肝静脈より sampling を行い，その IRI レベルを測定しステップアップしている動脈の支配領域に腫瘍が存在していると判断する．解剖学的には，胃十二指腸動脈は膵頭上部，上腸間膜動脈は膵頭下部，脾動脈は膵体尾部を栄養している．この検査は他の画像診断ではとらえきれない微小なインスリノーマの局在を正確に診断することができる．本例でもカルシウム注入後30秒で，上腸間膜動脈および胃十二指腸動脈にて IRI の著明なステップアップが認められ，インスリノーマが上腸間膜動脈および胃十二指腸動脈の支配領域である膵頭部に存在すると考えられ CT，超音波内視鏡の局在診断と一致した．また同時に施行した腹部血管造影でも，膵頭部に8 mm 大の hypervascular な tumor stain を認め，ASVS の結果と合わせ，同腫瘍をインスリノーマと診断することができた．

症例73 インスリノーマ（MENタイプ1）

[症　　例] 28歳　男性
[主　　訴] 意識消失発作
[既　往　歴] 特記すべきことなし
[現　病　歴] 26歳時より，しばしば空腹時に意識消失発作出現．27歳時，近医にて絶食負荷試験にて，3時間後血糖40 mg/dl，インスリン53 μU/ml とインスリン相対的高値よりインスリノーマを疑われる．CT，MRI，血管造影などの画像診断では膵腫瘍を同定できなかったため，入院精査となった．ここ2〜3年，空腹時の発作が食事摂取により回避できることに気づき，過食傾向のためこの半年で約10 kgの体重増加を認めている．
[入院時所見] 身長172.5 cm，体重89.0 kg（BMI 29.9），血圧112/76 mmHg，脈拍76/min，胸部所見　異常なし，腹部所見　異常なし，神経学的所見　異常認めず．
[入院時血液学的主要所見]
T-chol 152 mg/dl, TG 65 mg/dl, HDL-chol 32 mg/dl, AST 25 IU/l, ALT 70 IU/l, γ-GTP 25 IU/l, ALP 147 IU/l, UA 5.6 mg/dl, BUN 14 mg/dl, Cr 0.9 mg/dl, FPG 32 mg/dl, IRI 42 μU/ml, CPR 5.2 ng/ml, インスリン抗体(−), グルカゴン 67 pg/ml, ガストリン 170 pg/ml, Ca 5.2 mEq/l, P 2.3 mg/dl, PTH 1,109 pg/ml

[入院後経過] 入院後食事は1日2,400 kcal として眠前に補食することにより低血糖の防止を図った．しかし，空腹時血糖32 mg/dl，IRI 145 μU/ml と相対的インスリン高値を認め，インスリノーマが強く疑われた．グルカゴン負荷試験（表1）はインスリノーマパターンを示した．画像診断的には腹部エコー，腹部CT，MRI，腹部血管造影のいずれにおいても膵腫瘍を確診するに足る所見は認められなかっ

表1　glucagon 負荷試験（1991.1.24）

min	PG (mg/dl)	IRI (μU/ml)	CPR (ng/ml)
0	37	29	2.7
1	37	54	5.2
3	43	45	5.1
6	57	193	19.2
10	62	388	19.0
20	71	258	13.1
30	44	12	2.7
40	25	14	4.5
50	25	8	2.0
60	35	9	1.8

〈glucagon 負荷試験　診断基準〉
正常：投与後5分以内に IRI ピーク（≦100 μU/ml，BS/IRI≧1）
insulinoma：投与後6分以降に IRI ピーク（≧100 μU/ml，BS/IRI≦1）

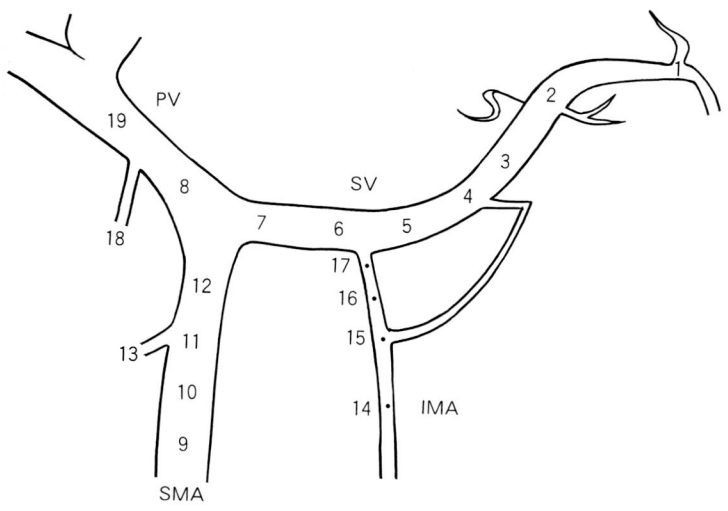

症例73 ● インスリノーマ（MEN タイプ1）

	〈1991．1．30〉			〈1991．4．17〉	
No.	IRI (μU/ml)	IRG (pg/ml)	No.	IRI (μU/ml)	IRG (pg/ml)
1	88	100	1	45	240
2	78	120	2	43	230
3	77	120	3	40	1,050
4			4	37	195
5	78	110	5	39	260
6	110	480	6	62	590
7	57	460	7	62	325
8	130	280	8	45	480
9			9	32	210
10			10	23	210
11			11	25	230
12	42	110	12	26	275
13			13	31	190
14			14	32	225
15			15	27	200
16			16	33	200
17	71	1,800	17	40	930
18	8,700	480	18	10,090	1,230
19	210	500	19	70	380

図1　PTPVS

た．経皮経肝門脈採血（PTPVS）を実施，IRI の膵十二指腸静脈でのステップアップが認められ，膵腫瘍によるインスリノーマが示唆された．また同時にグルカゴンも同様に高値となり，グルカゴノーマも示唆された．血液データ上副甲状腺機能亢進症が認められ，頸部超音波検査を施行し，甲状腺左葉下極に副甲状腺の腫大が認められた．頭部 MRI では下垂体腫瘍を認めず，下垂体ホルモンは正常範囲内で，CRF 負荷試験でも異常は認められなかった．なお，父親においても PTH，PRL の高値を認め，CT にて下垂体腺腫，副甲状腺腫を認めたことから，家族性の MEN タイプ1（multiple endocrine neoplasia type 1）と診断した．手術を施行し，術中エコーにて膵頭部上縁に母指頭大の腫瘤，膵尾部から体部にかけて直径 4〜6 mm の腫瘤を 5 個認め，後者は術中病理診断で悪性グルカゴノーマの所見を得たため，膵癌に準じた膵全摘ならびに膵臓，十二指腸切除を行った（図1）．

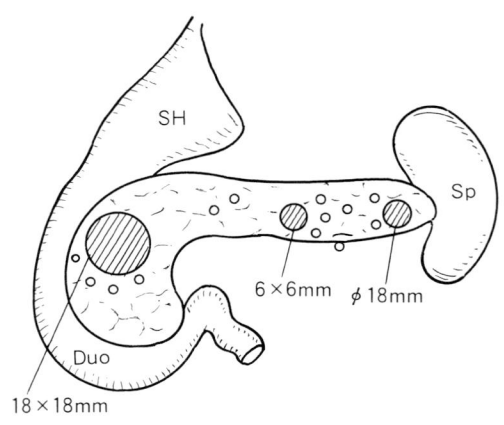

図2 手術所見

[術中所見] liver metastasis（−），膵を露出するも tumor は認められず，触診にて膵尾部下縁被膜下に直径5mm大の tumor と膵頭部上縁に母指頭大の hard tumor を認めた．術中エコーにより，前記2個の tumor のほかに，膵尾部脾門部付近に直径4mm大の tumor 1個，さらに膵体部には直径4〜6mmが3個認められた．また，膵頭部の tumor は門脈本幹右壁に接していた．膵尾部下縁の tumor を摘出し，ゲフリールの結果，glucagonoma で malignant の所見を得たので，膵全摘ならびに膵・十二指腸合併切除を行った．術後の標本を検索した結果，上記の腫瘤以外に12個の直径1〜2mm大の tumor を認めた（図2）．

[術後経過] 手術後は IVH にて栄養管理を行い，インスリン点滴内投与により膵全摘後の糖尿病を管理した．自己血糖測定（SMBG）下，経口摂取量が増加するとインスリンの皮下注射へ移行し，速効型インスリン毎食前投与と中間型インスリン眠前投与を行った．術後の内分泌機能に関しては U-CPR は感度以下，グルカゴン値は39 pg/ml（正常値40〜140，術後8日）であった．

専門医のコメント

インスリノーマは90％は良性で単発に起こってくるが，今回のように副甲状腺腫瘍，膵臓の悪性のガストリノーマ（この症例では認められなかった下垂体腫瘍）を合併してくるような MEN タイプ1の疾患でも起こってくる．

インスリノーマは Wipple の三徴が有名で，①低血糖症状の出現，②空腹時低血糖，③ブドウ糖投与で発作消失することが診断上重要である．インスリン高反応の証明としてはアルギニン，ロイシン，グルカゴン法が安全な方法として用いられる．本症例でも，グルカゴン負荷試験で5分での IRI が 100 μU/ml 以上とインスリン分泌が過剰反応しており，インスリノーマの存在を示唆した．

局在の診断では画像診断として腹部 CT，MRI が用いられるが，腫瘍が小さく上述の方法で検出されないときは経皮経肝門脈採血法*や選択的動脈内カルシウム注入試験が用いられる．

症例73 ● インスリノーマ（MEN タイプ1）

1）MEN タイプ1

膵ラ氏島，下垂体前葉，副甲状腺の腺腫または過形成を生じる疾患で，副甲状腺機能亢進は必発で，膵腫瘍は82％，下垂体腫瘍は54％に存在する．膵ラ氏島腫瘍の3分の2はガストリノーマで，次いでインスリノーマが29％と多い（グルカゴノーマ4％）．膵腫瘍はしばしば多発性で悪性の率が高い．下垂体腫瘍はプロラクチノーマ（60％）が多く，GH産生腫瘍（約20％）がついで多い．下垂体腫瘍による圧迫による機能低下も約25％にみられる．また，まれに褐色細胞腫を合併する（MEN1オーバーラップ症候群）ことがある．近年，MENタイプ1の原図遺伝子としてMEN1N（第11染色体長腕11q13）が見い出された．

2）ポイント

本症例の診断に際しては家族歴，既往歴の詳しい聴取，または臨床症状の正確な把握からMENタイプ1を鑑別に加えることが一番大切である．疑えば上記のようなホルモン検査により診断は容易である．一人の患者が見つかれば家族の血清カルシウム，リン値の測定でスクリーニングし，副甲状腺機能亢進の患者を見つければよい．

---

* 経皮経肝門脈採血法：経皮経肝門脈造影の手技で門脈内にカテーテルを挿入し，門脈系の種々の部位より採血し，そのホルモン濃度が高値を示す部位から腫瘍の局在を推測する．

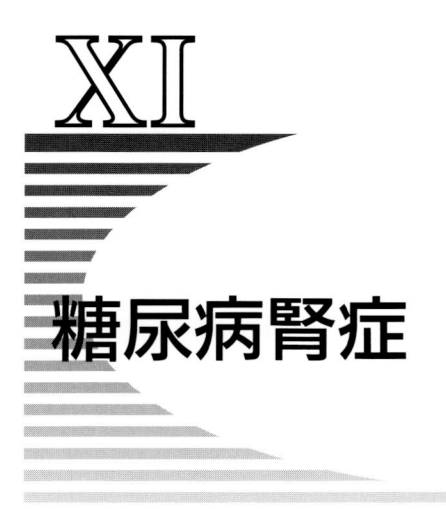

XI 糖尿病腎症

　糖尿病腎症は，慢性の高血糖状態により引き起こされる糖尿病細小血管合併症の一つで，微量アルブミン尿より始まる蛋白尿，種々の腎機能障害および高血圧，浮腫などの徴候を呈し，最終的に慢性腎不全に陥る．細小血管合併症のなかで，糖尿病腎症は患者のQOLおよび生命予後を規定する最も重要な因子である．1998年以来，新規に透析導入された慢性腎不全患者の原因疾患として糖尿病が第一位となっている．とりわけ，慢性腎炎による場合と比較し，透析導入後の予後がその他の合併症のために著しく悪く，維持透析の合併症や医療費が大きな医療問題となっている．

　糖尿病腎症の治療は厳格な血糖管理に加え，食事療法（低蛋白高カロリー食）とレニン-アン

表1　糖尿病腎症病期分類

病期	尿蛋白（アルブミン尿）	GFR（Ccr）
第1期 (腎症前期)	正常	正常 ときに高値
第2期[*1] (早期腎症期)	微量アルブミン尿	正常 ときに高値
第3期-A (顕性腎症前期)	持続性蛋白尿	ほぼ正常
第3期-B (顕性腎症後期)	持続性蛋白尿 （1g/日以上）	低下[*2]
第4期 (腎不全期)	持続性蛋白尿	著明低下 （血清クレアチニン上昇）
第5期 (透析療法期)		維持透析中

＊1：診断にあたっては，糖尿病性腎症早期診断基準を参照．
＊2：持続性蛋白尿約1g/日以上，GFR（Ccr）約60 ml/分以下を目安とする．

ジオテンシン系阻害薬による薬物療法が確立された治療法である．従来は，持続性蛋白尿を呈する腎症3期（表1）はpoint of no-returnの時期で，いくら血糖管理を厳格に行っても，腎症の改善は望めないと考えられていた．しかし，膵臓移植により血糖を完全に正常化することにより，10年の経過で糖尿病腎症は蛋白尿も組織学的所見も改善することが明らかにされた．したがって，腎症のどの病期においても，厳格な血糖管理を行うべきである．このことは，他の糖尿病合併症の進展予防に繋がり，ひいては患者のQOLの維持に貢献できる．

食事療法は，腎症3期からタンパク摂取量の制限（低蛋白食0.8～1.0 g/kg/day）を開始する．総エネルギー量は第3期-Aでは25～30 kcal/kgに，第3期-Bでは高カロリー（30～35 kcal/kg）とする（標準体重より算出）．

腎症を有する多くの症例が高血圧を有しており，血圧管理は予後規定する最も重要な因子となる．血圧管理のポイントは，第3期-Aまでは130/80 mmHgを目標とし，蛋白尿が1日1g以上の第3期-Bの場合には125/75 mmHg以下と厳格な目標値が設定されている．降圧薬は，糸球体内圧低下作用による尿中蛋白排泄抑制効果が報告されているACE阻害薬や機序が類似するAII受容体拮抗薬が第一選択薬となる．特に，高血圧合併時のみならず，正常血圧患者に対してもACE阻害薬，AII受容体拮抗薬は糖尿病腎症の1次・2次予防に有効であることが明らかとされている．

現在までの治療法の向上により，末期腎不全は有意に減少しているが，依然として満足ゆく成績ではない．したがって，早期の腎症の診断を行うとともに，病期に即した適切な治療を行い，腎症の増悪を阻止することが重要な課題である．

症例 74　糖尿病腎症の自然経過

[症　　例] 54歳　女性，自営業
[既 往 歴] 特記すべきことなし
[家 族 歴] 特記すべきことなし
[現 病 歴] 39歳時，近医にて糖尿病を指摘され，経口血糖降下薬投与にて経過観察されていたが受診は不定期であった．3ヵ月前頃より，全身倦怠感並びに食欲不振が出現し始めたため，近医を受診し，血液検査にて腎機能低下を指摘され，精査加療目的にて当科に紹介された．
[初診時現症] 身長 154 cm，体重 65 kg，血圧 188/92 mmHg，脈拍：72/分・整，眼瞼結膜：貧血を認める，甲状腺：腫大を認めず，胸腹部：異常を認めず．胸腹水（−），下肢：浮腫を認める，神経学的検査：アキレス腱反射，膝蓋腱反射共に消失．振動覚両側下肢，上肢にて低下を認む．
[入院時検査] Na 138 mEq/l, K 6.0 mEq/l, Cl 107 mEq/l, TP 5.6 g/dl, Alb 2.4 g/dl, A/G 0.8, AST 25 IU/l, ALT 28 IU/l, γ-GTP 30 IU/l, LDH 202 lU/L, T-chol 242 mg/dl, TG 164 mg/dl, HDL-chol 46 mg/dl, FPG 212 mg/dl, HbA$_{1c}$ 8.6%, BUN 70 mg/dl, Cr 6.4 mg/dl, UA 5.6 mg/dl, WBC 7200/μl, RBC 241×10^4/μl, Hb 8.3 g/dl, Ht 26.6%, Plt 21.5×10^4/μl, C$_{cr}$ 12 ml/min, Urine protein 1.0 g/Day, Urine Sugar 105 g/Day
[入院後経過] 本症例は長期に亘る糖尿病コントロール不良状態が持続した結果，入院時検査にて血清カリウム（以下 K）6.0 mEq/l，血中尿素窒素（BUN）70 mg/dl，血清クレアチニン 6.4 mg/dl，クレアチニン・クリアランス 12 ml/min にて示されるように，糖尿病腎症による末期腎不全状態を呈していた．本症例は入院後，利尿薬の投与，経口血糖降下薬からインスリン療法への変更，降圧薬の変更を行うと同時に腎不全食（低蛋白，K制限食）への変更を行ったが腎機能改善が認められず，入院期間中に内シャント作成を行い血液透析へ移行した．（図1）

専門医のコメント

1）糖尿病腎症の診断と自然経過

　糖尿病腎症（以下腎症と略す）は，腎糸球体硬化症を病理的な特徴とする糖尿病性合併症である．腎症進展には1）血糖，2）血圧，3）蛋白質摂取量などの種々の因子が関与していることが報告されている．臨床病期分類は，病態の進行に即した厚生省糖尿病調査研究班のものが用いられる（図2，表1）．

XI. 糖尿病腎症

図1 血清クレアチニン値の経過

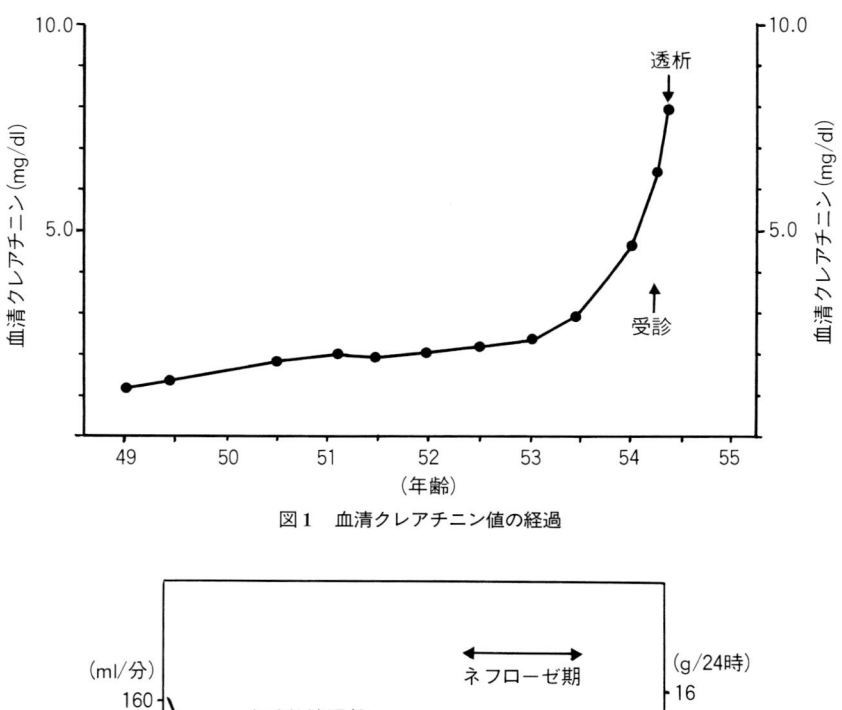

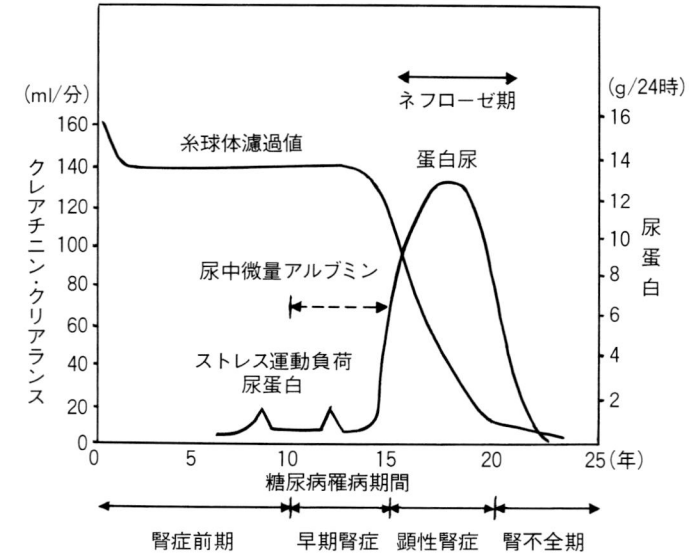

図2 糖尿病腎症の自然経過
(Friedman EA: Nephorology forum-Diabetic nephropathy: Strategies in prevention and management. Kidney Int 211: 780-791, 1982 を改変)

2) 透析導入時期

2001年の透析統計においては，わが国における慢性透析症例総数は22万人を超える状況である．そのなかで，糖尿病腎症は新規透析導入原因疾患としては1998年に慢性糸球体腎炎を抜き第1位となった．その後，占有比率は横ばいながら症例数は増加の一途をたどり，今後も増加し続けることが予想される．

腎症による腎機能の低下には個人差があるが，腎糸球体濾過率（GFR）の低下率にて表現すると1ヵ月に約1 ml/minの低下速度とされている．透析療法移行時期を推定することは重要

表1 糖尿病腎症の病期分類

病　期	尿蛋白（アルブミン尿）	GFR（Ccr）
第1期（腎症前期）	正常	正常ときに高値
第2期（早期腎症期）	微量アルブミン尿	正常ときに高値
第3期A（顕性腎症前期）	持続性蛋白尿	ほぼ正常
第3期B（顕性腎症後期）	持続性蛋白尿（1g/日以上）	低下[*1]
第4期（腎不全期）	持続性蛋白尿	著明低下（血清クレアチニン上昇）
第5期（透析療法期）		維持透析中

*1：持続性蛋白尿1g/日以上，GFR（Ccr）約60 ml/分以下を目安とする．

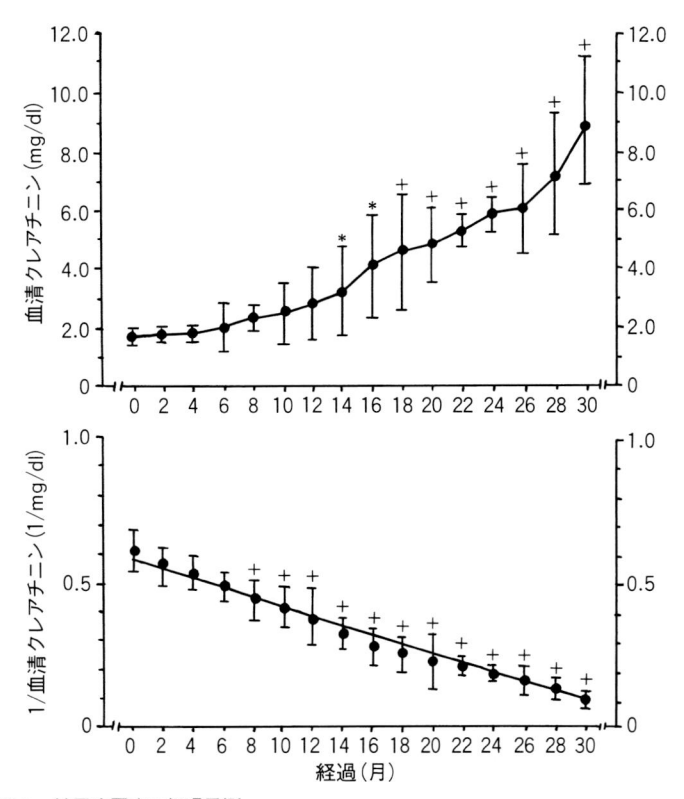

図3　糖尿病腎症の経過予測
　糖尿病腎症症例6例における腎機能変化（上段）と血清クレアチニン値の逆数変化による腎機能推移の予測（下段）　　　　　　　　（糖尿病34（9），1991より）

であり，従来から腎症の経過・予後を簡便に予測し，透析時期を推定する方法として，血清クレアチニン値の逆数値の時間変化を追跡する方法がある（図3）．近年は，利尿薬・血圧降下薬などの薬剤ならびに医療の進歩によって，血液透析移行までの期間を延長させることが可能となり，QOLの向上を図ることができるようになった．しかしながら，急激なうっ血性心不全，肺水腫，胸水，心嚢液貯留などの溢水所見を認める腎症症例に対しては，緊急透析を施行せざるをえないことがあることを銘記する必要がある（表2）．

表2 慢性透析療法の透析導入のガイドライン

1) 末期腎不全に基づく臨床症状
　（下記 A～G の内 2 項目以上）が存在する．
　　A) 体液異常（管理不能の電解質，酸塩基平衡異常）
　　B) 神経症状（中枢，末梢神経障害，精神障害）
　　C) 消化器症状（悪心，嘔吐，食欲不振，下痢など）
　　D) 血液異常（高度の貧血症状，出血傾向）
　　E) 循環器症状（重篤な高血圧，心不全，心包炎）
　　F) 体液貯留（全身浮腫，高度の低蛋白血症，肺水腫）
　　G) 視力障害（尿毒症性網膜炎，糖尿病性網膜症）

2) 腎機能障害
　　（ただし小児，高齢者，糖尿病腎症による腎不全の際には，基準には拘らない）
　持続的に血清クレアチニン値 8 ml/ml 以上
　（あるいは，クレアチニン・クリアランス 10 ml/分以下）

3) 日常生活能の障害
　　透析導入により活動力の回復が期待できる．

（厚生省科学研究・腎不全医療研究班，
透析療法合同専門委員会：1989年度）

3) 透析方法

透析方法に関しては，従来から行われている HD（血液透析，hemodialysis）だけでなく，近年は CAPD（持続自己腹膜透析，continuous ambulatory peritoneal dialysis）も積極的に施行されている．実際の手技・内容に関しては成書を参照されたい．

●文　献●
1) 繁田幸男：糖尿病と腎合併症，総論．Diabetes Frontier 1：475-480
2) 糖尿病性腎症早期診断基準：平成 2 年度糖尿病調査研究報告書，p251，厚生省
3) Friedman EA：Nephrology forum-Diabetic nephropathy：Strategies in prevention and management. Kidney lnt 21：780-791, 1982
4) Mogensen CE, Christensen CK, Vittinghus E：The stages in diabetic renal disease：With emphasis on the stage of incipient diabetic nephropathy. Diabetes 32 (suppl 2)：64-78, 1983
5) 糖尿病性腎症病期分類：平成 3 年度糖尿病調査研究報告書，p320，厚生省
6) Kolewski AS, Canessa M, Warram JH, et al：Predispostion to hypertension and susceptibility to renal disease in insulin-dependent diabetes mellitus. New Engl J Med 318：140, 1988

症例75 早期糖尿病腎症症例

[患　　者] 41歳　女性，主婦
[主　　訴] 特になし
[既往歴・家族歴] 特記すべきことなし
[現　病　歴] 25歳の妊娠時に尿糖を指摘されるも出産後は消失したため，以降は特に検査なども受けていなかった．その後も健康診断は受診していなかったが，40歳になり夫の会社での検診にて尿糖および血糖高値を指摘され，会社診療所受診．糖尿病と診断され，教育目的にて当院紹介入院となる．
[入院時現症] 身長150 cm，体重50 kg（BMI：22.2），血圧135/88 mmHg，脈拍72/分・整，その他理学的所見上，特記事項なし
[入院時検査] Na 138 mEq/l, K 5.0 mEq/l, Cl 107 mEq/l, FPG 156 mg/dl, HbA$_{1c}$ 8.2%, TP 6.0 g/dl, Alb 3.3 g/dl, AST 22 IU/l, ALT 20 IU/l, γ-GTP 30 IU/l, LDH 232 IU/l, T-chol 172 mg/dl, HDL-chol 47 mg/dl, TG 98 mg/dl, BUN 18 mg/dl, Cr 0.7 mg/dl, UA 6.1 mg/dl, WBC 7,200/μl, RBC 380×10^4 μl, Hb 12.3 g/dl, Ht 32.6%, Plt 21.5×10^4/μl, C$_{Cr}$ 97.3 ml/min
検尿テープ：糖（2＋），蛋白（－），潜血（－）
尿中微量アルブミン：57.3 mg/day，585 mg/g・Cr

[入院後経過] 入院後，1,440 kcal/day（18単位）食事療法を導入のうえ，血糖コントロールの経過を観察したが，各食前140 mg/dl以上，食後200 mg/dl以上と高血糖が持続していた．OGTTにてグルコース応答性インスリン分泌能低下を認めたため，まず糖毒性解除目的にてインスリン自己注射療法を導入した．超速効型インスリンアナログの毎食直前各4単位投与にて，毎食前110 mg/dl以下，食後150 mg/dl以下と著明な血糖コントロール改善を示し，インスリンは投与7日にて中止した．インスリン中止後は食前血糖が120 mg/dl強，食後は170 mg/dl程度とともに上昇したため，ナテグリニド90 mgを3錠分3毎食前にて投与開始した．投与後血糖改善を示し，この投薬内容にて治療続行とした．

入院時の検尿にて，尿中微量アルブミン量増加を認めたため早期腎症と診断し，これに対してACE（アンジオテンシン転換酵素）阻害薬の投与を開始した．ACE阻害薬マレイン酸エナラプリル2.5 mgにて血圧は120/80 mmHgまで低下したが，これ以下の血圧に低下することなく経過した．投与開始後3週の退院前には尿中微量アルブミン量は26.5 mg/day，28.2 mg/g・Crまで低下した．また，他の糖尿病合併症に関してはCV$_{R-R}$の軽度低下を認めたのみであった．糖尿病教育終了，血糖コントロール改善にて退院となった．

[退院時処方] 1）ナテグリニド90 mg　3錠分3毎食前
2）マレイン酸エナラプリル2.5 mg　1錠　分1朝

XI. 糖尿病腎症

> **専門医のコメント**

1）糖尿病腎症の早期診断

　従来の糖尿病腎症の診断は，おもに蛋白尿，高血圧や腎機能低下などの症候や臨床像より行っていた．しかし，顕性蛋白尿出現後の腎症の改善は困難であり，その後は早期に腎不全に陥ることとなる．したがって，顕性蛋白尿出現以前に早期腎症を診断し，治療を開始することが腎症予後にとってきわめて重要となる．

　厚生省糖尿病調査研究班による糖尿病腎症早期診断基準を表1に示す．まず，試験紙法にて尿蛋白陰性の患者に対して尿中微量アルブミン検査を行うが，日差変動が大きいため測定条件などに注意が必要である．尿中微量アルブミン量を診断するためには，時間尿（24時間尿，夜間尿，安静時尿）を用いることが望ましい．また，慢性糸球体腎炎などの原発性腎疾患を除外する必要もある．

2）早期腎症の治療

　糖尿病腎症治療の基本は血糖，血圧のコントロールであり，さらに病期においては，食事療法において蛋白，塩分制限を要する場合がある．特に腎症の存在を認めない第1期においては糖尿病の食事療法および血糖コントロールを行い，腎症発症の予防を行う．

　腎症の発症とともに微量アルブミン尿を認めるようになり，第2期に入る．この病期においては，腎症進行抑制のための血糖コントロールの徹底に加え，厳格な血圧コントロールも必要となってくる．治療目標としては130/80 mmHg以下とし，糸球体内圧低下作用による腎症進行抑制効果を有するACE阻害薬，もしくはARB（アンジオテンシンII受容体拮抗薬）が第一選択薬となる．また，長時間作用型カルシウム拮抗薬やβ遮断薬もACE阻害薬と同様の腎症進展抑制効果を有することが近年の研究結果により示され，血圧コントロールの重要性を示唆するものと考えられる．

表1　糖尿病腎症早期診断基準

試験紙法などで尿蛋白陰性の糖尿病症例を対象とする．
I．腎症早期診断に必須である微量アルブミン尿の基準を下記の通りとする
　(1) スクリーニング：来院時尿（随時尿）を用い，市販のスクリーニング用キットで測定する．
　(2) 診断：上記スクリーニングで陽性の場合，あるいは，はじめから時間尿を採取し，以下の基準に従う．
　　　夜間尿10 μg/分以上，24時間尿15 μg/分以上，昼間（安静時）尿20 μg/分以上
　(3) 注意事項
　　①(1)(2)の両者とも，日差変動が大きいため，複数回の採尿を行い判定すること．
　　②試験紙法で尿蛋白軽度陽性の場合でも，尿中アルブミン測定が望ましい．
　　　なお微量アルブミン尿の上限は，約200 μg/分とされている．
　　③以下の場合は判定が紛らわしい場合があるので検査を避ける．高度の希釈尿，妊娠中・生理中の女性，過激な運動後・過労・感冒など
II．除外診断
　非糖尿病性腎疾患，尿路系異常と感染症，うっ血性心不全，良性腎硬化症

（厚生省糖尿病調査研究班，1990年）

症例76 ネフローゼ

[症　　　例] 62歳　男性
[主　　　訴] 下肢浮腫
[既　往　歴] 特になし
[家　族　歴] 特になし
[現　病　歴] 49歳時，近医にて糖尿病と診断され，食事療法にて経過観察されていた．60歳時より，経口血糖降下薬内服開始されたが，血糖コントロールは不良であった．3ヵ月前より下肢のむくみおよび全身倦怠感が出現したため，精査目的にて当科外来紹介された．
[来院時現症] 身長158 cm，体重62 kg，血圧190/80 mmHg，眼瞼結膜貧血を認む．
　　　　　　眼：両眼白内障，糖尿病前増殖網膜症（＋）
　　　　　　胸・腹部：異常無し，胸腹水（−），下肢：浮腫著明．
　　　　　　神経学的検査：膝蓋腱反射，アキレス腱反射消失，振動覚低下を認む．
[初診時検査] Na 140 mEq/l，K 4.2 mEq/l，Cl 108 mEq/l，FPG 230 mg/dl，HbA$_{1c}$ 9.5%，Fructosamine 227 μmol/l，TP 5.4 g/dl，Alb 2.3 g/dl，AST 20 IU/l，ALT 30 IU/l，γ-GTP 35 IU/l，LDH 340 IU/l，ALP 250 IU/l，ChE 3990 IU/l，CPK 204IU/l，T-chol 350 mg/dl，TG 103 mg/dl，HDL-chol 46 mg/dl，BUN 35 mg/dl，Cr 2.3 mg/dl，UA 6.0 mg/dl，Ca 4.1 mEq/l，IP 4.0 mg/dl，WBC 5700/μl，RBC 350×10^4/μl，Hb 11.6 g/dl，Ht 30.4 %，Urine-Sugar 35 g/day，Urine-Protein 3.5 g/day，Urinalysis Hyaline casts 8-12/LF，WBC 0-1/HPF，RBC 0-1/HPF
[入院後経過] 本症例は糖尿病歴13年で，下肢浮腫を主訴として紹介された症例である．糖尿病腎症の併発によって，血清クレアチニン値 2.3 mg/dl，血中尿素窒素（BUN）が35 mg/dlと腎機能障害を認めた．一日尿中蛋白排泄量は 3.5 g と著明な蛋白尿を示し，血清アルブミン値は 2.3 mg/dl と低下を認めた．また，血清コレステロール値は 350 mg/dl と著明な上昇を認め，ネフローゼ症候群を呈していた．したがって，本症例で見られた下肢の著明な浮腫は，糖尿病腎症によるネフローゼ症候群に起因することが推測され，糖尿病コントロールも不良であることもあり入院にて治療を行った．

　　入院後，直ちに蛋白質制限療法（エネルギー：1,600 kcal，蛋白質：40 g）を開始すると同時に，経口血糖降下薬からインスリン療法へ変更を行った．低アルブミン血症による著明な浮腫に対して短期間アルブミン製剤並びに利尿薬の投与を行い，浮腫の軽減を得，体重も 7 kg 減量できた．また，著明な高血圧に関しては入院後，塩分制限と共にアンギオテンシンII（AII）受容体拮抗薬ロサルタンの投与を開始し安定化を得た．この結果，経過とともに尿中蛋白排泄量の減少を

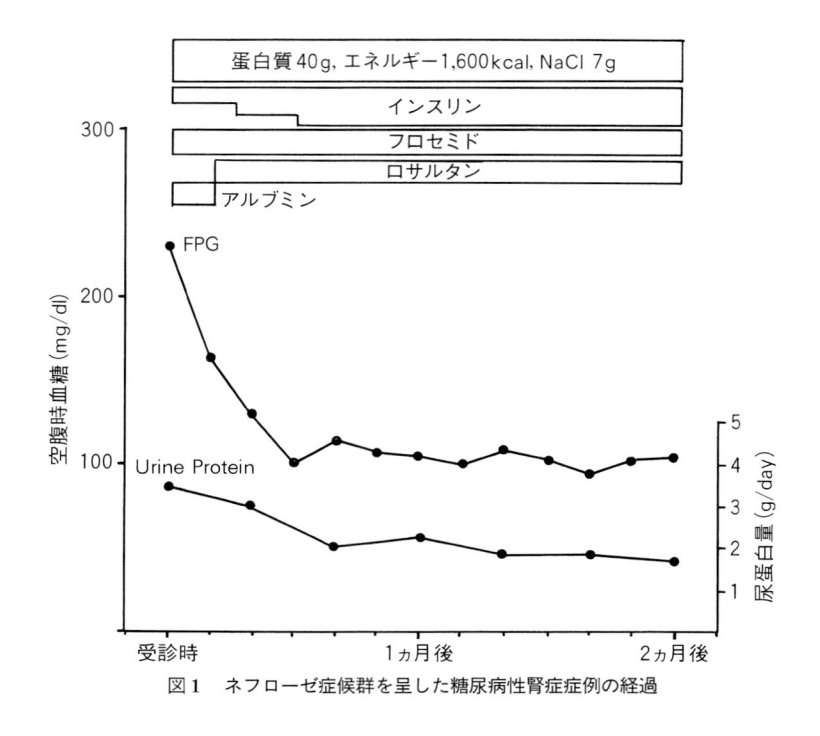

図1 ネフローゼ症候群を呈した糖尿病性腎症症例の経過

認め，退院時には一日尿中蛋白排泄量は1.7gにまで減少した（図1）．白内障に関しては，後日水晶体摘出並びに眼内レンズ挿入手術を施行した．

専門医のコメント

顕性腎症における治療方針

　顕性腎症においては，腎糸球体びまん性病変や結節性病変が出現し腎病変は不可逆性となる．顕性腎症前期においては，GFRにて示される腎機能はほぼ正常であるが，次第に低下を示す．尿蛋白は持続性となり，本症例のようにネフローゼ症候群を呈することがある．ネフローゼを呈した腎症症例は，呈さなかった症例と比較し，その腎予後が悪いことが知られている．

　顕性腎症における治療では，早期腎症の時期と同様に，1）血糖コントロール，2）血圧コントロールを厳格に行うことが最重要である．血糖コントロールに関しては，経口血糖降下薬療法は遷延性低血糖症の危険性があるので，原則として頻回インスリン療法へ変更することが必要である．とくに近年臨床使用可能となった超速効型インスリンが作用時間の点から適していると考える．また，速効型インスリン分泌促進薬ナテグリニドも低血糖を生じ難く用いやすい．血圧コントロールに関しては，各種降圧薬並びに利尿薬を使用して125/75 mmHg以下に血圧管理を行う必要がある．腎機能低下がすでに進んでいる場合には，腎保護作用を有すると考えられているACE阻害薬やAII受容体拮抗薬が一層腎機能を悪化させることがあり，使用降圧薬の選択・投与量に注意しなければならない．しかしながら，最近はこのような腎機能障害は一過性で，長期予後の点からはAII受容体拮抗薬が進行した腎症患者にも有益であることが

報告され（RENAAL 試験），その臨床応用範囲は広がっている．

　尿蛋白排泄量が増加すると，本症例のようにネフローゼ症状を呈する場合がある．急性期にはアルブミン投与などを行うことによって症状軽減を図るが，長期的には蛋白質制限療法と利尿薬の効果的な使用によって臨床症状の改善を図ることが必要である．

症例77 慢性腎不全

[症　　例] 46歳　女性，主婦
[主　　訴] 全身倦怠
[既　往　歴] 44歳時；脳内出血
[家　族　歴] 両親ともに糖尿病．
[現　病　歴] 36歳時に近医にて糖尿病と診断され，食事療法にて経過観察されていた．44歳時，左レンズ核脳内出血のための近医入院時よりインスリン治療が開始された（退院時中間型インスリン朝食前12単位皮下注射）．半年前から次第に全身倦怠感が出現したため他医受診したところ，著明な腎機能低下と貧血を認めたため，入院精査加療目的にて当院外来紹介となった．
[入院時現症] 身長 155 cm，体重 50 kg，
　　　　　　 眼瞼結膜　貧血（＋），眼球結膜　黄染（－）
　　　　　　 甲状腺腫大（－），頸部血管雑音（－）
　　　　　　 血圧 210/84 mmHg，脈拍80/分・整，胸腹部：異常を認めず．下肢：浮腫著明
　　　　　　 神経学的検査：腱反射；膝蓋腱反射，アキレス腱反射共に消失
　　　　　　　　　　　　　振動覚；両下肢共に著明な低下．
　　　　　　 眼底：白内障（両側），増殖性網膜症（両側，光凝固後），心電図：異常を認めず，CV_{R-R}：0.66％（安静時），胸部 X 線：心肺陰影に異常を認めず，頭部 MRI：左レンズ核脳出血後
[入院時検査成績] Na 140 mEq/l, K 5.2 mEq/l, Cl 109 mEq/l, TP 6.3 g/dl, Alb 3.0 g/dl, A/G 0.8, AST 26 IU/l, ALT 16 IU/l, γ-GTP 20 IU/l, LDH 280 lU/L, T-chol 179 mg/dl, TG 89 mg/dl, HDL-chol 63 mg/dl, FPG 117 mg/dl, HbA_{1c} 8.9%, BUN 60mg/dl, Cr 4.5 mg/dl, UA 6.1 mg/dl, WBC 5,700/μl, RBC 257×10⁴/μl, Hb 7.5 g/dl, Ht 20.9%, Plt 27.6×10⁴/μl
Urine protein 1.0 g/day, Urine sugar 3.5 g/day
Urinary Analysis Hyaline Cast：6～8/LF, RBC 0-1HF, WBC 0-1/HF, CCr 12 ml/min.
[入院後経過] 本症例は糖尿病腎症による腎機能低下が著明であり，すでに高窒素血症を示す末期腎不全を呈していた．このため蛋白質制限療法（蛋白質：40 g，エネルギー量：1,600 kcal）を入院後直ちに開始した．下肢浮腫に関しては，安静並びに利尿薬の増量を行うことにより著明な症状の改善を得た．さらに高血圧に関しては，1日5g以下の塩分制限並びに降圧薬（アムロジピン 10 mg/日）により血圧を 125/75 mmHg 以下にコントロールした（図1）．
　慢性腎不全に伴う貧血に対しては，遺伝子組み替え型ヒトエリスロポエチン投与療法を開始した．エリスロポエチンは当初 6,000 U 皮下投与を毎週行ったが，

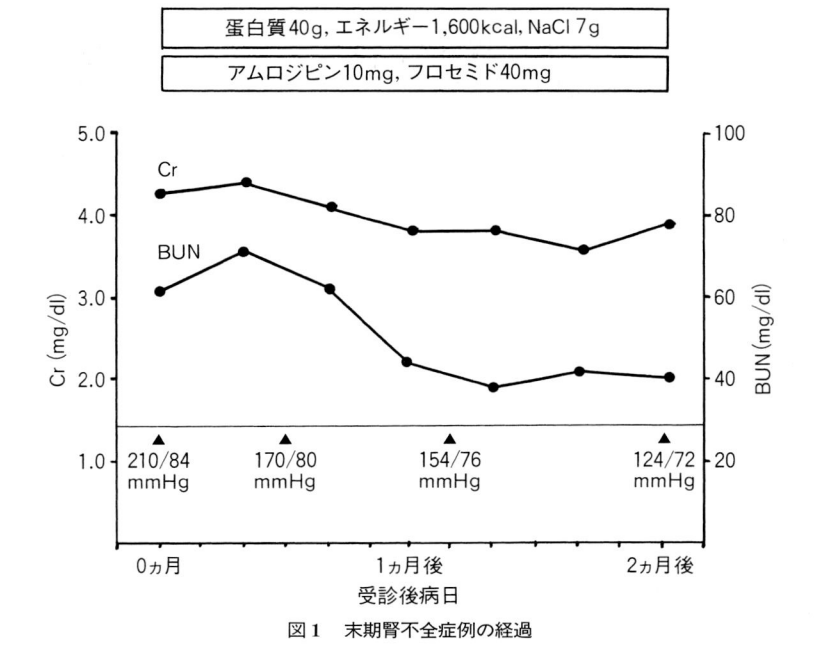

図1　末期腎不全症例の経過

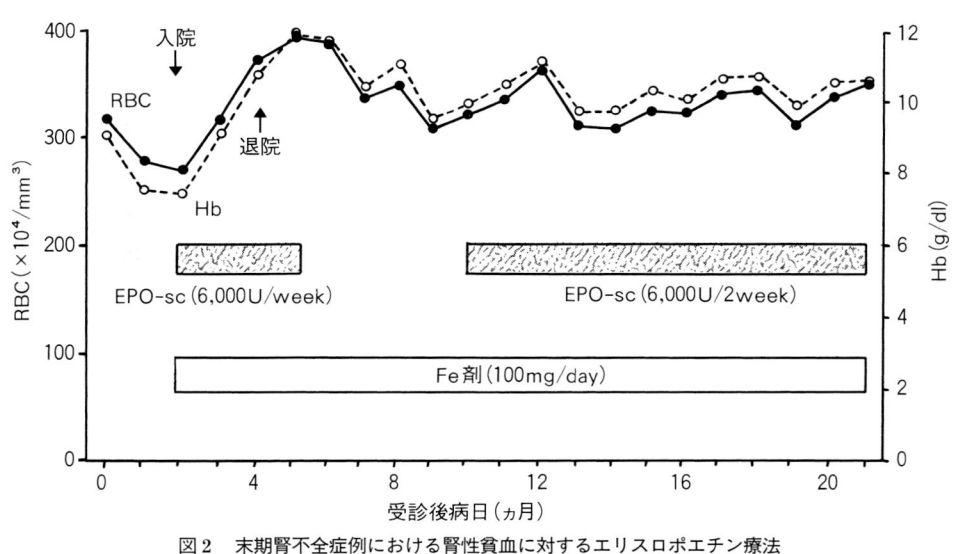

図2　末期腎不全症例における腎性貧血に対するエリスロポエチン療法

　貧血はエリスロポエチン投与後次第に改善し，4週以降において貧血の改善を認めた．本症例ではエリスロポエチン投与による貧血の改善が著明であったために，退院後一時エリスロポエチン投与を中断していた．しかしながら再び貧血の進行を認めたため，エリスロポエチン皮下注射療法を再開した（図2）．

XI. 糖尿病腎症

> 専門医のコメント

1）糖尿病性腎症による末期腎不全期の治療

　糖尿病による腎糸球体硬化性病変が高度になり，糸球体濾過量が著明に減少する結果，血中の尿素窒素やクレアチニンの増加を認めるようになるのが腎不全期である．この時期においては，感染症，腎毒性薬剤（抗生剤，消炎鎮痛剤），高血圧，脱水，手術侵襲などによって腎機能低下が加速される危険性があるので注意する必要がある．また，インスリン使用に際しては，インスリン作用遷延による低血糖を起こさないように投与量およびその種類に注意しなければならない．

2）腎性貧血の治療

　糖尿病腎症の進展につれ進行性の腎性貧血が出現する．これに対する治療としては，低下したエリスロポエチンの補充が効果的である．人工血液透析の導入前後において適応となる投与量に差異が生じるが，慢性腎不全に伴う腎性貧血に対して貧血改善目標値を設定のうえ，週1〜3回の遺伝子組み換え型ヒトエリスロポエチン製剤の投与を行う．また，鉄欠乏時において鉄剤投与を必要とする場合もあり，状況に応じてこの両者を組み合わせて治療を行うべきである．

●文　　献●
1) Eschenbach JW：Adamson JW：Anemia of endstage renal disease (ERSD)/Kidney lnt 28：1-5, 1985
2) 野村誠，大橋誠，中島泰子ほか：貧血を伴った糖尿病性腎症に対するエリスロポエチン療法の効果に関する検討．糖尿病 34：795-782, 1991
3) Walker JD, Keen H：Restriction of dietary protein and progression of renal failure in diabetic nephropathy. Lancet II：1411-1414, 1989
4) Mogensen CE：Long-term anti hypertensive treatment inhibiting progression of diabetic nephropathy. BMJ 285：685-688, 1982

症例78 透析

[症　　例] 61歳　男性，自営業
[主　　訴] 腎機能低下
[既　往　歴] 特記すべきことなし
[家　族　歴] 母・姉；糖尿病
[現　病　歴] 39歳時，近医にて糖尿病と診断されたが放置していた．49歳時より経口血糖降下薬を開始され，58歳時よりインスリン療法を開始した．この頃より蛋白尿が出現し，腎機能も次第に悪化した．血圧も上昇し降圧薬（Ca拮抗剤）を開始された．60歳時，増殖網膜症のため硝子体手術を当院眼科にて施行したが，その時，BUN 36 mg/dl，Cr 3.2 mg/dl と腎機能低下を認め，以後当院内科通院となった．なお，血糖は2相型ヒトインスリン（朝8単位，夕4単位）にて良好なコントロールであった．61歳時，BUN 72 mg/dl，Cr 7.5 mg/dl とさらに腎機能が悪化したためシャント手術目的で当院へ入院予定していたところ，悪心，嘔吐，全身倦怠感，さらに呼吸困難が出現したため外来受診し緊急入院となる．

[入院時現症] 身長163 cm，体重61 kg，意識　混濁，血圧176/88 mmHg，脈拍84/分・整，眼瞼結膜：貧血（＋），眼球結膜：黄疸（－），胸部　ラ音聴取，腹部　異常を認めず，下肢：浮腫（＋），膝蓋腱反射・アキレス腱反射：消失，振動覚：低下

[入院時検査所見] Na 138 mEq/l，K 4.1 mEq/l，Cl 106 mEq/l，TP 6.0 g/dl，Alb 2.1 g/dl，BUN 72 mg/dl，Cr 7.5 mg/dl，UA：7.6 mg/dl，AST 13 IU/l，ALT 9 IU/l，T-chol 190 mg/dl，TG 96 mg/dl，HDL-chol 32 mg/dl，FPG 91 mg/dl，HbA$_{1c}$ 6.9％，RBC 328×10^4/μl，Hb 9.1 g/dl，Ht 27.3％，WBC 4,200/μl，Plt 18.8×10^4/μl，尿蛋白 1.2 g/day，尿糖 8 g/day，尿沈渣：WBC；0-1/HPF，RBC：0-1/HPF

[入院後経過] 入院後直ちに撮影した胸部X線像にて，著明な心拡大と肺野のうっ血を認め，肺水腫・心不全と診断した．呼吸状態，意識レベルの低下が認められたため，気管内挿管・人工呼吸を行ったうえで，緊急ECUM（体外限外濾過法，extra corporeal ultrafiltration method）による除水を開始した．計4,800 ml除水を行ったところ，呼吸状態並びに意識レベルの改善が得られた．

　本症例は，HD（血液透析，hemodialysis）へ移行し，現在は週3回の維持透析を透析センターにて行っている．血糖の管理は透析日2相型インスリン（朝8単位，夕4単位），非透析日2相型インスリン（朝4単位，夕4単位）を使用しており，また高血圧に対しては透析日アムロジピン2.5 mg（夕），非透析日アムロジピン（5 mg）2T（朝・夕）を使用している．

XI. 糖尿病腎症

> **専門医のコメント**

糖尿病腎症による透析について

1）本邦における頻度の推移

新規透析導入症例のなかで，糖尿病腎症が占める割合は年々増加しつつある．1983年には15.6％であったものが，1992年度には28.4％まで増加し，1998年には38.7％となり，糖尿病腎症が透析導入原疾患として一位となった．今後もさらに増加することが予想されている（図1）．

2）透析時の管理

腎症症例における透析時の管理は，a）血糖管理，b）血圧管理，c）栄養管理（水分を含む）が中心となる．

（1）血糖管理

透析患者では血糖管理は基本的にインスリンによって行うが，コントロール不良にて高血糖状態になると口渇感が増し，水分摂取量が増えるために水分貯留をきたしやすくなることや，他の合併症の増悪予防のためにも，適切な血糖管理が必要である．HDでは透析液中にブドウ糖添加されているために，以前の無添加の重曹透析に比較して透析中低血糖は減少している．また，CAPDでは透析液に高濃度のグルコースが用いられており高血糖を引き起こすため，CAPDバッグ内インスリン投与が必要である．

（2）血圧管理

Ca拮抗薬を中心とした降圧薬にて行うが，透析患者の高血圧に体液貯留の関与が大きいために，透析中に低血圧を起こす患者では透析日と非透析日にて投与量を調節する必要性がある．

（3）栄養管理

栄養管理については保存期腎不全と比して蛋白制限が緩和されるが，糖尿病コントロールの点から引き続きエネルギーは一定にすることが必要である．また，体液貯留や不整脈の出現を

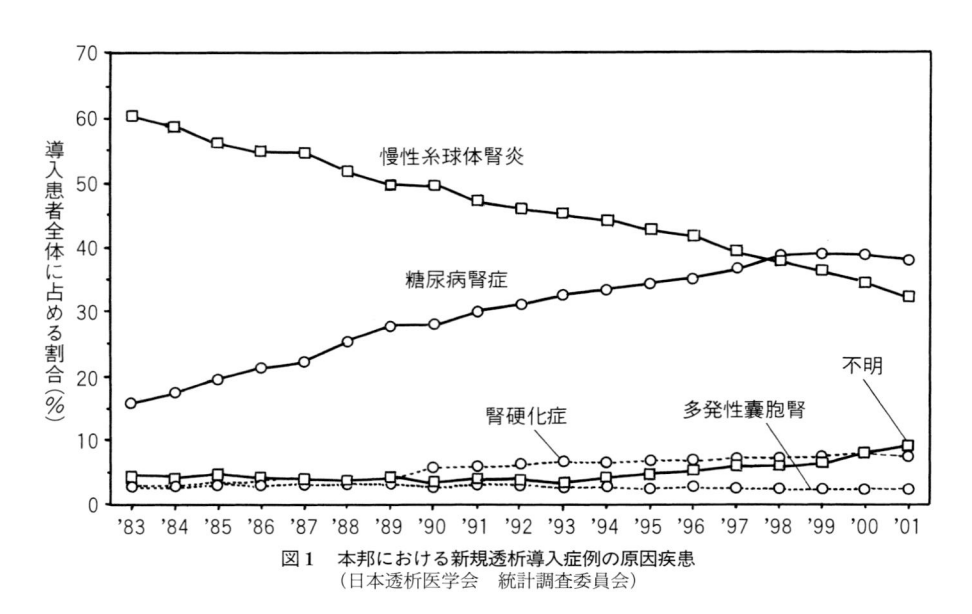

図1　本邦における新規透析導入症例の原因疾患
（日本透析医学会　統計調査委員会）

防ぐためにも，摂取水分量や電解質などの管理も重要である．

(4) 透析中の合併症

　糖尿病透析患者では透析導入時に糖尿病網膜症を有している場合が多く，導入時にすでに失明している症例もある．一般に，透析導入後2年以内に網膜症が進行する例が多いので，導入後1年間は頻回の眼底検査など厳重な管理が必要である．また，糖尿病透析患者は，無痛性心筋梗塞をはじめとした虚血性心疾患を起こしやすく，糖尿病心筋障害による心機能低下のため心不全を起こしやすいので注意が必要である．さらに，透析による血圧変動のために脳梗塞も起こしやすいことに注意し，透析管理を行っていく必要性がある．

●文　　献●
1) 日本透析療法学会統計調査委員会（委員長：前田憲志）：わが国の慢性透析療法の現況（2001年12月31日現在）．
2) 佐藤圭子，池田誠宏：維持透析中の合併症．1．眼合併症（森井浩世，井上隆監修）：糖尿病性腎症の透析，pp81-89，中外医学社，東京，1989

症例79 腎移植

[症　　例] 32歳　女性
[主　　訴] 生体腎移植
[既　往　歴] 特記すべきことなし
[現　病　歴] 1981年（12歳時），1型糖尿病を発症，速やかにインスリン療法を開始した．以後インスリン療法を継続するも，血糖コントロールは不良であった．1991年尿蛋白を指摘，1994年糖尿病網膜症に対し光凝固療法施行，1999年血液透析導入された．2000年膵腎同時移植適応評価を申請し，適応判定され，2001年2月に日本臓器移植ネットワークへ登録．2001年4月，母親をドナーとして生体腎移植目的で当院入院となる．

[入院時現症] 身長 155.6 cm，体重 54 kg，血圧 142/72 mmHg，脈拍64/分・整，腱反射：両下肢低下，四肢振動覚低下，その他特記すべき所見なし

[入院時検査所見] 検血：WBC 6,200/μl，RBC 361×10^4/μl，Hb 10.4 g/dl，Ht 31.2%，Plt 20.9×10^4/μl
生化学：Na 135 mEq/l，K 4.2 mEq/l，Cl 101 mEq/l，UN 61 mg/dl，UA 5.8 mg/dl，Cr 5.9 mg/dl，AST 8 IU/l，ALT 9 IU/l，γ-GTP 8 IU/l，ChE 4,307 IU/l，T-chol 238 mg/dl，TG 155 mg/dl，HDL-chol 65 mg/dl，T-Bil 0.3 mg/dl，TP 7.2 g/dl，Alb 3.9 g/dl，FPG 226 mg/dl，HbA$_{1c}$ 7.7%，CRP<0.2 mg/dl

[糖尿病合併症検査] 網膜症：増殖糖尿病網膜症（PDR），光凝固後安定
腎症：血液透析中（腎症5期）
神経障害：CV$_{R-R}$ 3.28%，Schellong's test：positive（ΔBP＝23 mmHg）

[入院後経過] 腎移植は今後の膵臓移植も考え，腎グラフトを左腸骨窩に留置した．移植直後より，免疫抑制療法をタクロリムス，ミコフェノール酸モフェチル，プレドニゾロンの3剤を基本に行い，導入時には，抗ヒトリンパ球免疫グロブリンを併用し，免疫抑制を強化した．維持透析は術後より離脱できたが，血清クレアチニン値は 1.6 mg/dl と軽度の腎機能障害が認められた．術後1ヵ月時の腎生検では拒絶反応所見がみられなかったため，タクロリムスによる腎障害と考えられた．今後，タクロリムスの減量とともに改善することが期待されるため退院となった．
　インスリンは，周術期より持続静脈内投与へ変更し，術後経口摂食開始とともに皮下注射へ移行した．インスリン必要量は，移植前1日40単位から移植後37単位（速効型インスリン朝5，昼14，夕9単位＋中間型インスリン眠前9単位）とほぼ変化なかったが，血糖管理は不良でスライディングスケールを併用するも，退院前も朝食前250，朝食後2時間266，昼食前106，昼食後2時間192，夕食前74，夕食後2時間225，眠前 209 mg/dl 程度のコントロールであった．

専門医のコメント

現在，維持透析を余儀なくされている患者は20万例以上存在し，毎年2万5千例が新規に透析導入されている．1998年以降，糖尿病腎症がこの原因の第1位となり，透析中の糖尿病患者にとっても腎移植は生命予後を改善しうる重要な治療法である．移植医療が大きく立ち遅れているわが国でも，腎移植は年間600〜800例程度行われているが，年間1万例以上の腎移植が行われる米国と比べ非常に少なく，臓器移植ネットワークに登録された待機患者は現在約13,000例にのぼる（図1）．腎移植後の予後では，10年生存率は80％前後あるものの，10年生着率は50％であり，長期に及ぶ慢性拒絶反応の問題は依然大きい（表1）．しかしながら，移植腎機能が廃絶しても再び透析療法に戻ることができるため，予後は比較的良好となっている．

本症例は，透析中の1型糖尿病患者であり，当初脳死ドナーからの膵腎同時移植を希望されたが，ドナーが非常に少ない現状を考え，今回まず母親からの生体腎移植を行った．今回の腎移植単独では，血糖管理の難しさは改善せず血糖管理がさらに困難となった印象である．これは，移植後用いた免疫抑制剤のプレドニゾロンとタクロリムスが，インスリン作用障害をもたらしたためと考えられる．また，本症例はタクロリムスの血中濃度が高値で推移し，その腎毒性も認められた．

このように，透析療法からは解放されるも，腎移植単独では多くの問題点が残る．移植後終生継続すべき免疫抑制療法自身の副作用，またそれによる血糖管理の悪化あるいは血糖コント

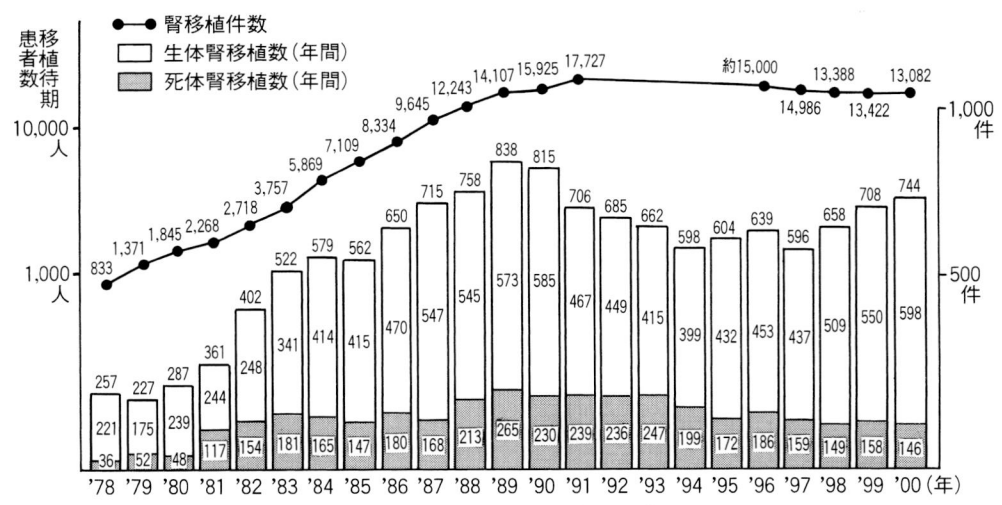

図1 日本における腎移植の待機患者数および腎移植件数の推移
（長澤俊彦：わが国の腎移植の現況．腎と透析 51：439-443, 2001）

表1 わが国の腎移植症例の生存率と生着率

	生存率				生着率			
年	1	5	10	15	1	5	10	15
生体腎移植	0.95	0.89	0.82	0.76	0.89	0.73	0.54	0.41
死体腎移植	0.91	0.84	0.77	0.71	0.78	0.59	0.43	0.31

ロール不良状態の残存のため，その後も細小血管合併症，大血管合併症が進展する．このため，1型糖尿病患者では膵腎同時移植が推奨される．現在，本症例は生体腎移植後，脳死ドナーから膵臓移植を行うことができ，透析からの離脱だけでなく，インスリン治療も離脱した．今後，長期的には慢性糖尿病合併症の進展阻止，さらにはその改善が期待される．

XII 糖尿病神経障害

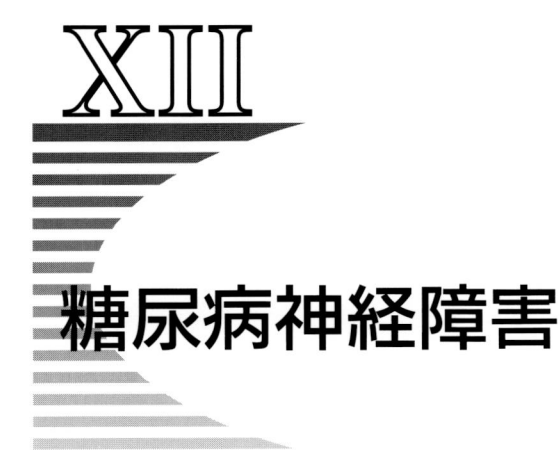

末梢神経障害の病因は表1に示すようにきわめて多岐にわたっている．すなわち，糖尿病神経障害は末梢神経障害の病因からみるとごく一部を担っているにすぎない．糖尿病神経障害と考えて腓腹神経生検すると，Charcot-Marie-Tooth に特徴的な onion bulb formation が散見

表1 糖尿病神経障害の鑑別診断

A 中毒 ●薬物　イソニアジド　ヒドララジン　ビンクリスチン　イミプラミン　フェニトイン ●重金属　鉛　砒素　水銀　金 ●有機化合物　有機リン　n-hexane **B 代謝** ●栄養　アルコール中毒　ビタミン欠乏　吸収不良　胃摘出後 ●尿毒症 ●ポルフィリア ●低血糖 ●糖尿病 ●癌および骨髄腫の遠隔障害 ●甲状腺機能低下症 ●蛋白異常血症 　マクログロブリン血症　骨髄腫　寒冷グロブリン血症 **C 遺伝** ●Charcot-Marie-Tooth 病 ●アミロイドーシス ●遺伝性感覚ニューロパシー ●Dejerine-Sotta 病 ●Refusum 病 ●無βリポ蛋白血症（Bassen-Kornzweig） ●無αリポ蛋白血症（Tangier） ●異染性白質ジストロフィー ●グロボイド細胞白質ジストロフィー（Krabbe）	**D 感染** ●らい病 ●ジフテリア ●帯状疱疹 ●サルコイドーシス **E 虚血** ●血管炎 ●糖尿病 ●動脈硬化症 ●アミロイドーシス ●マクログロブリン血症 **F 新生物** ●癌あるいは肉腫 ●骨髄腫 ●リンパ腫 **G 外傷** **H 免疫** ●Guillain-Barré 症候群 ●血清病 ●伝染性単核球症 ●骨髄腫 ●マクログロブリン血症 ●サルコイドーシス

XII. 糖尿病神経障害

表2　糖尿病多発性神経障害の簡易診断基準　1999

必須項目	（以下の2項目を満たす） 1．糖尿病が存在する 2．糖尿病神経障害以外の末梢神経障害を否定しうる
条件項目	（以下の3項目のうち2項目以上を満たす場合を"神経障害あり"とする） 1．糖尿病神経障害に基づくと思われる自覚症状 2．両アキレス腱反射の低下あるいは消失 3．両側内踝振動覚低下（128音叉にて10秒未満）
注意項目	1．糖尿病神経障害に基づくと思われる自覚症状とは 　ⓐ両側性 　ⓑ足先および足裏の「しびれ」「疼痛」「感覚低下」「感覚異常」のうち，いずれかの症状（冷感を除く）を訴える ＊上記の2項目を満たす．上肢の症状のみの場合，および「冷感」のみの場合は含まれない． 2．アキレス腱反射の検査は膝立位で検討する 3．脊椎症の合併に注意する 4．高齢対象者については十分考慮する （以下の参考項目のいずれかを満たす場合は，条件項目を満たさなくても"神経障害あり"とする）
参考項目	1．神経伝導速度で2つ以上の神経で，それぞれ1項目以上の検査項目（伝導速度，振幅，潜時）の異常を認める 2．臨床的に明らかな糖尿病神経障害がある．自律神経機能検査で異常を確認することが望ましい．

表3　糖尿病神経障害の分類と徴候

A　びまん性対称性神経障害
- 感覚運動神経障害－自発痛，異常知覚，知覚鈍麻，脱力，腱反射の低下・消失
- 自律神経障害－無自覚性低血糖，起立性低血糖，胃無力症，便通異常，排尿障害，発汗異常，勃起障害（ED：erectile dysfunction）

B　単一神経障害
- 脳神経麻痺－動眼神経麻痺，顔面神経麻痺，外転神経麻痺
- 体感および四肢の神経麻痺－尺骨神経麻痺，腓腹神経麻痺
- 糖尿病性筋萎縮－大腿四頭筋，腸腰筋，内転筋群の筋力低下・筋萎縮・筋痛

C　その他

される場合も稀ならず遭遇する．もちろん，糖尿病神経障害に onion bulb がないわけではない．
　糖尿病神経障害の診断は除外診断である．したがって，診断にあたってはこの表にある疾患を知悉して鑑別をする必要がある．神経障害の国際的診断基準はないが，「糖尿病性神経障害を語る会」から簡易診断基準（案）が提唱されている（表2）．末梢神経障害の診断をするとき患者の訴え（症状，病歴），身体所見（徴候：知覚，運動，自律神経障害），検査所見（検尿，検血，生化などの一般検査および神経伝導速度）を参考にするが，表1に掲げたものは神経症候についてはほとんど同じ症状，症候であり，その除外診断は本質的にきわめて困難である．一方で，手袋靴下型の多発性神経障害だけが糖尿病神経障害であるわけではなく，きわめて多彩な神経症状が惹起されるのも糖尿病の特徴である．その分類と徴候を表3として示す．今回，

まとめ

その種々，多様な糖尿病神経障害の具体例を，その専門家である方々に提示して頂いた．いずれにせよ，われわれは種々，さまざまな表現型を示す病的状態において，何が治療として可能かを考えながら詳細な病歴をとり，治療し得る疾患を鑑別診断し，治療を考慮すべきであろう．

症例 80　多発性神経障害

[症　　例] 52歳　男性，自営業
[主　　訴] 手指，足底のしびれ感
[既 往 歴] 特記すべきことなし
[家 族 歴] 特記すべきことなし（糖尿病の家族歴なし）
[現 病 歴] 元来健康で，これまで大きな病気をしたことがなかった．そのため，病院にはほとんどいかず，自営業のため成人病検診も受けたことがなかった．
　　　　　30歳頃には体重80 kgあったがその後徐々に減少し始め，特にこの1年では5 kgの減少をみた．この頃より，手指足底のしびれ感を自覚するようになり，口渇，全身倦怠感も強く感じるようになり，当院内科を受診．血液検査にて食後血糖334 mg/dlと高値のため，糖尿病と診断され，精査加療入院となった．

[入院時身体所見]
　　身長　163.7 cm，体重　61.4 kg　(BMI 22.9)，胸腹部に異常を認めず，神経学的所見：腱反射は下肢で低下，病的反射は認めず．四肢遠位部に知覚異常を認める．振動覚も四肢末端で低下

[入院時検査所見] Ht 41.2%，Hb 15.3 g/dl，RBC 430×10^4/μl，WBC 5700/μl，Plt 18.6×10^4/μl，T.Bil 0.8 mg/dl，AST 30 IU/l，ALT 28 IU/l，ALP 175 IU/l，LDH 228 IU/l，γGTP 36 IU/l，Alb 4.2 g/dl，Na 142 mEq/l，K 3.8 mEq/l，Cl 98 mEq/l，BUN 20 mg/dl，Cr 1.2 mg/dl，UA 7.3 mg/dl，Ca 9.6 mg/dl，P 3.5 mg/dl，Amylase 78 IU/l，CPK 81 IU/l，FPG 201 mg/dl，HbA$_{1c}$ 14.1%
尿定性：pH 7.0，尿糖（4＋），蛋白（＋），潜血（－），ケトン体（－）
尿中CPR　22 μg/day（3日間の平均値）
眼底所見：両眼ともにSDR

[神経伝導速度測定] lt. Median n.　MCV 41.2 m/s　SVC 40.6 m/s　SNAP 5.3 uV
　　　　　　　　 lt. Tibial n.　MCV 38.7 m/s
　　　　　　　　 lt. Sural n.　SCV 36.1 m/s　SAP 3.5 uV
　　　　全般的に神経伝導速度の低下，活動電位振幅の低下を認める．

[入院後経過] 入院後，食事療法，運動療法に加え，SU剤（glibenclamide 2.5 mg/day）を開始した．さらに神経障害に対してはキネダックおよびビタミンB$_{12}$製剤を使用した．入院中，体重の変動はほとんど見られず，血糖値は徐々に安定，約1ヵ月の入院期間中にFPGは140 mg/dl程度，HbA$_{1c}$は10.6%まで低下した．神経障害の自覚症状（しびれ感）は多少の改善を認めた，神経伝導速度などの他覚所見においては，ほとんど変化は認められなかった．

専門医のコメント

多発性神経障害は，糖尿病性合併症のなかでも，最もよく見られるもののひとつである．

その特徴は distal dominant かつ sensory dominant であることで，四肢遠位部に症状が強いことから，よく Glove and Stocking type polyneuropathy と呼ばれる．比較的早期から自覚症状が現われ，本症例のようにこれがきっかけで未発見の糖尿病が見つかることもしばしばある．

患者の訴えとしては，手の先がしびれる．ものを触ったときの感覚が鈍くなった，足の裏がじんじんとしびれ，板ばりの床の上を歩いていても砂の上を歩いているような感じがする，などが多い．高度になると四肢末梢の感覚鈍麻が強くなり，外傷，火傷などに気付かず，糖尿病性壊疽の原因となることもある．

高血糖状態がその発症要因となっていることは，DCCT や Kumamoto study などの結果から疑いの余地がない．発症のメカニズムについては，ポリオール代謝活性の亢進(図1)，プロテインキナーゼC（PKC）活性異常，および循環障害等が考えられている．

治療の基本は他の合併症と同様良好な血糖コントロールを得ることにある．厳格な血糖コントロールにより神経障害の発症・進展を抑制することができることは，DCCT[1]，Kumamoto study[2]など，数々の大規模臨床研究で確認されている．一方，アルドース還元酵素（AR）阻害薬 Epalrestat（キネダック®）はポリオール代謝の律速酵素である AR を阻害し，ソルビトールの蓄積を抑制することにより，神経障害を改善するものと考えられている．わが国で汎用され，その有効性が確認されているものの，長期投与の安全性と有用性は未だに確立しておらず，大規模臨床試験に基づいた更なる検討が必要である．ビタミン B_{12} 製剤（メチコバール®）は動物実験の成績から神経変性抑制，軸索再生促進が期待されるものの臨床的有用性に関する十分な evidence は得られていない．また，神経栄養血管の血流増加をねらい，血管拡張薬や抗血小板薬が使用されているが，これも治療の決め手とはなっていない．

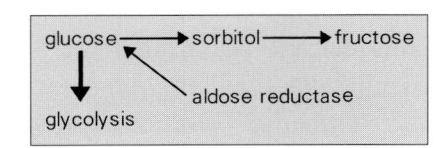

図1 Polyol pathway と高血糖

glucose は正常血糖下ではそのほとんどが解糖系を通って代謝され，側方経路である polyol pathway に入るのはごくわずかに過ぎないが，高血糖状態では，相対的に多くの glucose が polyol pathway に入り，sorbitol, fructose に変換される．これが神経内に蓄積して神経障害の原因になりうる．

●文　献●

1) The Diabetes Control and Complications Traial Research Group. N Engl J Med 1993
2) Okubo Y, Kishikawa H, Araki E, et al : Diabetes Res Clin Pract 28 : 103-117, 1995

症例81 Painful Neuropathy

[症　　　例] 49歳　男性，調理師
[主　　　訴] 両下肢疼痛
[既　往　歴] 19歳時；十二指腸潰瘍
[家　族　歴] 父；心臓病で死亡（詳細不明），兄；糖尿病
[現　病　歴] 44歳時，糖尿病の診断を受けたが放置していた．46歳時，両下肢のしびれ自覚，近医を受診し，経口血糖降下薬を開始された．食事療法は守ることなく，HbA$_{1c}$ 8〜10%で推移していた．49歳時，HbA$_{1c}$11.2%まで増悪したため当院に入院，強化インスリン療法を導入され2週間で退院となった．退院後すぐに両下腿および足底に"ピリピリする"痛みを自覚し次第に増強したため，再度入院となった．
[現　　　症] 身長159 cm，体重47 kg，脳神経系に特記すべき異常を認めず，深部腱反射両側膝蓋腱反射減弱，両側アキレス腱反射消失，振動覚四肢すべて低下
[入院時検査所見] FPG170 mg/dl，HbA$_{1c}$ 8.0%，尿アルブミン125 mg/day，肝機能，脂質，電解質は正常．眼底は単純網膜症，CV$_{R-R}$ 1.01%
[入院後経過] 深部腱反射減弱，振動覚異常およびCV$_{R-R}$低値といった所見より，糖尿病による末梢神経障害および自律神経障害の存在が示唆された．入院時下肢の疼痛に対しLoxoprofen内服で対処していたが，入院後疼痛は徐々に増強した．入院後5日目にLoxoprofenを中止し，Mexiletine 300 mgを開始したところ，数日後より両下腿の疼痛は徐々に減弱し，約1ヵ月後でほぼ消失した．両足底の疼痛も減弱し，歩行困難が著明に改善した．

専門医のコメント

　有病性糖尿病神経障害（painful diabetic neuropathy）には，慢性の末梢神経障害やpost-treatment neuropathy，単神経障害が含まれる．本症例の下肢疼痛は強化インスリン療法開始後2〜3週で始まっており，また，この間血糖コントロールが急激に改善している．これはpost-treatment neuropathy（治療後神経障害）に特徴的な臨床経過である．本症例のような血糖コントロールの非常に悪い症例に対しては，急激な血糖是正を避ける必要がある．
　十分な血糖コントロールにも関わらず疼痛，しびれといった症状の改善が認められない場合，あるいは悪化した場合，下記の薬物療法を考慮する．

- 抗不整脈薬；Mexiletine（メキシチール®）300 mg/day
- 抗うつ薬；Amytriptyline（トリプタノール®）20〜30 mg, Mianserin（テトラミドR）15〜30 mg/day, Imipramine（トフラニール®）25〜75 mg/day, Fluvaxamine（フルボックス®）

- 抗けいれん薬；Carbamazepine（テグレトール®）400～600 mg/day，Phenytoin（アレビアチン®）20～300 mg/day
- 非ステロイド性抗炎症薬
- カプサイシンクリーム

　本症例ではMexiletineが奏効した．Mexiletineはもともと心室性不整脈に対し使用されていたが，1980年代後半より有痛性神経障害に対する著効例が報告されるようになり[1,2]，2000年糖尿病神経障害による自発痛，しびれ感に対する効能が追加，薬価収載された．抗うつ薬は鎮痛効果に加え，激痛による不眠を伴った症候性抑うつの解消に対しても有効である．カプサイシンクリームの局所療法は，神経障害による疼痛に対し欧米で使用され有効性が確認されているが，わが国では発売されていない．

●文　献●

1) Stracke H, Meyer UE, Schumacher HE, et al : Mexiletine in the treatment of diabetic neuropathy. Diabetes Care 15 : 1550-1555, 1992
2) Malik RA, Williamson S, Abbott C, et al : Effect of angiotensin-converting-enzyme (Ace) inhibitor trandolapril on human diabetic neuropathy : randomised double-blind controlled trial. Lancet 352 : 1978-1981, 1998

症例82　単神経麻痺

[症　　例] 49歳　女性，主婦
[主　　訴] 左口角下垂，左閉眼不能，左後頸部痛
[既　往　歴] 36歳頃より慢性肝炎，高血圧を指摘
[家　族　歴] 母親；糖尿病，父親；肝疾患
[現　病　歴] 40歳頃より糖尿病を指摘され，経口血糖降下剤服用開始．しかし食事療法が不十分で血糖コントロール不良であった．43歳時より糖尿病，C型慢性肝炎，高血圧にて本院外来に通院中であった．空腹時血糖値 160～180 mg/dl, HbA$_{1c}$ 8％であった．本日朝起床時より左口角の下垂，左閉眼不能，左後頸部の痛みが出現したため外来受診，精査治療のため入院．
[入院時現症] 身長 156.8cm，体重 60.8 kg，血圧 158/70 mmHg，意識清明，結膜に黄疸，貧血なし，胸腹部異常なし，下腿浮腫なし．顔面に皮疹はなく，左前額部のしわは浅くなり，左鼻唇溝は消失．また左口角下垂，左兎眼を認めた．味覚障害は認めなかった．顔面神経麻痺スコア（柳原法）は6/40点で完全麻痺の状態であった．その他の脳神経は異常なし，四肢筋力正常，四肢腱反射は正常で左右差は認めない，四肢の振動覚正常
[検査所見] RBC $383\times10^4/\mu l$, Hb 12.2 g/dl, Ht 36.7％, WBC $3500/\mu l$, Plt $12.6\times10^4/\mu l$, FPG 143 mg/dl, HbA$_{1c}$ 7.3％, AST 58 IU/L, ALT 73 IU/l, ALP 13.6K. A. U., γ-GPT 86 IU/l, LDH 340 IU/l, TP 6.7 g/dl, Alb 3.8 g/dl, T. chol 127 mg/dl, HDL-chol 37 mg/dl, TG 107 mg/dl, BUN 11 mg/dl, Cr 0.6 mg/dl, UA 3.4 mg/dl, Na 141 mEq/l, K 4.0 mEq/l, CPK 40 IU/l, Amylase 113 IU/l, HBsAg（－），HVC抗体（－）
血清学的検査：ESR 1 hr 4 mm, 2 hr 11 mm, CRP（－），梅毒血清反応（－）
頭部MRI：T$_1$強調画像，T$_2$強調画像，Diffusion画像にて有意所見なし
眼底所見：両眼ともに糖尿病性網膜症なし
心電図：左脚前肢ブロック，ホルター心電図：心室期外収縮（Lown4 B），
心エコー：高血圧性心疾患
腹部エコー：慢性肝炎

　上述したように，血糖はほぼコントロールされていた．末梢血・血液生化学では慢性肝炎による血小板の減少および肝機能異常を認めた．炎症所見は認めなかった．また高血圧の関与する心疾患を認めた．
[入院後経過] 神経学的検査にて末梢性顔面神経麻痺であり，外傷・寒冷刺激への曝露・ウイルス感染などの病歴がなく，頭部MRI所見で脳梗塞・脳腫瘍・脳動脈瘤は認められないことより，糖尿病が関与した顔面神経麻痺と診断した．顔面神経麻痺スコアは6点と低く完全麻痺であり，予後を考慮してステロイド療法を行った．リン

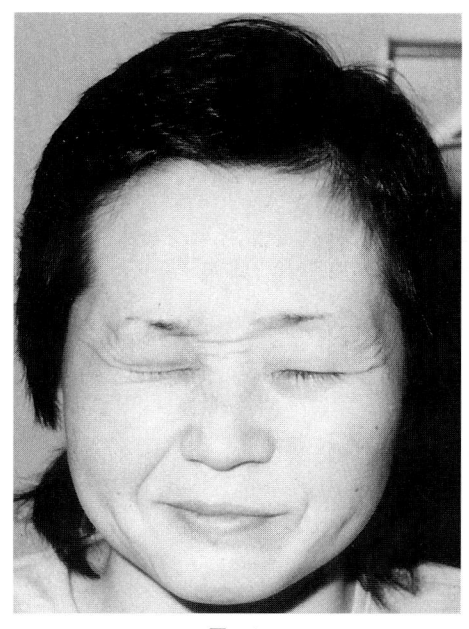

図 1

デロン 4 mg より開始，4 日間で 1 mg ずつ減量し，計 40 mg 投与した．顔面神経麻痺は徐々に改善し，約 8 週間で顔面神経麻痺スコアは 38/40 点となり，ほぼ完全に回復した．なお，兎眼による角膜のびらんを認め，眼軟膏および抗生物質の点眼液を投与した．糖尿病については 1,600 kcal/day の食事療法および Gliclazide 60 mg 投与していたが，リンデロン開始後血糖コントロールが不良になったため，速効型インスリンを毎食前注射することにより良好なコントロールが得られた．平成 6 年 8 月 17 日軽快退院．

専門医のコメント

糖尿病性脳神経障害

脳神経障害は外眼筋麻痺と顔面神経麻痺にわけられる．

1）外眼筋麻痺（動眼神経麻痺，滑車神経麻痺，外転神経麻痺）

中高年（40 歳以上）に突然発症し，前頭部・眼窩部痛を伴うことがある（外科的原因では通常有痛性）．動眼神経・外転神経麻痺が多く，滑車神経麻痺の頻度は低い．動眼神経麻痺では瞳孔は通常保たれる．予後は良好で，数週間から数ヵ月で回復する．現在のところ，血糖のコントロール以外には確立された治療法はない．鑑別診断としては，脳腫瘍，脳動脈瘤，中脳梗塞などがある．

2）顔面神経麻痺

糖尿病患者における顔面神経麻痺の頻度は外眼筋麻痺と同様であるが，必ずしも糖尿病の罹病期間や血糖のコントロール状態と関係がなく，また糖尿病性合併症を合併する頻度も低いと

する報告がある．特発性末梢性顔面神経麻痺（Bell麻痺）との鑑別が困難なときがある．

　糖尿病性脳神経障害は単一神経障害のカテゴリーに含まれる．原因は神経血管の虚血によると考えられており，完全治癒が多いとされている．そのため治療としては，通常は糖尿病のコントロールを良好にするとともに血管拡張剤，ビタミン剤，末梢循環改善剤などの投与を行って経過を観察する．最近，顔面神経麻痺では，完全麻痺の症例は血糖コントロールを良好にしてステロイド療法を行うことにより予後が良好になると報告されている[1]．また，微小循環改善作用や血小板凝集抑制作用のあるプロスタグランディンE_1が動眼神経麻痺に著効したとの報告もある[2]．

●文　献●

1) Saito O, Aoyagi M, Tojima H, et al : Diagnosis and treatment for Bell's palsy associated with diabetes mellitus. Acta Otolaryngol Suppl 511 : 153-155 1994
2) Shimizu H, Shimomura Y, Inukai T, et al : Immediate improvement of diabetic mononeuropathy after intravenous administration of prostaglandinE1. Jpn J Med 29 : 222-225 1990

症例83 自律神経障害

[症　　例] 47歳　女性，主婦
[主　　訴] 下肢の浮腫
[既 往 歴] 24歳時；妊娠中毒症
[家 族 歴] 第2子；糖尿病
[現 病 歴] 27歳，第2子妊娠時，糖尿病と診断される．近病院で投薬を受けていた．44歳当院初診時，すでに Argyll-Robertoson 瞳孔，下肢腱反射低下，dysesthesia，増殖性網膜症，微量アルブミン尿(63〜126 mg/日)，起立性低血圧，胃腸障害を認めていた．当時は極量の経口血糖降下剤で空腹時血糖は比較的良好であった．46歳時より，胸痛を自覚するようになり，また，尿蛋白(2＋)〜(3＋)と腎症の悪化を認めた．今回，胸痛および腎症の精査目的にて入院となった．
[現　　症] 身長 159 cm，体重 65.6 kg(健常時 51 kg)，全身の浮腫，腱反射の低下を認めるが，脳神経，頸部，胸部，腹部に異常を認めない．
　　　　　 眼底は硝子体出血を伴う増殖性網膜症．
　　　　　 入院時の Schellong's test(起立性低血圧)を図1に示す．急速な立位を取らせると収縮期，拡張期ともに急速な低下を示す．しかし，脈拍はほとんど変化がない．

[入院時検査所見]
　　　　　 尿蛋白　4〜5 g/day，検血，肝機能は正常．TP 4.8 g/dl, Alb 2.5 g/dl, T-chol

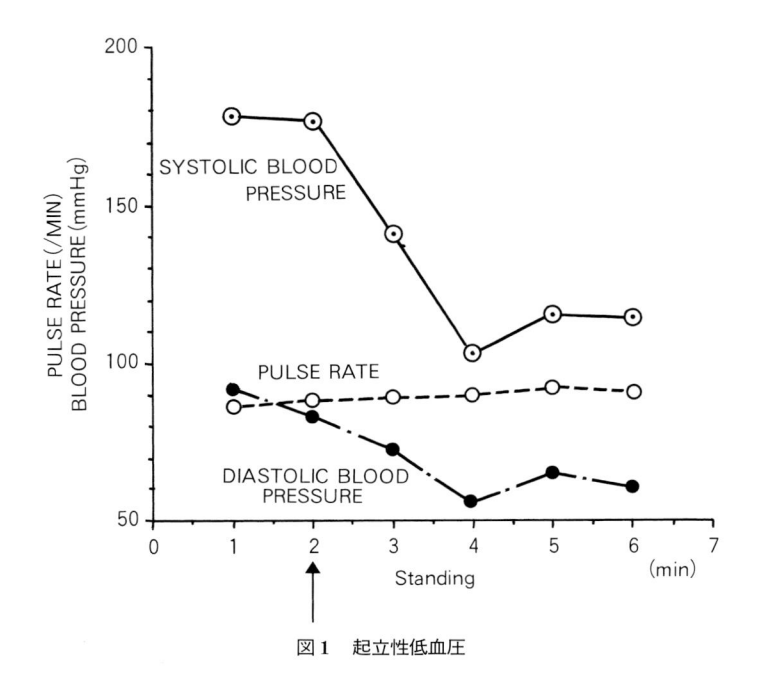

図1　起立性低血圧

455 mg/dl, HDL-chol 35 mg/dl, TG 433 mg/dl, BUN 37 mg/dl, Cr 1.4 mg/dl, UA 8.4 mg/dl, FPG 250 mg/dl, HbA$_{1c}$ 10.5%, 血中ケトン体　正常, PRA, Aldosterone 正常，甲状腺機能正常，心電図　正常

神経伝導速度：上下肢とともに伝導速度，誘発電位の低下を認め，F 波伝導速度も延長していた．

専門医のコメント

1）血糖コントロールおよび無自覚低血糖

従来から brittle 型を示していたが，今回の入院中は血糖自己測定（SMBG）をしながら sliding scale 法によりインスリン注射をし，血糖コントロールを図った．しかし，FPG が 45 mg/dl であってもなんらの低血糖症状を呈さなかった．所謂 unawareness of hypoglycemia である．そこで心臓交感神経の除神経をみるために ^{123}I-MIBG 心筋シンチグラフィーを検査すると，著明な取り込みの低下が認められ，unawareness of hypoglycemia の存在から中枢交感神経系の除神経が存在する可能性が示唆された．

心臓交感除神経の存在は糖尿病患者の突然死とも関連があり，今後注意して観察する必要がある．もっともこの患者では心血管系の大血管障害を示唆する所見はなかった（心電図，ホルター心電図，トレッドミル負荷心電図は正常）．

表 1　起立性低血圧の治療

薬物療法	身体療法
9-alpha-fludohydrocortisone	High sodium diet
Metoclopramide	Elastic stocking
Indomethacin	Anti-gravity suit
Dihydroergotamine	
Pindolol	
Diiphenhydramine	
Cimetidine	

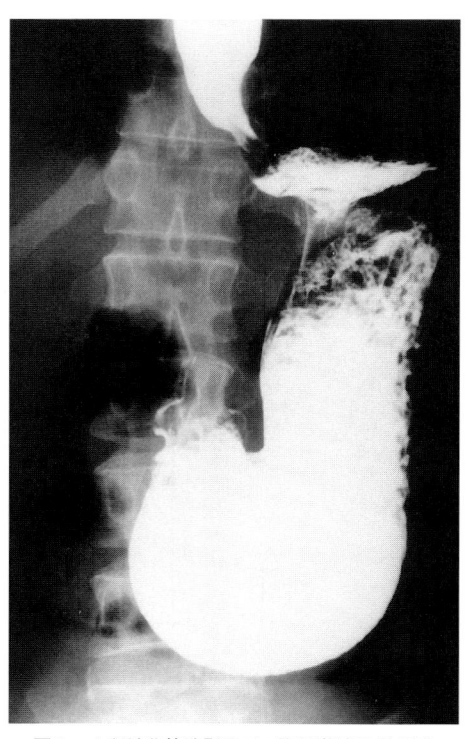

図 2　上部消化管造影翌日の腹部単純 X 線写真

2）起立性低血圧

入院後，頭痛，歩行時の「ふらつき」の訴えが続き，これらは起立性低血圧に基づくものと考えられる．すでに，起立性低血圧を獲得してしまった患者の治療は困難を極めるのは周知の事実であろう．起立性低血圧に用いられる薬剤および身体治療を表1として掲げる．

本例でもジヒドロエルゴタミンを使用し血圧の上昇を図ったが，むしろ高血圧となり，コントロール不良の血圧となってしまった．挙動時には緩徐な動作を義務づけるようにすべきであろう．あまり有効な治療法はないように思う．

3）体幹性神経障害

入院前より断続的に認められた胸痛が，心臓起源の痛みではないことは前述した通りである．では，この症状をどう考えるか．Stewart[1]の言う truncal neuropathy（体幹性神経障害）として考えれば説明可能ではないか．この概念は古くは Ellenberg[2] の提唱したものである．すなわち，前後胸腹部は同部位の脊椎神経末梢である．本患者の dysesthsia の分布を詳細に見ると Th4-5 にその分布をみることが出来，dermatome に一致している．末梢神経障害のひとつの表現型としてとらえられよう．

4）消化管運動機能障害

胸痛の原因として，上部消化管の異常を鑑別するため，上部消化管造影検査を行ったところ，明らかな異常は認められなかった．しかし，驚くべきことに翌日取った腹部単純X線写真で図2に示すようなバリウム充満像を認めたことであった．すなわち，糖尿病による胃腸の運動低下である（diabetic gastropathy）．本患者は30代後半より便秘を訴えており，これもまた，糖尿病に合併する消化管運動機能障害の一病変と捉えることができる．

5）ネフローゼ症候群

入院後安静と利尿剤とで全身浮腫は徐々に軽快した．

●文　　献●

1) Stewart JD : Diabetic Truncal Neuroapthy ; Topography of the Sensory Deficit. Ann Neuol 85 : 233-238, 1989
2) Elenberg M : Diabetic truncal mononeuropathy ; a new clinical syndrome. Diabetes Crare 1 (1) : 10-13, 1978

症例 84　糖尿病神経障害の診断法

[症　　例] 41歳　男性，会社員
[主　　訴] 動悸
[既　往　歴] 特記すべきものなし
[家　族　歴] 母親；糖尿病
[現　病　歴] 33歳の時，会社検診で尿糖を指摘される．38歳より空腹時血糖上昇し，近医より経口血糖降下剤の投与を受ける．最近，安静時に動悸を感じるようになり，近医受診．不整脈疑われ，精査目的で外来受診した．
[現　　症] 身長 168.0 cm，体重 62.0 kg，心音正常，血圧　臥位140/76　立位144/90，神経学的異常を認めず．
[検 査 所 見] FPG 136 mg/dl, HbA$_1$ 10.5％, HbA$_{1c}$ 8.3％, T-chol 221 mg/dl, TG 160 mg/dl, BUN 16 mg/dl, Cr 0.9 mg/dl

　心電図正常，胸部レントゲン心拡大認めず，肺野正常

　不整脈を疑い，ホルター心電図を外来で施行．結果は心室性期外収縮が14個のみ認められ，そのすべてが起床時から正午までに出現していた．動悸を訴えたのは装着中1回であったが，その時心室性期外収縮を認めた．この結果から動悸の症状は不整脈によるものと診断された．

　次に，このホルター心電図に記録された心電図 R-R 間隔を利用して心拍変動周波数解析（PSA）を行った．本解析法は，R-R 間隔変動を周波数解析するものである．健常例における R-R 間隔トレンドグラムとそのスペクトル密度関数を図1に示す．健常例においては低周波成分（LF：0.05〜0.20 Hz）と高周波成分（HF：0.20〜0.40 Hz）のピークが観察される．低周波成分は交感神経と副交感神経の両者の活動を反映し，高周波成分は副交感神経活動のみを反映するとされて

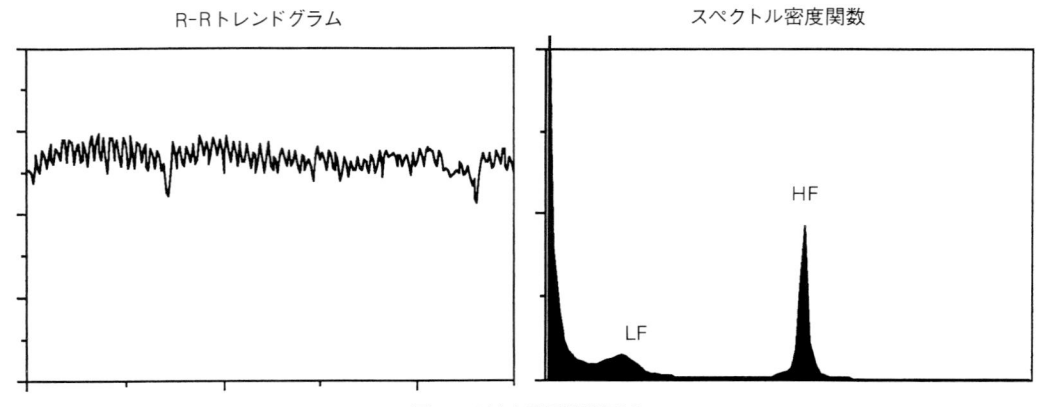

図1　心拍変動周波数解析

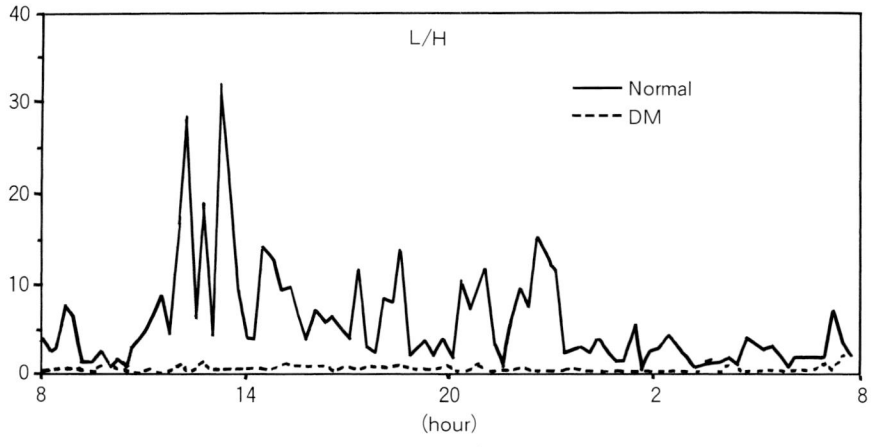

図2　L/H 日内変動

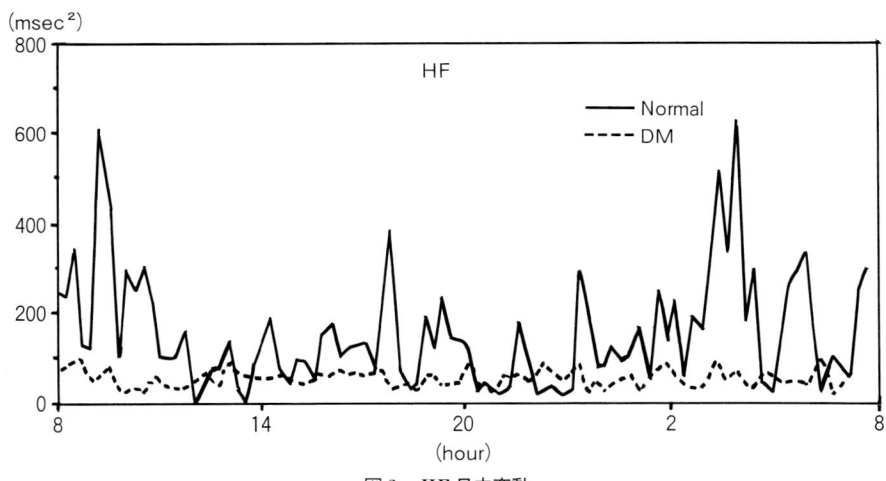

図3　HF 日内変動

いる．そこでLF/HF（L/F）を交感神経の HF を副交感神経活動の指標として用いて種々の解析が試みられるようになった．本法をホルター心電図に応用すれば，自律神経活動の日内変動が観察可能である．本症例と健常例（41歳男性）のL/H の日内変動を図2に，HF のそれを図3に示す．明らかに，本症例の L/H および HF の値は24時間を通して小さくなっており，糖尿病自律神経障害と診断できた．

専門医のコメント

　本例は不整脈を主訴として来院．ホルター心電図では心室性期外収縮が起床時から正午にかけて出現しており，不整脈と自律神経活動との関連が示唆され，糖尿病性自律神経障害の関与が考えられた症例である．

糖尿病性自律神経障害の診断法としては，
① Schellong's test
② CV_{R-R} 100
③ バルサルバ法による R-R 間隔の変化
④ 心拍変動周波数解析（PSA）
などがあげられる．PSA は①～③のいずれも検知できない症例でも鋭敏に自律神経障害を検知可能である．

　本例は，Schellong's test 陰性，CV_{R-R} 100 は2.5％と正常下限であったが，心拍変動指標は明かな低下を示した．これは PSA を用いれば，糖尿病性自律神経障害の発見が早期に可能であることが示唆している．本例はホルター心電図に PSA を適用し，糖尿病性自律神経障害を早期に発見できた症例と考えられた．

XIII 糖尿病網膜症

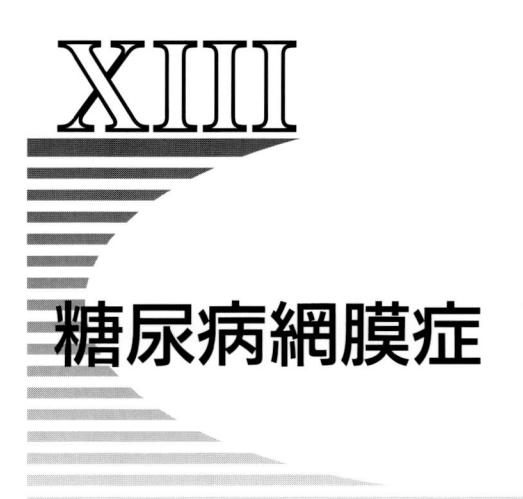

1．糖尿病における眼合併症

　日本では1,370万人の糖尿病患者がおり，そのうち糖尿病網膜症の有病率は約30％と推計されている．成人の中途失明の原因としては第一位を占めている．

　糖尿病における眼合併症を眼球の構造と対比させたものが図1である．ほとんどすべての眼球組織に糖尿病性変化が現れるといってよい．

　糖尿病と診断した時点で眼科受診をさせ，以後定期的なフォローをすること（1型糖尿病なら発症5年以上で，2型糖尿病なら発見時に，最低限一度は眼科を受診させること）

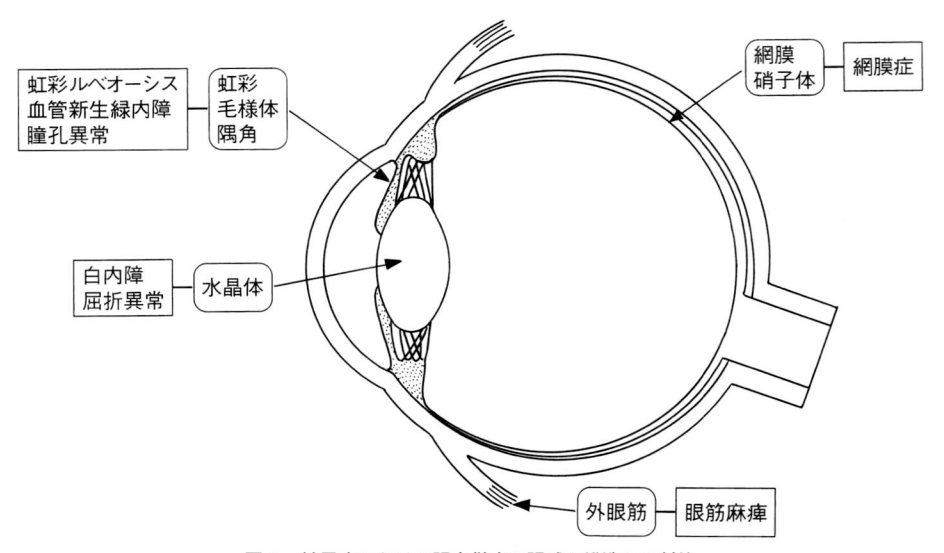

図1　糖尿病における眼合併症と眼球の構造との対比

288　XIII．糖尿病網膜症

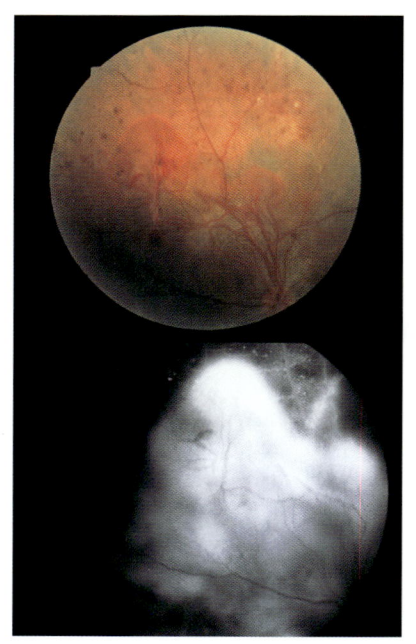

図2　PDR（光凝固未施行）の眼底写真と蛍光眼底写真の対比
広範な網の目状の新生血管が後極部を覆い尽くしている．蛍光眼底写真では初期より蛍光色素の漏出が見られ，中期（写真）では著明な色素貯留のため真っ白に見える．

網膜症のフォローに関しても，内科の無散瞳眼底写真のみによる管理方法には問題が残り，眼科による管理（散瞳したうえでの十分な眼底の観察）が必須と考える．

2．糖尿病網膜症のリスク・ファクター

網膜症のリスクファクターとして，罹患期間，血糖コントロールの程度が重要である．発症年齢，性差（女性に多い）および血圧に関しての報告は賛否相半ばしている．血清脂質，喫煙に関しては否定的である．

3．糖尿病網膜症の分類とその病態

1）非糖尿病網膜症（Non diabetic retinopathy：NDR）
網膜の毛細血管とその前後の細い動・静脈に最小血管障害（ミクロアンギオパチー）が発生するが，糖尿病の初期で通常の検査ではそれらの変化がみられない時期を言う．

2）単純糖尿病網膜症（Simple diabetic retinopathy：SDR）
非増殖糖尿病網膜症（Nonproliferative diabetic retinopathy），Background retinopathy（欧米での表現）ともいう．網膜症が発症してから，増殖糖尿病網膜症に移行するまでの間をいう．
検眼鏡的に観察される所見は，浮腫，白斑，出血，毛細血管瘤である．

表1　網膜症の病期分類（福田）

A．良性網膜症
　●単純網膜症（略号）
　　・軽症単純網膜症（AⅠ）
　　・重症単純網膜症（AⅡ）
　●増殖停止網膜症
　　・軽症増殖停止網膜症（AⅢ）
　　・重症増殖停止網膜症（AⅣ，AⅤ）*
B．悪性網膜症
　●軽症悪性網膜症
　　・増殖前網膜症（BⅠ）
　　・早期増殖網膜症（BⅡ）
　●重症悪性網膜症
　　・中期増殖網膜症（BⅢ）
　　・晩期増殖網膜症（BⅣ，BⅤ）*
C．合併症
　●黄斑病（M）
　●牽引性網膜剥離（Ⅳ）
　●血管新生緑内障（G）
　●虚血性視神経症（N）

＊硝子体出血（＋）がⅣ，（－）がⅤ

組織学的特徴（これらの変化は網膜内にとどまる）
①毛細血管の一部の拡張；毛細血管瘤
②毛細血管の部分的な閉塞
③毛細血管の透過性亢進
　ⓐ血液の漏出；点状・しみ状出血
　ⓑ血漿成分の漏出；硬性白斑
　ⓒ水分の漏出；浮腫

3）前増殖糖尿病網膜症（Preproliferative diabetic retinopathy：PrePDR）

　増殖糖尿病網膜症への移行の前兆として，単純糖尿病網膜症の所見に加えて以下の3所見を診断の主たるよりどころとする状態(明確な定義はない)．いずれも毛細血管閉塞領が広範化し，毛細血管の形態変化が顕著になった状態を意味する．毛細血管閉塞領の範囲・程度の判別やIRMAの鑑別のため，蛍光眼底検査が必須である．また，汎網膜光凝固の最も良い適応時期である．

　(1) 静脈異常：口径不同，数珠玉状，ループ形成，重複化など（循環障害によるうっ血性の変化）

　(2) 綿花状白斑(軟性白斑)：前毛細血管細動脈の閉塞に基づく局所性虚血が原因で生じる網膜の浅層の病変（網膜神経線維層の微小梗塞）で，境界不鮮明な灰白色の白斑．消退することあり．

　(3) 網膜内細小血管異常（IRMA：Intraretinal microvascular abnormalities）：毛細血管床の閉塞部に隣接した細動脈と細静脈の連絡部に生じる血管の過剰増殖．

　(4) 他に，細動脈の白線化も指標となる．

4）増殖糖尿病網膜症（Proliferative diabetic retinopathy：PDR）

　毛細血管閉塞領に呼応した新生血管(Neovascularization)，およびそれに伴う結合織の増殖を主体とする変化で，はじめは視神経乳頭に出現することが多いが，次第に網膜主要血管に沿って発生し，出血を起こす．新生血管が発生した部位に硝子体網膜癒着が生じ，牽引性網膜剥

離や硝子体出血へと進展し，高度の視力障害を来す．

5）糖尿病黄斑病（Diabetic maculopathy）

本来良性である単純糖尿病網膜症の特殊な型として，黄斑部の滲出性浮腫性変化（白斑，浮腫，虚血，変性）を来たしたもので，有効な中心視力が低下するため臨床的に重要である．

・本分類の他に福田の分類[1]（表1）がある．

4．糖尿病網膜症で注意すべきこと

①長期放置例の治療開始時に網膜症が急に進行することがある（→症例87参照）．

②長期的にみれば，厳格な血糖管理は明らかに網膜症の発症・進展を抑制するので，積極的な治療を選択すること（→症例86参照）．

③網膜症に著しい左右差を認める場合，脳循環動態の検査を考慮すること（機序：内頸動脈の狭窄・閉塞→眼動脈圧の低下→網膜動脈血流量の減少→網膜全体の虚血→網膜症の悪化→網膜症の左右差を形成）．

●文　献●

1) 福田雅俊：糖尿病網膜症の病期分類，糖尿病と眼科診断．眼科MOOK 46：117-125, 1991
2) The DCCT Research Group : The effect of intensive treatment of diabetes on the development and progression of long-term complications is insulin-dependent diabetes mellitus. N Engl J Med 329：977-986, 1993
3) 河盛隆造，ほか：糖尿病性最小血管合併症進展防止のためのGlycemic Threshold，糖尿病性合併症 vol1, pp309-315, メディカルジャーナル, 1988
4) 直克則，ほか：糖尿病性網膜症進展防止のためのGlycemic Threshold．糖尿病　32：307-312, 1989
5) The Kroc Colaborative Study Group : Diabetic retinopathy after two years of intensified insulin treatment. JAMA 260：37-41, 1988
6) Brinchmann-Hansen D, Dahil-Jorgensen K, Hanssen KF, et al : The response of diabetic retinopathy to 41 months of multiple insulin injections, insulin pumps, and conventional insulin therapy. Arch Ophthalmol 106：1242-1246, 1988

症例85 糖尿病網膜症の自然経過

[症　　例] 61歳　男性
[主　　訴] 視力障害
[既 往 歴] 特記なし
[家 族 歴] 特記なし
[現 病 歴] 視力低下を自覚し，眼鏡店に眼鏡を作りに行くも，視力を十分に矯正できず，眼科受診をすすめられた．そこで近くの眼科医を受診し，眼底出血（糖尿病性変化）にて網膜光凝固が必要との指摘を受けた．すでに，近医（内科）を受診し，随時血糖＞400 mg/dl でありインスリン注射が必要と言われたため，当科を受診し入院となった．
[入院時現症] 163 cm，55.6 kg（BMI20.9）．血圧臥位 130/74 mmHg，立位 116/68 mmHg，脈拍66/分・整．胸腹部に異常なし．両足腱反射は低下，足背動脈は触知良好，振動覚は左右とも5秒に低下，足指腹のしびれ感および冷感を認めた．
[入院時検査成績] 入院4日目の75g 経口ブドウ糖負荷試験（表1）
　FPG 106 mg/dl, HbA$_{1c}$ 12.6％, 1,5 AG 2.0 μg/ml, 3-OHBA 447 μmol/l, Acetoacetate 49 μmol/l, BUN 22 mg/dl, Crn 1.0 mg/dl, 尿中 Albumin 12.9〜19.5 mg/dl, AER9.0〜13.5 μg/min, 尿中 C-peptide 60 μg/day
　ECG：異常なし，CV$_{R-R}$ 2.05％（安静時）

表　1

	0'	30'	60'	90'	120'
血糖値 (mg/dl)	122	198	369	302	287
IRI (μU/ml)	3	9	13	14	14

[入院時眼底所見] 検眼鏡的に，両眼底ともに PrePDR〜PDR（前増殖〜増殖糖尿病網膜症）の状態にて直ちに蛍光眼底検査を施行し，点状・しみ状出血，硬性および綿花状白斑に加え，網膜新生血管を認めた．視力は右 0.3 (0.9×S+3.0 D：C-1.0 DA$_x$ 90°)，左 0.1 (0.9×S+3.0 D)，眼圧は右 19 mmHg，左 18 mmHg であった．
[診　　断] 2型糖尿病，糖尿病知覚神経障害，前増殖糖尿病網膜症
[入院後経過] 食事療法 1,400kcal およびグリクラジド 80 mg 分2 食前により，SMBG の空腹時血糖が第4病日で 122 mg/dl，第9病日より 91 mg/dl と低下したため，第12病日よりグリクラジド 40 mg 朝食前に減量した．糖尿病教育入院を受講した後，第24病日に退院した．退院時の空腹時血糖 113 mg/dl，HbA$_{1c}$ 11.1％，フルクトサミン 369 μmol/l であった．血糖コントロールは，以後の外来通院中も空腹時血糖 113〜121 mg/dl，HbA$_{1c}$ 6.2〜7.4％に維持された．

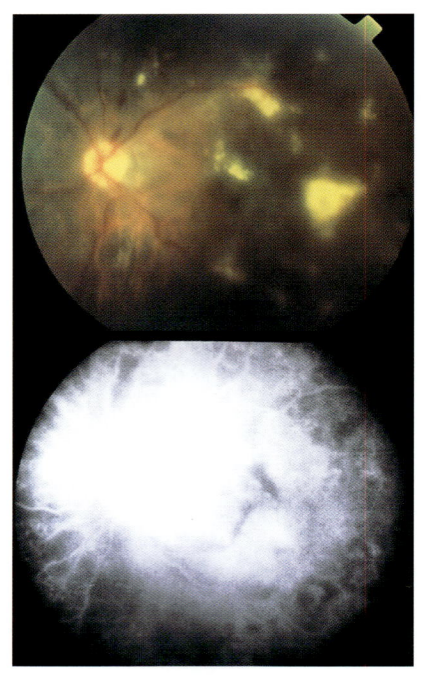

図1　黄斑症の眼底写真と蛍光眼底写真の対比
網膜は浮腫のため全体に不鮮明で，とくに黄斑部から耳側にかけて硬性白斑が集合している．蛍光眼底撮影では明らかな色素貯留は見られず後極部に組織染が強く見られる．その周辺部は広範な無灌流が見られる．

[眼底所見の経過]

直ちに光凝固開始．10ヵ月後には綿花状白斑や網膜新生血管などが消退傾向になった．しかし，左眼黄斑部に硬性白斑と浮腫が出始め（黄斑症），2年間で徐々に視力が低下してきている（図1）．

専門医のコメント

網膜症の治療

網膜症の治療は内科的治療（血糖管理）と眼科的治療に大別される．

1）内科的治療（血糖管理）

①長期的にみれば，厳格な血糖管理が網膜症の発症・進展によい影響を与えることは1型，2型糖尿病のどちらにも認められており，積極的な強化インスリン療法を選択すべきである（→症例86を参照）．

②長期放置例の治療開始時に急速な血糖コントロールを行うと網膜症が急に進行することがあり，治療開始後1～2年は注意が必要．しかしこのことは厳格な血糖管理を導入しない理由にならない（→症例87を参照）．

③特にPDR症例では，低血糖発作あるいは低血糖状態が網膜症を悪化させることがある（機

表2 網膜症の治療

	血糖管理	薬物療法	光凝固療法	硝子体手術
NDR ←	◎	○		
SDR ←	◎	○		
PrePDR ←	◎	*1	◎	
PDR ←	◎	*2	◎	◎

*1 初期のPrePDRのみ有効
*2 出血の増強になるため，新生血管のあるPDRには避けること

序は不明）．

2）眼科的治療（表2）

薬物治療，網膜光凝固療法，硝子体手術に分けられる．

(1) 薬物療法

非増殖網膜症（NDR，SDR）の時期に用いる．主な目的は網膜血管の透過性亢進および内腔閉塞の抑制であるが，現時点では網膜症の発症・進展を確実に防止する薬剤はない．

a．血管透過性の亢進を抑制する薬剤
- アドナ（30 mg錠）×6錠毎食後すぐ
- 効果は著明ではないが，副作用が少ないので常用されている．

b．血管の内腔閉塞を抑制する薬剤
- コメリアン（100 mg錠，血小板機能抑制剤）×3錠毎食後すぐ
- MDSコーワ300（300 mg錠，抗凝固剤）×3錠毎食後すぐ
  ある程度の効果が報告されている．

c．その他

蛋白分解酵素剤（ダーゼン，バリダーゼなど）

血管拡張剤（ユベラニコチネートなど）

d．アルドース還元酵素阻害剤
- 糖尿病網膜症に対する臨床的有効性は未だ確立されていないが，期待されている薬剤．

(2) 網膜光凝固療法（光凝固療法）

光凝固療法の適応は，黄斑症，前増殖網膜症，増殖網膜症である．

奏効機序は，アルゴンレーザーやクリプトンレーザーの熱エネルギーによって低酸素に陥った網膜を凝固することで，血管透過性を軽減することないしは新生血管の発生を予防あるいは退縮することと考えられている．

光凝固療法の実施法には，局所療法と汎網膜光凝固療法（網膜無血管野に広範に光凝固を行い，網膜全体の酸素需要を減らして血管新生を抑制する）とがある．

(3) 硝子体手術

増殖網膜症が対象であり，適応は硝子体出血や硝子体混濁，網膜剥離である．

主な目的は硝子体出血や混濁を除去して光学的経路を再建することや，網膜面に対する牽引を解放して剥離網膜を復位させることにある．

●文　　献●

1) 福田雅俊：糖尿病網膜症の病期分類，糖尿病と眼科診療．眼科 MOOK 46：117-125，1991
2) The DCCT Research Group : The effect of intensive treatment of diabetes on the development and progression of long-term complications in insulin-dependent diabetes mellitus. N Engl J Med 329 : 977-986, 1993
3) 河盛隆造, ほか：糖尿病性最小血管合併症進展阻止のための Glycemic Threshold. 糖尿病性合併症 1：pp309-315，メディカルジャーナル，1988
4) 直克則, ほか：糖尿病性網膜症進展阻止のための Glycemic Threshold. 糖尿病　32：307-312，1989
5) The Kroc Colaborative Study Group : Diabetic retinopathy after two years of intensified insulin treatment. JAMA 260 : 37-41, 1988
6) Brinchmann-Hansen O, Dahl-Jorgensen K, Hanssen KF, et al : The response of diabetic retinopathy to 41 months of multiple insulin injections, insulin pumps, and conventional insulin therapy. Arch Ophthalmol 106 : 1242-1246, 1988

症例86 網膜症と血糖管理

[症　　　例] 66歳　男性
[主　　　訴] 咳，痰，微熱，体重減少
[既　往　歴] 戦時中マラリア感染
[家　族　歴] 特記なし
[現　病　歴] 10年前に会社の検診にて糖尿病を指摘され，近医にて糖尿病と肝機能障害の診断にて投薬を受けていた．食前血糖145～162 mg/dl，HbA$_{1c}$は7.9～8.7％のコントロールであった．今回，咳，痰を認め，感冒薬の投与を受けるも改善みられず，体動時の息切れや夜間の微熱や体重減少（2ヵ月で5 kg）が加わったため，当医を受診され右胸水貯留のため入院となった．
[入院時現症] 170 cm，63 kg，（BMI 21.8）血圧臥位 134/70 mmHg，立位 116/62 mmHg，脈拍88/分・整．右胸部の声音振とう消失．腹部に肝脾触知せず．両下肢に浮腫軽度あり，両膝蓋腱反射は低下，足背動脈の触知良好，四肢の異常知覚を認めず．
入院時の主要検査所見：FPG 121 mg/dl，HbA$_{1c}$ 8.0％，TP 5.5 g/dl，Alb 2.3 g/dl，A/G 0.72，T.Bil 1.1 mg/dl，ZTT 19.4 KU，TTT 17.6 KU，AST 50 IU/l，ALT 36 IU/l，ALP 358 IU/l，γ-GTP 95 IU/l，ADA 59.8 IU/l，BUN 21 mg/dl，Cr 1.2 mg/dl，T-chol 108 mg/dl，TG 61 mg/dl，HDL-chol 57 mg/dl，WBC 3200/μl，RBC 322×10^4/μl，Hb 10.5 g/dl，Ht 29.8％，Plt 8.3×10^4/μl，ESR118/1hr132/2hr，HCV（＋）
尿中 Albumin 67～153 mg/day，AER 47～106 μg/min，尿中 C-peptide 34～36 μg/day
ECG：異常なし，CV$_{R-R}$：1.68％
胸部X線：右肺約4/5を胸水が占有，胸水細胞診：malignant な所見を認めず．
腹部CTおよび腹部エコー：肝は lateral segment 腫大，右葉萎縮，腹水軽度貯留，脾腫（＋），膵・腎著変なし．
[入院時眼科所見] 両眼底に点状およびしみ状の出血と硬性白斑が認められた：単純糖尿病網膜症（SDR）．
[診　　　断] 2型糖尿病，単純糖尿病網膜症，肺結核（右胸水），C型肝硬変
[臨床経過] 胸水および肺結核に対しては，RFP450 mg 朝食前とINH400 mg 分2を投与したところ，約1ヵ月で胸水の消失をみた．血糖コントロールは，入院時に食事療法1,600 kcal およびグリベンクラミド 10 mg 分2 食前の状況で，血糖自己測定（SMBG）にて朝食前 109 mg/dl，昼食前 284 mg/dl，夕食前 249 mg/dl，眠前 235 mg/dl であったため，速効型インスリンを朝食前8単位，夕食前4単位から開始し，インスリンをスライディングして各食前および眠前の血糖を 110 mg/dl 以下に保つように努めた．以後，強化インスリン療法（SMBGと速効性インスリン

XIII. 糖尿病網膜症

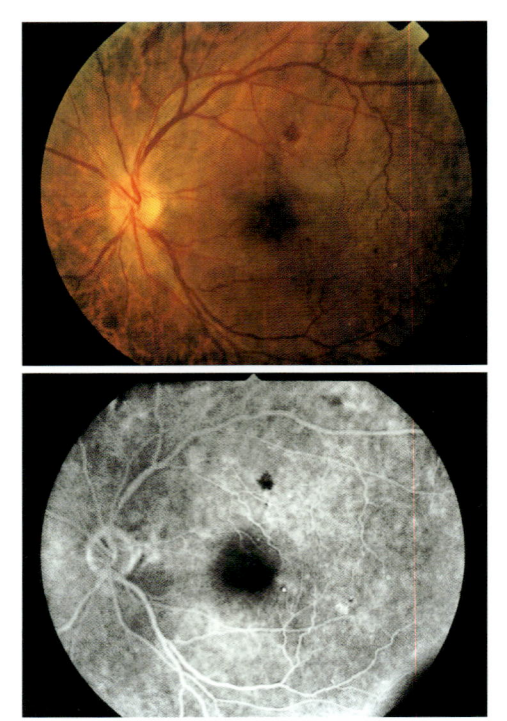

図1　SDR の眼底写真と蛍光眼底写真の対比
　黄斑部領域に数個の毛細血管瘤，点状出血，しみ状出血を伴い，一部拡張蛇行した血管を認める．蛍光眼底写真では毛細血管瘤は点状の過蛍光，出血は相応した低蛍光点として描出されている．蛇行した血管からの蛍光漏出は認められない．

　1日3回毎食前皮下注）を継続して入院中および退院後3年間は HbA_{1c} 5.2〜6.0％，1,5 AG 13.1 μg/ml 以上を維持している．

[眼底所見の経過] しみ状出血は徐々に吸収され，数個の点状出血を認めるのみである．

専門医のコメント

　この10年間の糖尿病合併症の発症・進展阻止に関する大規模臨床試験の成績から，厳格な血糖管理が細小血管合併症に及ぼす効果が明確となった．すなわち，1型糖尿病に対して行われた DCCT（Diabetes Control and Complications Trial）[1]，2型糖尿病に関するわが国での，少数ながらインスリン治療により厳密に検討された Kumamoto study[2]，また英国で行われた UKPDS（United Kingdom Prospective Diabetes Study）[3] により，厳格な血糖コントロールが糖尿病性細小血管合併症の進展阻止を可能とならしめることが明らかにされた．一方，糖尿病患者における動脈硬化性疾患（大血管障害）の発症・進展を抑制するための血糖コントロールの意義についても，多くの疫学調査によってその重要性が徐々に明らかとなってきている．

　網膜症の発症進展阻止の観点から，以下にそれらの研究の概要を示した．これらの研究で，細小血管合併症の発症，進展阻止のための管理基準（glycemic threshold）を示すことができた

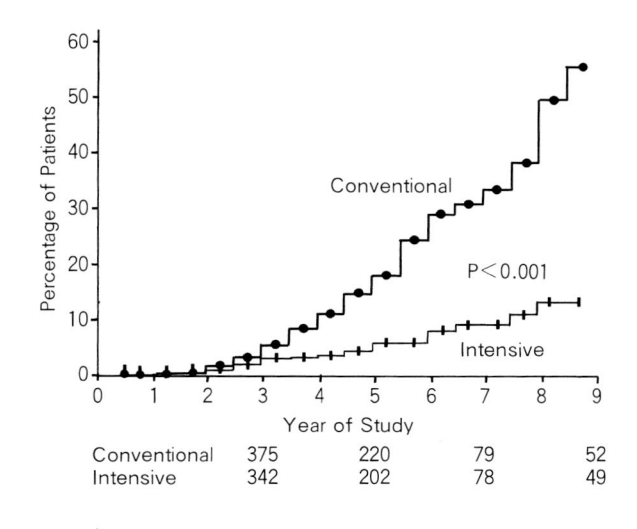

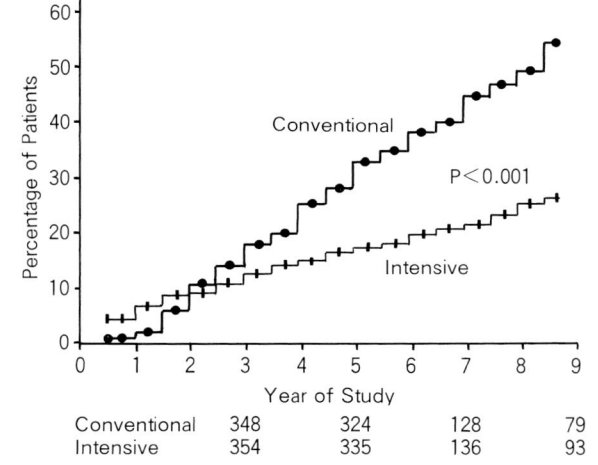

図2 強化療法群および従来療法群における網膜症の累積頻度
　左は一次予防（発症）調査で，右は二次予防（進行）調査，左右の調査とも2療法群間で有意差（p＜0.001）認めた．グラフの下の数字は3・5・7・9年の時点での各療法群の患者の数．

のは，Kumamoto Study のみであった．

1）DCCT[1]

DCCT では，1型糖尿病患者を対象に，長期糖尿病合併症の発症と進行に及ぼす糖尿病強化療法の効果が検討された．一次予防，二次予防の観点から，強化インスリン治療群では従来式インスリン治療群に比し，36ヵ月以降より網膜症の累積発症頻度と累積進行率が有意に低値となり，5年の時点でそれぞれ半減した（図2）．

2）Kumamoto study[2]

2型糖尿病患者で，新規またはインスリン治療中の患者（110名）を一次予防群，二次介入群の2群に分け，それぞれ現行の中間型インスリン治療（CIT 群）とインスリン頻回治療（MIT 群）に無作為に割り付け，8年間にわたって血糖コントロール状態と細小血管合併症のとめ累積悪化率の追跡調査を行った．MIT 群は，CIT 群に比し HbA_{1c} 値を2.3％低下させることができ，すべての細小血管症発症に対してその進展阻止効果は顕著であった．特に網膜症累積悪化率は，一次予防群，二次介入群ともに MIT 群が CIT 群の約1/3であった．また，慢性血糖コ

ントロール状態を反映するHbA$_{1c}$値が上昇するに伴い，糖尿病網膜症の発症率は指数関数的に増加した．細小血管合併症の発症，進展阻止のためのglycemic thresholdはHbA$_{1c}$＜6.5%，空腹時血糖＜110 mg/dl，食後血糖＜180 mg/dlであること示唆された．

3）UKPDS[3]

2型糖尿病患者について血糖管理と糖尿病合併症の発症を検討したもので，血糖コントロール強化群（IT）をスルフォニル尿素（SU）薬治療群とインスリン治療群に割り付し，空腹時血糖値6 mM（108 mg/dl）以下を目標とした．さらに，インスリン治療群では食前血糖値4〜7 mM（72〜126 mg/dl）を目標とした．従来型治療（CT）群は，おもに食事療法を中心として血糖コントロールされ，空腹時血糖値が15 mM（270 mg/dl）以下で，高血糖の症状をきたさないことを目標にコントロールされた．追跡期間は中央値10年間で，10年後のHbA$_{1c}$値はCT群7.9%に比べてIT群では7.0%であった．IT群については，SU薬の種類，インスリンとの間でも臨床効果に差がなかった．IT群はCTに比し体重が平均2.9 kg増加したものの，糖尿病関連死亡は10%低値で，全糖尿病関連イベント，糖尿病細小血管合併症イベントの発症リスクが，それぞれ12%，25%低下した．また，網膜症の進展が12年間で21%（p＝0.015）減少し，微量アルブミン尿も33%低下した．

●文　献●

1) The DCCT Research Group : The effect of intensive treatment of diabetes on development and progression of long-term complications in insulin-dependent diabetes mellitus. N Engl J Med 329 : 977-986, 1993
2) Ohkubo Y, Kishikawa H, Araki E, et al : Intensive insulin therapy prevents the progression of diabetic microvascular complications in Japanese patients with non-insulin dependent diabetes mellitus. Diabetes Res Clin Pract 28 : 103-117, 1995
3) UK Prospective Diabetes Group : Intensive blood-glucose control with sulphonylurea or insulin compared with conventional treatment and risk of complications in patients with type 2 diabetes (UKPDS33). Lancet 352 : 837-853, 1998

症例87 糖尿病網膜症の治療

[症　　例] 46歳　女性，会社勤務
[主　　訴] 全身倦怠感，口渇，足底のしびれ，下肢のむくみ
[既　往　歴] 子宮筋腫
[家　族　歴] 妹2人が糖尿病で，1人はインスリン自己注射中で網膜症による視力低下あり．
[現　病　歴] 1年前より全身倦怠感，口渇，足底のしびれ，下肢のむくみを自覚していたため，妹のすすめで近医を受診し，FPG 316 mg/dl，HbA$_{1C}$ 12.1%，尿糖（3＋），尿蛋白（±）の検査結果にて糖尿病，要入院治療と指摘，当院を紹介され入院となった．
[現　　症] 155 cm，75 kg（BMI 31.2）．血圧臥位138/88 mmHg，立位112/78 mmHg，脈拍74/min・整．胸部異常なし，下腹部正中に手術創あり．両下肢に浮腫軽度（左＞右）あり，膝蓋腱反射消失，足底のしびれ感あり，足背動脈触知良好．
[入院時の主要検査所見] FPG 254 mg/dl，HbA$_{1c}$ 14.1%，1,5AG 2.3 μg/ml，TP 6.7 g/dl，Alb 3.5 g/dl，Crn 0.6 mg/dl，T-chol 186mg/dl，TG 432 mg/dl，HDL-chol 32mg/dl，尿中 Albumin 257〜424 mg/day，尿中 C-peptide 12〜16 μg/day
ECG：正常範囲，CV$_{R-R}$：2.09%
腹部CTおよび腹部エコー：膀胱頭部右方に10×5cmのmassを認め，内部に不整な石灰化像を有していた．
[入院時眼科所見] 右眼底に点状出血を1個，左眼に点状出血および硬性白斑を数個認めた（SDR：単純糖尿病網膜症）．
[入院後経過] 婦人科受診にて右卵巣腫瘍（悪性の可能性あり，要手術摘出）と診断されたため，血糖コントロールにペンフィルN朝12単位，夕6単位皮下注を開始した．インスリン開始2週間で，血糖日内変動が毎食前および眠前で111〜131 mg/dlとなった．そのままの治療，血糖コントロールにて1ヵ月後のHbA$_{1c}$は8.7%であった．婦人科に転科して右卵巣腫瘍（組織学的に良性）を摘出した．
[退院後の経過] ペンフィルN朝12単位，夕6単位皮下注を継続し，インスリン開始後3ヵ月後のHbA$_{1C}$は6.6%であった．その後FPG 114〜158mg/dl，HbA$_{1c}$ 7.1〜9.0%にて経過した．
[眼底所見の経過] インスリン開始後6ヵ月後の眼底所見は両眼に点状出血と綿花様白斑が出現し，前増殖糖尿病網膜症と診断された．10ヵ月後，綿花様白斑が増加し毛細血管瘤が見られ始めたため，蛍光眼底撮影を施行．毛細血管よりの蛍光漏出と無灌流域が認められたので，局所網膜光凝固を施行した．

XIII. 糖尿病網膜症

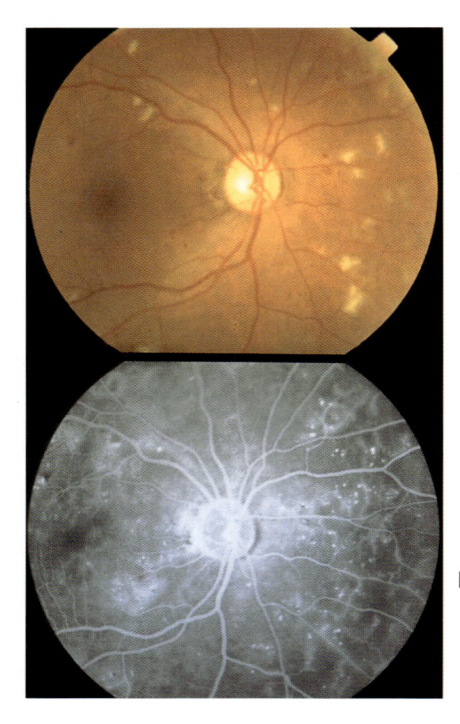

図1　prePDR（前増殖糖尿病網膜症）の眼底写真と蛍光眼底写真の対比
　後極部に多数の綿花様白斑と点状およびしみ状出血、毛細血管瘤を認める．蛍光眼底写真では血管壁よりの蛍光漏出が羊歯状に見られ、一部 staining として滲んだように見える．明瞭な白点は毛細血管瘤．

専門医のコメント

短期急速血糖コントロールと網膜症との関係

1) 短期急速血糖コントロールの網膜症への効果

(1) **Kroc Collaborative Study**[5]

CSII（continuous subcutaneous insulin infusion）と CIT（conventional insulin treatment）とを2年間で比較

網膜症は CSII 使用開始後半年〜1年の間に CSII の方が悪化するが、より長期使用すれば改善した．将来的には CIT の方が悪化してゆくようにみえる．

(2) **Oslo study**[6]

CSII と MI（multiple insulin injections）と CIT との3者を41ヵ月間で比較

CSII は毛細血管瘤や網膜出血の一次的増加が最初の3ヵ月間にみられ、MI、CSII とも3ヵ月から6ヵ月にかけ半数に軟性白斑の増加も認められた．治療を継続すると、CIT に比べ CSII と MI の方が有意差はないが網膜症の進行を遅らせる傾向がある．

(3) **Diabetes Control and Complications Trial（DCCT）**[2]

強化療法グループ（CSII および MI）と CIT とを平均6.5年間で比較

網膜症の発症および進展の発生率は、治療開始後36ヵ月までは強化療法グループの方が高かったが、残り期間を通じてより低い状態が続いた．（→症例86参照）

2) 網膜症が悪化しやすい症例の条件

(1) 患者の条件

①放置期間の長い症例
②治療開始前のHbA$_{1c}$高値（11%以上）の症例
③すでに網膜症をもっている症例
(2) 治療開始後の代謝コントロール状態
①治療開始後のHbA$_{1c}$の降下が1ヵ月間で1.5%以上の症例
②治療開始3ヵ月後のHbA$_{1c}$改善率が30%以上の症例
3）急速な血糖コントロールが網膜症を悪化させる機序
低血糖およびそれに続く血液濃縮・粘度上昇・毛細管血流の減少などによる網膜の低酸素状態などが考えられているが，詳細は不明である．
4）コメント
①治療開始後1～3年（特に最初の1年間）が問題であり，この期間は眼科と連携して慎重な眼底検査を計画していくこと．
②強化インスリン療法の導入時に症例を選択し，すでに重症な網膜症をもっている症例などはさけること．
③血糖コントロールの導入時の急速改善に慎重になりすぎて，以後の長期的な血糖コントロールが改善しないことは厳に避けなければならない．（「急速改善時の網膜症の悪化」は，血糖コントロール不良の理由にならない．）

●文　献●
1) 福田雅俊：糖尿病網膜症の病期分類．糖尿病と眼科診療．眼科MOOK 46：117-125, 1991
2) The DCCT Research Group : The effect of intensive treatment of diabetes on the development and progression of long-term complications in insulin-dependent diabetes mellitus. N Engl J Med 329：977-986, 1993
3) 河盛隆造, ほか：糖尿病性最小血管合併症進展阻止のためのGlycemic Threshold, 糖尿病性合併症 vol 1, pp309-315, メディカルジャーナル, 1988
4) 直克則, ほか：糖尿病性網膜症進展阻止のためのGlycemic Threshold. 糖尿病 32：307-312, 1989
5) The Kroc Colaborative Study Group : Diabetic retinopathy after two years of intensified insulin treatment. JAMA 260：37-41, 1988
6) Brinchmann-Hansen O, Dahi-Jorgensen K, anssen KF, et al: The response of diabetic retinopathy to 41 months of multiple insulin injections, insulin pumps, and conventional insulin therapy. Arch Ophthalmol 106：1242-1246, 1988

症例 88　白内障

- [症　　例] 52歳　男性，会社員
- [主　　訴] 視力低下
- [生 活 歴] 喫煙（−），飲酒ビール1本/日
- [既 往 歴] 30歳時；高血圧
- [家 族 歴] 両親，兄；高血圧
- [現 病 歴] 39歳の時，近医にて糖尿病を指摘されるも放置していた．48歳で高血圧で通院していた近医内科にて再度，糖尿病を指摘され経口血糖降下剤（グリベンクラミド2.5 mg）服薬開始となった．この頃より右眼視力低下を自覚するようになったため，当院眼科を受診したところ右眼白内障を指摘されたが，眼底検査では異常を認めなかった．

　　51歳より両足底のしびれ感が出現し，また，右眼視力の著しい低下が認められ，左眼視力低下も徐々に自覚するようになった．血糖コントロールはグリベンクラミド2.5 mgで空腹時血糖208 mg/dl，HbA$_{1c}$ 9.8％と不良であったため，近医より紹介されて当科外来受診し入院となった．入院中，1,400 kcal食事療法およびグリベンクラミド2.5 mgにて血糖コントロール良好となり，それに伴って両足底のしびれも軽減した．入院中に眼科受診したところ，両眼白内障および左眼単純網膜症を指摘された．右眼は眼底の透見不可能であり白内障手術適応と考えられ，眼科転科となった．
- [入院時現症] 身長169.5 cm，体重74.1 kg（BMI 25.8），血圧148/86 mmHg．頭頸部および胸腹部に異常認めず．足背動脈触知不良．神経学的所見では両足の触覚，痛覚の低下および異常知覚を認める以外特に問題なし．
- [入院時検査成績] 空腹時血糖118 mg/dl，HbA$_{1c}$ 6.4％．尿中アルブミン排泄率（AER）60.4 μg/min，その他血液尿検査上問題なし．胸部X線検査上異常なし．心電図上完全右脚ブロック，左房負荷，左室肥大を認めた．
- [経　　過] 眼科受診時，視力は右手動弁（矯正不能），左0.01（矯正0.02），右眼底は白内障のため透見不能，左眼底には単純網膜症変化を認めた．右眼白内障に対し超音波乳化吸引術＋人工水晶体挿入術（KPE＋IOL）を施行した．術後，右眼視力は0.5（矯正1.2）まで改善した．術後，一過性に右眼圧が28mmHgと上昇を認めたが，これは術後の前房内炎症のためと考えられ，2週後には無投薬で右眼圧18 mmHgと正常化し，現在経過良好である．

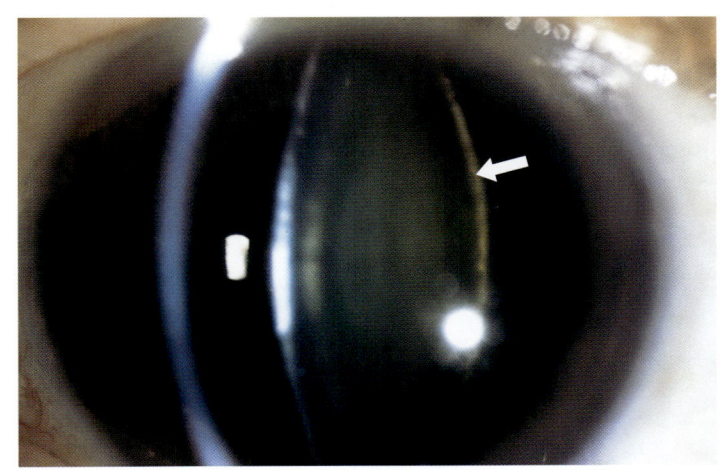

図1 後嚢下白内障の細隙灯写真
罹病歴8年の27歳2型糖尿病，矢印が後嚢下混濁．

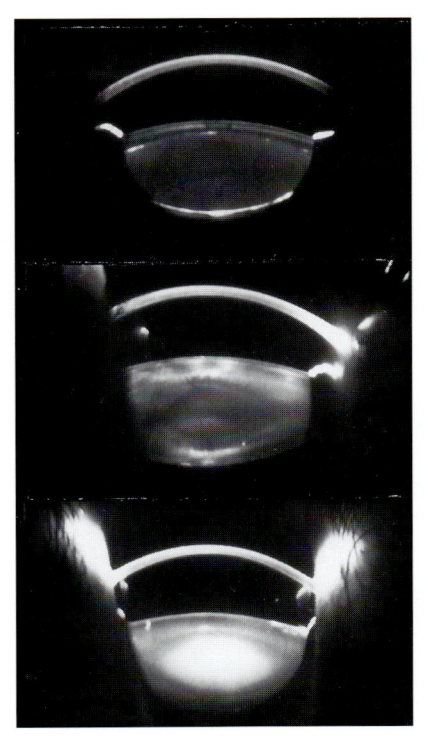

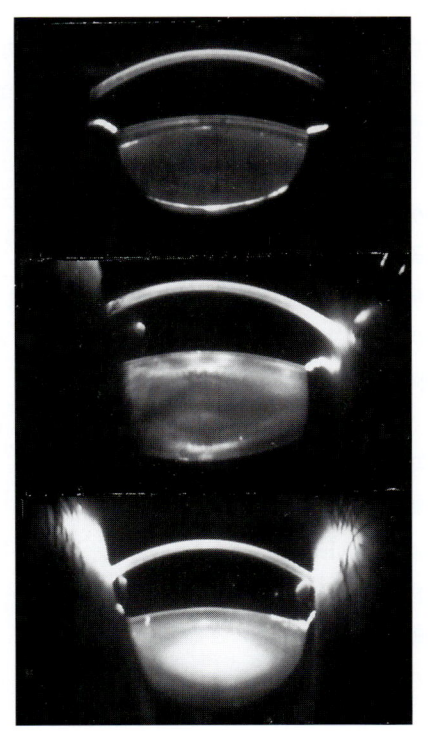

図2 白内障の病型分類
上段は後嚢下，中段は皮質，下段は核白内障．
(NIDEK EAS-1000による垂直方向スリット断面像)

XIII. 糖尿病網膜症

> 専門医のコメント

網膜症以外にみられる糖尿病性眼合併症
1）糖尿病白内障
（1）糖尿病白内障の頻度

糖尿病白内障は，糖尿病の眼合併症のうち41.8％であり，網膜症47.5％に次ぐ高頻度である．糖尿病患者では非糖尿病者に比べて白内障の発症頻度が高くなり，発症年齢が若くなり，白内障の進行が速まることが知られている．

（2）糖尿病白内障のタイプ

糖尿病白内障には，短期間に急速に成熟型にまで進行する真性糖尿病白内障と高齢者に起こる糖尿病白内障の二つのタイプがある．

真性糖尿病白内障は両眼性で急速な進行を呈し，混濁は後嚢皮質下に始まり数日から数週間で水晶体全体が白濁する．典型例は1型糖尿病に認められ，頻度は1型糖尿病の2～5％である．早期の適切な糖尿病治療が有効と考えられる．

40歳以上の高齢者に起こる糖尿病白内障は，老人性白内障との判別が困難であるが，糖尿病患者と非糖尿病者とでは進行速度に約10年の差があると言われている．また白内障の病型は大きく皮質，核，嚢下混濁に分けられるが，後嚢下混濁をきたす症例が多いことが特徴とされている．

（3）糖尿病白内障の治療
a．薬物療法

糖尿病白内障の主な原因は，細胞内に蓄積したソルビトールである．アルドース還元酵素阻害剤の糖尿病白内障の治療への応用が期待されるが，臨床応用には至っていない．

白内障治療薬としてカタリン，グルタチオンなどの点眼剤が初期には効果があるとされているが，これらの薬剤の効果は十分満足できるものではない．

b．手術療法

白内障治療の主体は手術療法である．手術方法は超音波（水晶体）乳化吸引術（KPE）または嚢外摘出術（ECCE）により，混濁水晶体を除去する．網膜症の活動性が高くなければ，眼内レンズ移植術（IOL）を併用する．症例を選べばかなり満足のゆく結果が得られている．

2）虹彩ルベオーシスと血管新生緑内障

虹彩ルベオーシスは新生血管が虹彩に現れることであり，瞳孔縁が赤く見える．並存する網膜症が重篤なことを示し，早急な網膜症対策が必要である．網膜症治療に抵抗する例では，ルベオーシスが進行したり眼圧が上昇（緑内障）し，失明に至る．

3）外眼筋麻痺

中高年で突発し，前頸部〜眼窩部痛が3〜4割にみられる．突発する複視は動眼，外転神経麻痺によることが多い．これらの治療は血糖コントロールが基本で，4ヵ月以内に90％回復する．脳動脈瘤やその他の頭蓋内疾患を除外する必要がある．

4）屈折調節の変動（一過性遠視）

血糖コントロールの開始当初に，主に水晶体への影響にて視力の変動を来し，「日によって見え方が変わる」などと訴えることがある．1～数ヵ月経過をみると落ちつくことが多い．

5）角膜知覚の低下
糖尿病性知覚神経障害の症状のひとつであり，糖尿病患者の約1/3に見出される．

6）瞳孔異常
糖尿病患者の瞳孔は交感神経系障害が主で縮瞳傾向にあり，散瞳薬による散瞳不良を伴うため眼底検査が困難になることがある．また，瞳孔反射として対光反射―輻輳反射解離現象（近見反応は正常，対光反射が減弱～消失）を示すことがある（アーガイル・ロバートソン瞳孔）．

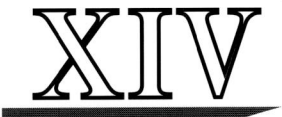

XIV 糖尿病とマクロアンギオパチー

　糖尿病血管合併症は細小血管に起こる障害と，大血管に起こる障害の2つに大別される．細小血管に起こる障害は細小血管障害とよばれ，網膜症，腎症，神経障害という糖尿病の3大合併症はいずれも細小血管障害である．一方，大血管に生じる大血管障害（マクロアンギオパチー）とは主として動脈硬化性の血管障害のことを指し，虚血性心血管障害や閉塞性動脈硬化症などがこれにあたる．従来，動脈硬化の進行に伴う動脈壁の肥厚により血管の内腔が狭められ，各臓器に虚血性変化が起こることが動脈硬化性疾患の主たる病態と考えられていた．近年では，血管壁に形成された不安定な粥腫の破綻が局所で急速な血栓形成を促進し，血流を途絶したり，末梢での血栓塞栓症の原因となったりすることも重要な病態と考えられている．欧米では2型糖尿病患者の死因の75〜80％が，わが国でも最近では50％以上が心筋梗塞や脳梗塞などの動脈硬化性疾患によるとされており，糖尿病の大血管症を予防することが糖尿病患者の予後に極めて重要である．

　ヒトでは誕生の直後から動脈内膜への脂肪沈着や線維性の肥厚が始まるとされ，動脈硬化自体は加齢に伴う変化として糖尿病の有無にかかわらず生じる．しかし，糖尿病患者の動脈硬化性疾患は非糖尿病患者に比べて臨床的に重篤であることを示すエビデンスは多い．Framingham studyによると，非糖尿病患者に比較して糖尿病患者では，心筋梗塞による死亡は男性では2.1倍，女性では4.9倍にも達するという．また，日本人を対象にした久山町の研究やJ-LITでも，糖尿病患者では冠動脈疾患発症のリスクが有意に高いことが示されている．同様に，糖尿病患者では脳血管障害発症の相対危険度も2〜3倍高い．また，頸動脈エコー検査を用いた頸動脈壁の動脈硬化症の検討などから，耐糖能障害をきたした者では早期から動脈硬化の進行が認められることがわかってきている．多くの疫学的研究が示すように，糖尿病が動脈硬化の危険因子としてきわめて重要であることは疑いないが，その発症機構や病態は複雑である．まず，高血糖そのものが動脈硬化促進因子であると考えられる．すなわち，高血糖により酸化ストレ

スの亢進，ポリオール代謝の亢進，DAG-PKC の活性化，グリケーションの亢進，ヘキソサミン経路の活性化などの代謝異常が惹起されるが，これらは血管内皮細胞や血管平滑筋細胞の異常につながる．また，高血糖条件下では血小板機能の亢進，凝固系の活性化，線溶能の低下などの血液凝固・線溶系の異常も惹起される．これらの異常は相互に関連しながら動脈硬化を発症・進展させる．一方，糖尿病患者では高血圧，脂質代謝異常，肥満など他の動脈硬化危険因子を高頻度に合併するという間接的な要因もある．これら危険因子の集積は "metabolic syndrome" あるいは "multiple risk factor syndrome" と呼ばれるが，個々の危険因子の程度は軽度でも，その重複により動脈硬化性疾患発症のリスクが相加的・相乗的に増加するという点が重要である．その基盤となる病態の一つはインスリン抵抗性であり，インスリン抵抗性も動脈硬化を促進する重要な要因であると考えられている．

糖尿病性大血管障害の終末像としての心筋梗塞や脳梗塞といった動脈硬化性疾患の診断は近年著しい進歩を遂げているが，より早期に動脈硬化の程度を評価する手段として，頸動脈エコー，脈波伝達速度，ABI，CT，MRI などの診断法も確立されつつある．さらに，高感度 CRP をはじめとする炎症マーカーが動脈硬化やその危険因子と関連するとの報告が相次いでおり，動脈硬化を予知する新しいマーカーになり得るのではないかと期待される．

大血管障害予防の観点からは，糖尿病のみならず各危険因子の是正が必要であるが，前述のように糖尿病患者はリスクの高い集団であることから，より早期からの，またより強力な介入が必要と考えられており，それぞれ治療目標が設定されている．血糖コントロールに関しては，大血管症の発症予防の明確な指標は確立されていないが，最近，大血管症の発症と関連して，ブドウ糖負荷後の高血糖の意義が主として疫学調査から取り上げられている．Diabetes Epidemiology Collaborative analysis of Diagnostic criteria in Europe (DECODE) 研究では，空腹時血糖値別および OGTT 2 時間血糖値別の心血管疾患の相対危険度を検討の結果，IFG は正常群と有意な差は無いが，IGT は相対危険度が高いことが示された．日本人を対象にした Funagata Study でも同様の結果が得られている．すなわち，心血管疾患に関する限り，空腹時血糖が境界域にある場合と OGTT 2 時間血糖値が境界域にある場合ではリスクが異なるということであり，食後血糖値の管理の重要性が示唆される．

症例89 Metabolic Syndrome

[症　　例] 53歳　男性，会社員
[既　往　歴] 特記すべきものなし
[家　族　歴] 父；高血圧，母；糖尿病
[主　　訴] 高血圧，耐糖能，肥満心電図異常の精査
[現　病　歴] 47歳時，会社での検診時，高血圧，境界型糖尿病，肥満を指摘され食事療法の指導受けるも放置していた．本年，検診時，心電図異常を指摘され，精査，加療目的にて入院となった．
[習　　慣] 飲酒　ビール大瓶2～3本／日
[現　　症] 身長166.5cm，体重73.5kg（BMI 26.5）．胸部，腹部とも理学的所見に異常を認めず．神経学的にも異常を認めなかった．
[入院時検査所見] 血圧　150/100 mmHg，HbA$_{1c}$ 4.9%，TP 7.4 g/dl，Alb 4.1 g/dl，TBil 0.8 mg/dl，AST 15 IU/l，ALT 13 IU/l，γ-GTP 49 IU/l，BUN 12 mg/dl，Cr 0.9 mg/dl，UA 8.3 mg/dl，T-chol 191 mg/dl，TG 342 mg/dl，VLDL 632 mg/dl，HDL-chol 32 mg/dl

75g OGTT（表1）：境界型糖尿病

腹部エコー：mild fatty liver　心電図：ST低下（V$_4$～V$_6$）　心エコー：左室肥大，腹部CT:V/S比＞1.0　頭部MRI：lacnar infarction

[入院後経過] 1日1,600 kcal（炭水化物60%，蛋白15%，脂肪25%，塩分10g/日以下）による食事療法開始とともに，歩行を中心に運動療法を行った．30日後に体重65kgに減量した．血圧も130/82 mmHgまで低下し，再度75gOGTTの結果，以下のごとく明らかな改善を認め，正常血糖高インスリンクランプ試験によりインスリン抵抗性の改善を確認し，退院となった．今後外来にて加療継続の予定である．

75g OGTT（表2）：正常

正常血糖高インスリンクランプ検査（グルコース注入速度）　4.7 → 6.5 mg/kg・min　正常　（8.9±1.4）

表1　入院時75 gOGTT検査成績

時間（分）	0	30	60	90	120
血糖（mg/dl）	98	134	189	225	168
インスリン（μU/ml）	10	37	87	265	170

表2　入院後75 gOGTT検査成績

時間（分）	0	30	60	90	120
血糖（mg/dl）	93	124	128	145	130
インスリン（μU/ml）	5	35	40	75	90

XIV. 糖尿病とマクロアンギオパチー

> **専門医のコメント**

　本例は高血圧，糖尿病，高 TG・高 VLDL・低 HDL コレステロール血症といった脂質代謝異常，肥満を合併した症例であり，経口ブドウ糖負荷試験の結果，著しい高インスリン血症を認め，また正常血糖高インスリンクランプ試験の結果，明らかなインスリン抵抗性を認めた症例である．また，負荷心電図で虚血性心疾患を認め，頭部 MRI で lacunar infarction を認めたなど，動脈硬化の進展を示唆する所見を得ている．

　インスリン抵抗性とは，肝，末梢組織（主に筋）などにおいて内因性あるいは外因性のインスリンの効果発現を得るのに，通常の量以上のインスリンを必要とする状態であり，その評価にはベッドサイド型人工膵島を用いた正常血糖高インスリンクランプ法などを要する．より簡便な方法として，インスリン負荷試験や SSPG 法，ミニマルモデル法も用いられている．膵のインスリン分泌能が障害されていない段階では，血糖値を一定に保つための代償機構が働いて，膵からのインスリン分泌が亢進し高インスリン血症を伴うので，空腹時の高インスリン血症や HOMA-R（空腹時血糖(mg/dl)×空腹時インスリン(μU/ml)÷405）もインスリン抵抗性の簡便な指標となりうる．インスリン分泌量がインスリン抵抗性を凌駕できなくなると耐糖能異常が出現し，さらにインスリン抵抗性が持続すると膵は疲弊し，インスリン分泌能は低下する．インスリン作用の低下による影響は糖代謝のみにはとどまらない．末梢脂肪組織においては脂肪分解が亢進，内臓脂肪由来の多量の遊離脂肪酸が門脈より肝に流入し，肝による VLDL 産生が亢進する．同時に末梢組織でのインスリン作用の低下により LPL 活性が低下し，VLDL・カイロミクロンの異化障害が生じる．この結果，血中には VLDL やカイロミクロンなどのリポ蛋白やその中間代謝産物であるレムナントが増加し，TG rich リポ蛋白の異化過程で生じる HDL が減少する．また，高インスリン血症下では，腎尿細管における体液・Na^+ 貯留の促進，交感神経系の賦活，インスリンの持つ成長促進作用による血管壁肥厚・血管抵抗性の上昇などの機序により血圧が上昇する．このように，インスリン抵抗性を原因として，肥満，脂質代謝異常，高血圧や糖尿病といった common disease が集積し，動脈硬化の進展を招くという病態概念が提唱された．これが Metabolic syndrome である．

　1987年に松澤らが提唱した内臓脂肪蓄積症候群（内臓脂肪の蓄積，高中性脂肪血症，低 HDL コレステロール血症，耐糖能異常，高血圧を合併），1988年に Reaven らが提唱した Syndrome X（インスリン抵抗性，耐糖能異常，高インスリン血症，高血圧，高 VLDL 血症，低 HDL コレステロール血症を合併），1989年に Kaplan らが提唱した死の四重奏（上半身肥満，耐糖能異常，高中性脂肪血症，高血圧を合併），1991年に DeFronzo らが提唱したインスリン抵抗性症候群（肥満，インスリン非依存性糖尿病，高血圧，動脈硬化性脳血管障害，脂質代謝異常，高インスリン血症を合併）などは提唱者によって異なる名称が付けられているが，本質的には同じ病態である．

　インスリン抵抗性は，食事療法による体重減少（内臓脂肪の減少），運動療法により改善するが，薬物療法としても従来からのビグアナイド薬に加え，チアゾリジン誘導体，SU 薬のグリメピリドなど治療法の幅が広がっており，それぞれの薬剤の特徴を理解し，適切に選択すべきである．

症例90 狭心症

[症　　例] 53歳　男性
[主　　訴] 労作時の胸部圧迫感
[既　往　歴] 特記すべきものなし
[家　族　歴] 糖尿病の家族歴（−），虚血性心疾患の家族歴（−）
[現　病　歴] 30歳時より肥満傾向が出現し，最大体重は38歳時90 kgであった．47歳時に初めて健診で尿糖を指摘され，近医受診，75 gOGTTにて糖尿病と診断され，同時に高血圧，高脂血症と診断される．その後食事療法と運動療法を指示されるも厳守できず，体重のコントロールは不良のままであり，50歳時には近医受診を中止している．2ヵ月前，通勤時に駅の階段を昇降中に初めて胸部圧迫感を自覚するも，安静にすると2〜3分で消失，その後も何回か労作時の胸部圧迫感が出現したため当院受診，精査目的で入院となった．喫煙歴　20本/day×30年
[現　　症] 身長　168 cm，体重78 kg（BMI 27.6），血圧 154/96 mmHg，脈拍　68 bpm，肺音　normal vesicular sound，心音　pure and no murmur
[検　査　所　見] FPG 128 mg/dl, IRI 151 μU/ml, AST 25 IU/l ALT 23 IU/l, CPK 58 IU/l, HbA$_{1c}$ 7.2%, T-chol 269 mg/dl, HDL-chol 47 mg/dl, TG 503 mg/dl, Cr 1.0 mg/dl, BUN 16.6 mg/dl, 尿中　Alb 30 mg/gCr

胸部X線：CTR50%，肺野に異常なし

心エコー：LVDd/s＝52/37 mm，IVST/Pwth＝11/10 mm，EF55%，LAD 30 mm　no asynergy

エルゴメーター試験：心電図を図1に示す．

max HR 113 bpm，BP 178/110 mmHg

中止理由：胸部圧迫感出現

冠動脈造影：AHA segment 6：99%狭窄（図2）

[診　　断] 労作性狭心症．この症例は，糖尿病に高脂血症，高血圧，肥満，喫煙歴という冠動脈疾患のリスクファクターを合併しており，さらに問診上，労作に伴う胸部圧迫感があり，エルゴメーター試験で胸部症状に伴う心電図変化を認めた．以上より，労作性狭心症が強く疑われる．診断確定のため施行した心臓カテーテル検査の結果，左前下行枝に高度狭窄を認め，その他には有意狭窄を認めないため，この病変が，狭心症の責任病変と考えられる．
[治　　療] 左前下行枝病変に対してPTCAが行われ，高度狭窄が解除された（図3）．その後，エルゴメーター検査での症状，心電図変化ともに消失，日常生活における胸部症状も消失した．一方糖尿病に対しては，糖尿病教育を徹底して行い，1,600 kcalの厳密な食餌療法と1日1万歩歩行の運動療法を義務づけ，1ヵ月の入院にて74 kgまで体重減少し，血糖もコントロール良好となった．また，高血圧，

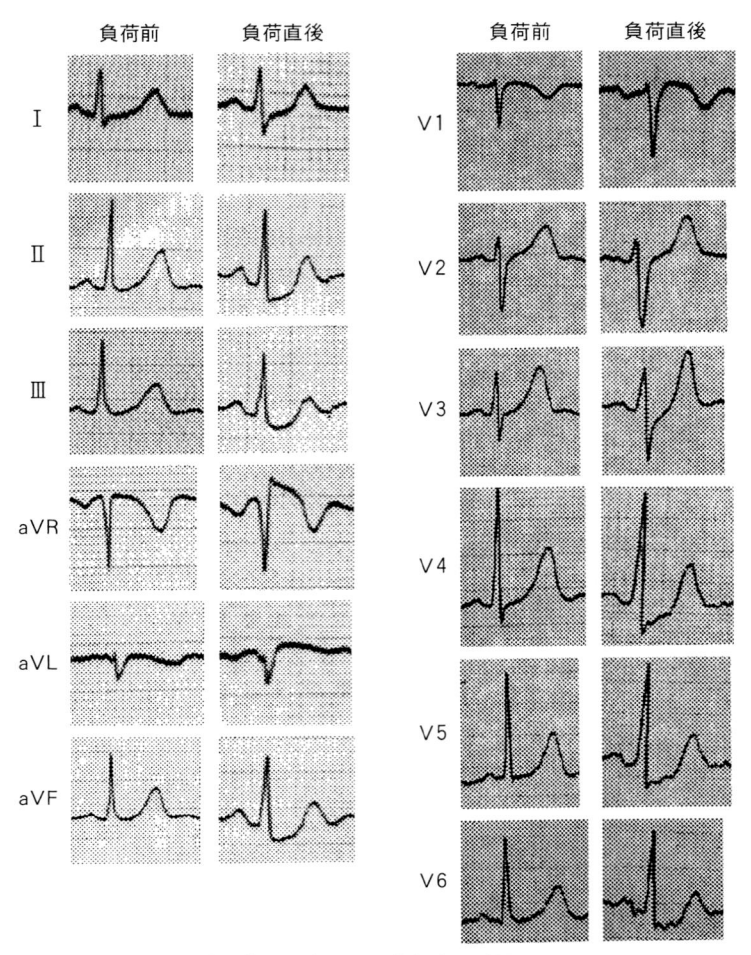

XIV. 糖尿病とマクロアンギオパチー

図1 自転車エルゴメーター施行時の心電図
II，III，aVF-V$_{3-6}$に著明なST低下が認められる．

高脂血症も生活療法のみで著明に改善したため，食事療法および運動療法のみで外来にて加療継続の予定である．

専門医のコメント

①糖尿病は冠動脈疾患のリスクファクターのひとつであり，高脂血症，喫煙，高血圧などのリスクファクターの共存で，さらにリスクを増す．したがって，日常診療において，高脂血症，高血圧などが合併する場合には，高脂血症，高血圧単独疾患例に比して，より厳格な管理が必要である（「症例96．高血圧」，「症例97．高脂血症」の項参照）．

②狭心症は治療方針のうえから安定狭心症，不安定狭心症に分類される．安定労作型狭心症が疑われる場合には，運動負荷心電図検査を行い診断を確定することが必要である．マスター検査は容易に行えるが，冠動脈疾患の検索率が低いため，陰性であるからといって必ずしも冠

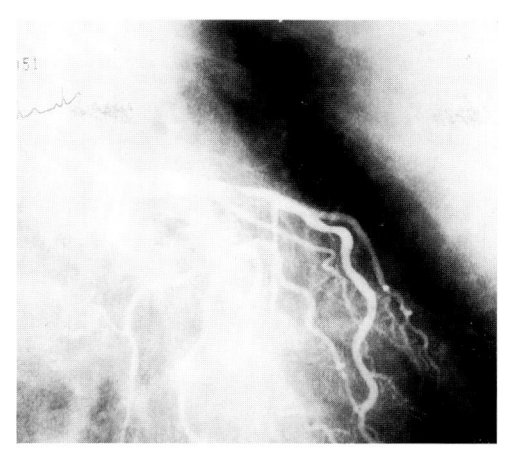

図2　冠動脈造影写真

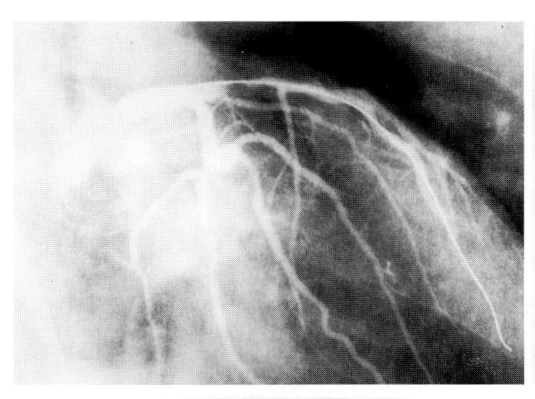

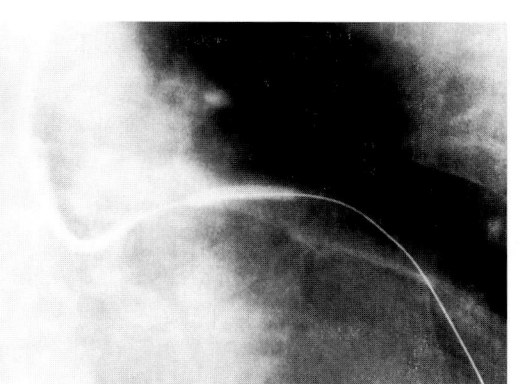

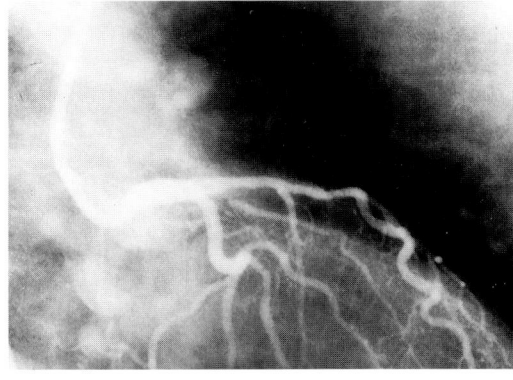

図3
PTCA前後での冠動脈造影

動脈疾患を否定できるものではない．必要な場合はエルゴメーター検査やトレッドミル検査，運動負荷心筋シンチグラフィー検査をためらわずに行うべきである．一方，不安定狭心症は，心筋梗塞へ移行する前段階と考えられるため，問診上，不安定狭心症が疑われる場合には，すぐに専門医にコンサルトする必要がある．

　③低血糖による counterregulatory hormone の分泌増加は，易血栓性をもたらし心筋梗塞を誘発しかねないため，不安定狭心症が疑われる時には，低血糖を絶対に回避すべきである．

症例91　心筋梗塞

[症　　例] 74歳　男性
[主　　訴] 労作時呼吸困難感
[既　往　歴] 特記すべきものなし
[家　族　歴] 父親；糖尿病
[現　病　歴] 40歳時に健診で初めて尿糖を指摘され近医受診，空腹時血糖にて糖尿病と診断された．受診直後より経口血糖降下薬を服用し，糖尿病の治療を開始するも血糖コントロールは不良であった．以前に胸痛，胸部圧迫感などを自覚したことはなかったが，1ヵ月前より軽い歩行で呼吸困難感，息切れが出現し，1週間前からは庭を歩くだけで呼吸困難感が出現したため，当院受診，精査目的で入院となった．喫煙歴　30本/day×40年
[現　　症] 身長 168 cm，体重 52 kg，血圧 110/66 mmHg，脈拍 78 bpm　頸静脈軽度努張（+），肺音　後肺野に moist rales を聴取
心音：III 音（+），心尖部　Levine III/VI systolic murmur（+）
[検査所見] FPG 228 mg/dl, AST 28 IU/l, ALT 23 IU/l, CPK 48 IU/l, HbA$_{1c}$ 10.2%, T-chol 169 mg/dl, HDL-chol 47 mg/dl, TG 203 mg/dl, Cr 1.6 mg/dl, BUN 26.6 mg/dl
尿蛋白（2＋），胸部 X 線：CTR63%，肺血管陰影増強，両側胸水（+）
心エコー検査：LVDd/s＝67/57 mm, IVST/Pwth＝11/10 mm, EF30%, LAD 38 mm, antero-septal-lateral-apical asynergy, MR II/IV, TR II/IV, PR mild
入院時心電図：図1に示す．
右心カテーテル検査：RA（12）mmHg　PA 47/28（35）mmHg　PCWP（28）mmHg, v 波（+）, C.I 2.81/min/m²
[経　　過] 症状，検査データより心不全と診断し，安静，酸素投与，利尿薬投与，亜硝酸薬投与を行った結果，呼吸困難感は徐々に消失した．治療開始12時間後の右心カテーテル検査の結果では，RA（6）mmHg, PA 32/19（25）mmHg, PCWP（18）mmHg, v 波減高, C.I 3.21/min/m² と改善したため右心カテーテルを抜去，2日後には，軽い歩行に伴う呼吸困難感も消失し，トイレ歩行も可能となった．今回の心不全の原因精査のため，入院1週間後に心臓カテーテル検査を施行した．
冠動脈造影検査：AHA segment 2:100%狭窄, 6:99%狭窄, 9:99%狭窄, 12:90%狭窄（図2）, Collateral LAD8-4AV；good, AC-4PD；good
左室造影：RAO view を図3に示す．
本症例は，多枝病変を認め，その灌流領域に一致する広範な asynergy を認めているが，心筋の逸脱酵素の上昇は認められていないため，発症不明の無症候性心

症例91●心筋梗塞

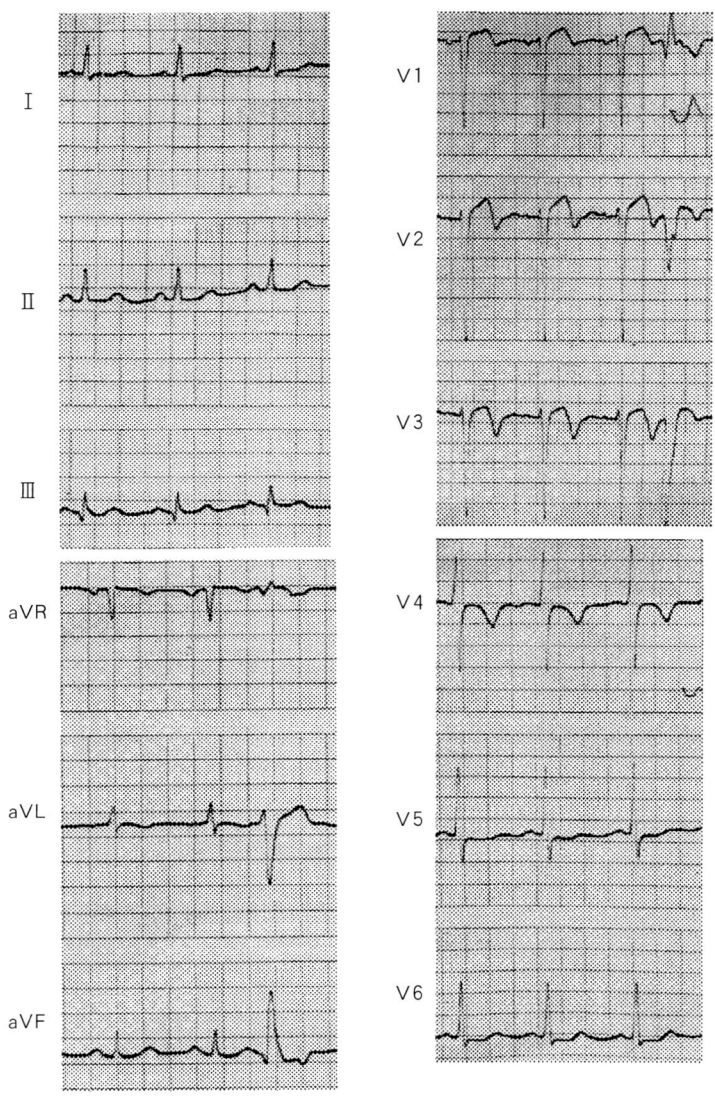

図1　入院時心電図
　V_1からV_3でr波の形成が悪く，V_1からV_6でST-T変化が認められる．また散発性の心室性期外収縮を認める．

筋梗塞を繰り返した結果，心不全に陥った症例と考えられる．
　その後施行した心筋シンチグラフィー検査では前壁，下壁ともにIschemiaはあるがviabilityを認めたため，心機能改善の目的でPTCAを施行したが，wire不通過のため失敗に終わった．以後，薬物療法のみで経過観察している．糖尿病に関しては，SU薬の2次無効と考えられたため，毎食前速効型insulin自己注射療法に切り替え，低血糖の起きないようにinsulin量を注意し，血糖コントロールを施行した．

316　XIV．糖尿病とマクロアンギオパチー

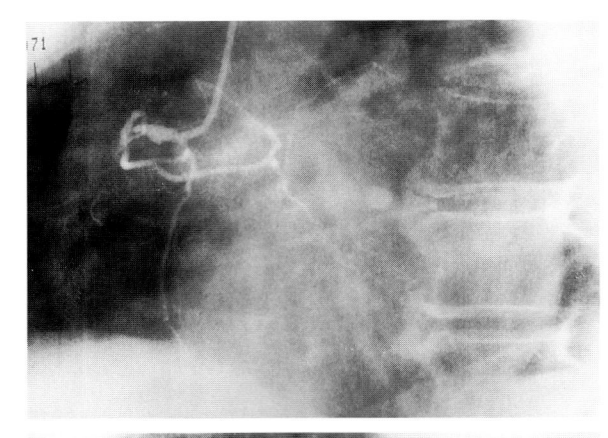

右冠動脈

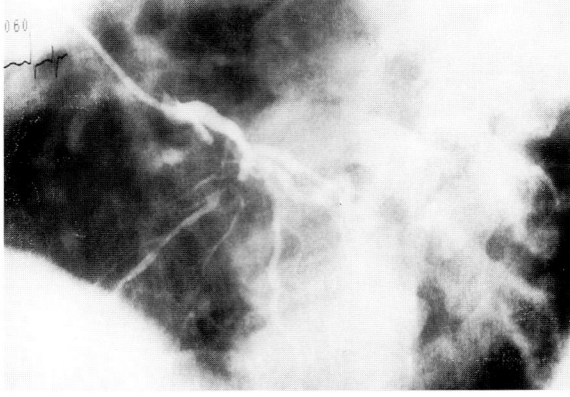

左冠動脈

図2　冠動脈造影検査
AHA segment 1 で完全閉塞，segment 6で99％，9で99％，12で90％の高度狭窄が認められる．

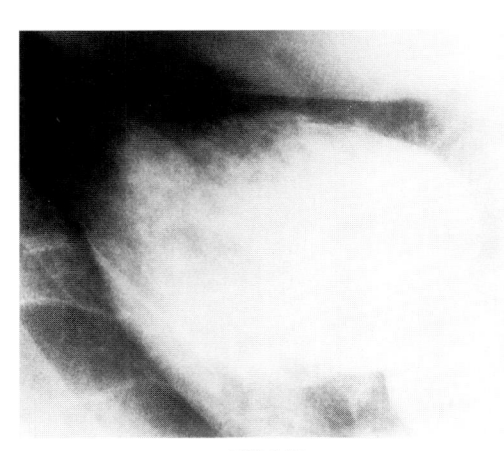

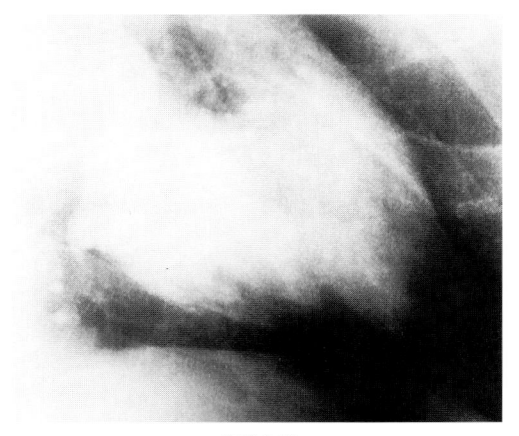

拡張末期　　　　　　　　　　　　　収縮末期
図3　左室造影検査
前壁，側壁，心尖部，下壁の壁運動の高度低下が認められる．

症例91 ● 心筋梗塞

専門医のコメント

①糖尿病患者は，健常者に比して冠動脈疾患を合併する頻度が高く，またその特徴として，無症候性心筋虚血の頻度が高いこと，多枝疾患の多いこと，末梢病変の多いこと，心不全の合併が多いことが挙げられる．

②糖尿病患者に無症候性心筋虚血が多い原因は，糖尿病による神経障害の合併のためと考えられている．また無症候性心筋虚血，糖尿病自律神経障害の存在が，糖尿病患者における突然死の頻度の増加の原因となっているものと推測されている．

③糖尿病患者においては，冠動脈疾患が存在しない場合においても，高血糖に伴う蛋白の機能異常および細小血管障害に起因すると考えられる左室拡張能障害を合併する．このことは，糖尿病患者の心筋梗塞に心不全の合併が多いひとつの原因となりうる．

症例92　無症候性脳梗塞

[症　　例] 58歳　男性
[主　　訴] 口渇，多尿，全身倦怠感
[既　往　歴] 特記すべきことなし
[家　族　歴] 母；糖尿病，父；高血圧
[現　病　歴] 51歳時より検診にて糖尿病，高血圧を指摘されていたが放置していた．最近，食生活が不規則となり，口渇，多尿，倦怠感が出現したため当院受診，精査，加療目的で入院となる．
[身体所見] 身長170 cm，体重78 kg，血圧158/94 mmHg，脈拍78/分・整，意識清明，結膜；貧血(－)，黄疸(－)，頸部リンパ節腫脹(－)，胸部：呼吸音清，心雑音(－)，腹部：肝脾触知せず．圧痛(－)，腫瘤(－)，腹水(－)，下肢：浮腫(－)，腱反射正常，足背動脈触知良好，神経学的異常を認めず
[検査所見] FPG 202 mg/dl，HbA$_{1c}$ 11.6%，T-chol 220 mg/dl，TG 286 mg/dl，HDL-chol 45 mg/dl，尿糖(2＋)尿蛋白(－)尿潜血(－)尿ケトン体(－)，CV$_{R-R}$ 3.3%　眼底所見：両眼ともにSDR(単純糖尿病網膜症)，心電図：安静，負荷共に異常なし
[入院後経過] 入院後の食事療法にて，2ヵ月後血糖コントロールは良好となり，空腹時血糖値120 mg/dl，HbA$_{1c}$ 7.3%まで改善した．頸動脈超音波診断法にて頸動脈内膜中膜複合体肥厚度(avgIMT)を測定したところ，左右ともavgIMT＞1.4 mmと肥厚を認めたため，頭部MRIを施行した．その結果，穿通枝領域の多発性脳梗塞を認めた．これに対して，抗血小板剤であるTiclopidineを投与して，症候性脳梗塞への移行を予防した．

専門医のコメント

1) 無症候性脳梗塞の診断と治療

　近年CT，MRIなどの画像診断の進歩によって，自覚症状や神経学的特徴を示さぬ中小の梗塞像（Lacunar stroke）が認められるようになった．健常者においても40歳を過ぎるとその頻度が増加し，剖検例でも症候性，無症候性を問わず糖尿病患者では非糖尿病患者に比べ2～3倍脳梗塞の有病率が高率である．高血圧を合併する患者ではことに高頻度に認められる．また，穿通枝領域の多発性脳梗塞の多いことが糖尿病に特徴的なこととされている．その原因としては，血液凝固能の亢進や細小血管症の関与や高頻度に併発する高血圧の関与も考えられる．この無症候性脳梗塞も多発すると，種々の神経症状が認められる症候性脳梗塞へ移行することから，無症候の時期での梗塞のPrimary Preventionが重要視されている．

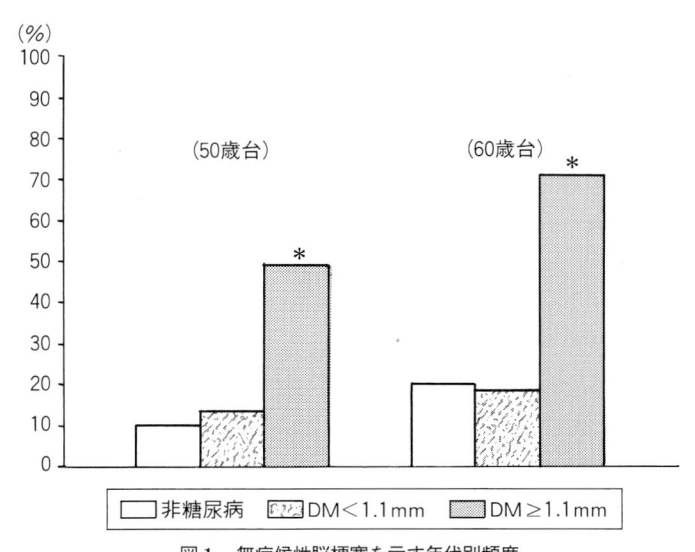

図1　無症候性脳梗塞を示す年代別頻度
50代，60代の健常人，早期動脈硬化病変の有無（IMTが1.1 mm未満以上）別の糖尿病患者の無症候性脳梗塞の頻度．
$p<0.05$

　この治療手段としては，予防的に動脈硬化の危険因子である喫煙を制限したり，良好な血糖制御による動脈硬化進展因子の是正および，Cholestyramine, Probucol, HMG-CoA還元酵素阻害薬などの抗脂血薬やAspirin, Ticlopidineなどの各種抗血小板薬の投与が有効であり，本症例もTiclopidineを投与して脳梗塞の症状の発現予防をめざした．
　また，頸動脈超音波診断法にて頸動脈内膜中膜複合体肥厚度を測定し，その狭窄度が50％以上である場合には内膜剥離術という外科的治療が行われている．

2）糖尿病患者の頸動脈内膜中膜複合体肥厚度（avgIMC）とMRI所見の相関

　われわれは，脳梗塞症状を示さない50～60代の糖尿病患者43名に頭部MRIを施行し（T_2強調画像で高信号領域の有無を検索し），7 mm以上の高信号領域2つ以上を有する者を脳梗塞有として，頸動脈内膜中膜複合体肥厚度（avg IMT）との相関を調べた．
　結果，MRIのT_2強調画像で高信号領域を認める群のavgIMTは，1.70±0.70 mmであり，認めない群のavg IMT 1.36±0.45 mmに比し有意に大であった．また，avg IMTの正常上限値1.1 mmを超える群で，無症候性脳梗塞を認めた者は67.7％に対し，1.1 mm未満では8.3％認めたにすぎなかった（図1）．このことから，頸動脈壁肥厚度の計測は無症候性脳梗塞の診断に有用であると考えられる．また，無症候の時期から予防的に抗脂血薬や抗血小板薬を投与することによって症候性脳梗塞への移行を阻止し得るのではないかと考えられている．

症例93 頸部Bモードエコー

[症　　例] 55歳　男性，会社員
[主　　訴] 倦怠感
[既　往　歴] 特記すべきことなし
[家　族　歴] 父：糖尿病
[現　病　歴] 45歳時，糖尿病と診断されたが放置していた．51歳時より口渇，倦怠感が出現し当院受診，早朝空腹時血糖（FPG）200 mg/dl 以上であり，入院にて食事療法，経口血糖降下薬を開始，現在外来にて加療を継続中である．
[身体所見] 身長 168 cm，体重 72 kg，血圧 138/88 mmHg，脈拍 78/分整，意識清明
眼瞼結膜：貧血(-)黄疸(-)　頸部リンパ節腫脹(-)　胸部：呼吸音清
心雑音(-)　腹部：肝脾触知せず，圧痛(-)腫瘤(-)腹水(-)，下肢：浮腫(-)
腱反射正常，足背動脈触知良好
[検査所見] FPG 128 mg/dl，HbA$_{1c}$ 6.8％，T-chol 204 mg/dl，TG 80 mg/dl，HDL-chol 45 mg/dl，尿糖(-)尿蛋白(-)尿潜血(-)尿ケトン体(-)
[経　　過] 月1回の外来通院にて血糖管理を行いながら，年1回の頸動脈超音波検査をおこない，頸動脈内膜中膜複合体肥厚度(avgIMT；最大肥厚部を含む3点の平均IMT)を測定した（図1）．血糖コントロール（年間平均 HbA$_{1c}$％）と avgIMT (mm)との関係を追跡調査した結果下記のごとく，avgIMT の減少を認めた（表

表　1

年	94	93	92	91
HbA$_{1c}$ （％）	6.8	7.0	8.2	11.8
avgIMT （mm）	1.13	1.20	1.28	1.34

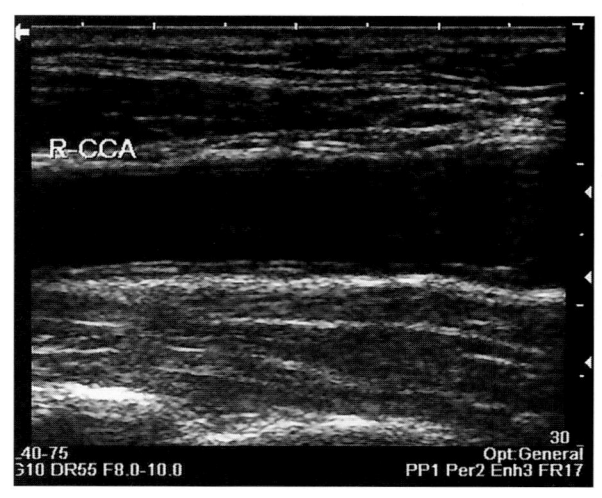

図1　頸動脈Bモードエコー検査
　　　右総頸動脈（R-CCA）の avgIMT の軽度肥厚を認めた．

1).

> 専門医のコメント

　頸動脈エコー検査は，血管の壁内，表面，内腔の状態から動脈硬化を視覚的かつ定量的に捉える方法で，非侵襲的なため，特にスクリーニングに適している．頸動脈における動脈硬化性病変は，脳血管障害や冠動脈疾患との関係が深いことも明らかにされているため，わが国でも平成13年度より，労災保険検診の生活習慣病対策の一環として，高血圧，高脂血症，糖尿病，肥満を有する人やその前段階と考えられる人の二次健康診断項目として頸動脈エコー検査が取り上げられるようになった．

　B-modeエコー上，血管壁は血管内腔側の1層の低エコー輝度部分と，その外の高エコー輝度層の2層構造として解析される．内腔側の低エコー輝度部分は内膜中膜複合体（IMT：intima-medial complex）といわれ，外膜を除いた血管壁に相当する．糖尿病患者や高脂血症患者では，頸動脈壁は比較的に均一に肥厚することが多く，IMTの測定は定量的な早期動脈硬化病変の指標としてその有用性が確定しつつある．

　著者らは健常例の観察より，IMTが加齢とともにほぼ直線的に増加し，その肥厚度は1.1 mmを超えないこと，糖尿病患者では同年代の健常人に比し，著明に動脈壁肥厚が促進することを認めている．また，75 gOGTT境界型の者でも同年代の糖尿病患者とほぼ同等にIMTが増加することを認めている．

　耐糖能異常者におけるIMTの危険因子として，空腹時血糖値，食後血糖値，空腹時インスリン値，食後インスリン値，HbA_{1c}値，インスリン抵抗性／高インスリン血症など種々報告されている．

　O'earyらは，5,858名の高齢者を対象にIMTを計測し，以後6.2年の心血管イベント発生との関連性を検索し，IMTが高いほど心筋梗塞および脳卒中の発症率が高いことを報告した．著者らも，IMTの3年間の経年変化を観察し，IMT初回計測値が冠動脈硬化症発症のきわめて強い予測因子であることを見い出している．

　著者らは，2型糖尿病患者のIMTの経年変化を観察し，一日1～2回中間型インスリン注射群でIMTの進展が最大であり，SU薬治療群，強化インスリン療法群では，IMTの進展が半減することを認めた．また，αGI薬をSU薬投与群に追加するとIMTの進展をほぼ阻止しうることも見い出し，IMT進展抑制に対して食後血糖上昇抑制がきわめて有効であることを示した．また，インスリン抵抗性改善薬が2型糖尿病患者の早期動脈硬化病変進展抑制に有効であるとの報告もある．同様に，抗血小板薬やHMG-CoA還元酵素阻害薬によるIMT進展抑制効果の報告もある．

症例94 ASO（閉塞性動脈硬化症）

[症　　例] 56歳　男性，会社員
[主　　訴] 右第五趾安静時痛
[既　往　歴] 51歳脳梗塞，糖尿病
[家　族　歴] 特記すべきものなし
[嗜　　好] タバコ；20本/日×37年，アルコール：ビール1本/日
[現　病　歴] 51歳時，右不全麻痺で脳梗塞を発症し，当院脳神経外科入院．入院中の血液検査で糖尿病を指摘され，当科紹介された．脳梗塞はリハビリを中心に治療し，糖尿病は食事療法とグリクラジド 40 mg/日の服用でHbA$_{1c}$ 7.0％程度のコントロールを達成し，退院後，外来通院していた．右下肢運動麻痺のため十分な運動療法は行えず，間欠性跛行は不明であったが，この時点では両足背動脈ともに良好に触知していた．動脈硬化症のリスク軽減のために禁煙指導を行ったが，一日あたり20本程度の喫煙は続けていた．平成6年6月初旬，右第五趾が黒色になっていることに気づいたが，疼痛がないため放置していた．6月12日頃から安静時痛が出現し当科外来を受診．両足背動脈ともに触知せず，動脈閉塞性壊疽が強く疑われ入院となった．
[現　　症] 身長172 cm，体重62 kg，血圧158/90 mmHg，脈拍72/min・整，頭頸部，胸腹部に著変なし，神経学的には右膝蓋腱反射，アキレス腱反射の低下以外には著変なし，右第五趾先端に，悪臭や，水疱形成は伴わないものの，黒色調に変色した壊疽を認めた．
[検　査　所　見] WBC 8,500/μl, RBC 395×10^4/μl, Hb 11.9 g/dl, Ht 35.2％, Plt 44.2×10^4/μl, St 7.5％, Seg 57％, Eo 0.5％, Ba 0.5％, Ly 27％, Mo 7％, CRP 0.83 mg/dl, ESR 35 mm/hr, BUN 18.4 mg/dl, Cr 1.3 mg/dl, HbA$_{1c}$ 7.6％, FPG 233 mg/dl, T-Chol 187 mg/dl, TG 155 mg/dl,
検尿：Pro(3＋), Glu(＋), 沈査　Cast hyaline(2＋), RBC(＋), hyaline-granular(＋)
[入院後経過] 両足背動脈とも触知せず，ankle pressure index（API）：右0.43，左0.5と正常下限の1.0より低値で閉塞性動脈硬化症（ASO）による壊疽と考え，アルプロスタジル® 40 μg/day の点滴治療を開始．さらに毎食前に速効型インスリンを朝6U，昼6U，夕6Uで開始し，厳格に血糖を管理した．翌日，下肢動脈造影を施行したところ，左右とも外腸骨動脈が90％閉塞，右浅大腿動脈が完全閉塞であったが，膝下動脈以下は再開通がみられたため，そのまま保存的治療を行った．しかし，2日後悪臭を伴うようになり，CRPも1.98 mg/dl，血沈　50 mm/hr，WBC 13,400/μl と感染を示唆する所見を得，水疱形成も認めたため，ピペラシリン® 4 g/day の点滴を開始した．X線ではガス像は認めなかったが，水疱は自壊したた

め，壊死組織の除去を行った．変色や発赤の改善を待って，femoro-femoral bypass（F-F bypass）を行った．術前インスリン需要量は48単位/day まで増加したが，術後急激に減少し，術後1週間で当初の治療（グリクラジド 40 mg/日）のみで，空腹時 120～135 mg/dl，食後2時間 170～185 mg/dl 程度のコントロールを達成した．術後はリハビリを行い，退院となった．

[症例のまとめ] 脳梗塞をきっかけに糖尿病の診断に至った症例である．脳梗塞発症後，食事指導，禁煙指導など行っていたが，5年の経過でASOを発症したと考えられる．末梢に血流がみられたことから，保存的にプロスタグランジン製剤を使用したが，感染症を合併し，debriedment と F-F bypass 術を余儀なくされた．

専門医のコメント

末梢動脈，特に下肢主幹動脈の動脈硬化性閉塞（閉塞性動脈硬化症 arteriosclerosis obliterans：ASO）は，間欠性跛行による歩行障害を生じ，虚血性潰瘍や壊死を有する重症例では下肢切断に至ることも稀ではない．糖尿病では動脈硬化性疾患の合併が多いことが知られているが，Framingham Study によると，糖尿病におけるASOの合併頻度は，非糖尿病患者との比較において男性では約4倍，女性では約7倍高率であった．わが国では欧米に比して頻度が低いと考えられていたが，近年増加傾向にある．

糖尿病患者のASOの特徴として，両側性が多いこと，比較的末梢動脈に多く，複数の動脈が閉塞すること，病変が多分節性・びまん性で広範囲に及ぶことなどがあげられる．このため，非糖尿病例と比較して血行再建術の適応となることが少ない．また，糖尿病患者では，中膜のMönckeberg型石灰化を伴うことが多い．年齢との関係は乏しく，比較的若年でも認められる．下肢慢性動脈閉塞症の臨床病期分類にはFontaine分類が汎用される．間欠性跛行は下肢運動時の虚血性疼痛であり，歩行により誘発され休息により消失するのが特徴である．Fontaine分類のⅢ・Ⅳ度は放置すれば切断の危険が高い重症虚血肢とされ，緊急に治療を開始する必要がある．ASOにおける慢性虚血肢の病変進行は，急性閉塞症状を伴いながら進行することが多い．急性虚血は脆弱な粥腫の破綻などを契機とする急性の血管内腔の閉塞によるもので，いわゆる5 P 症状（pain, paleness, pulselessness, paresthesia, paresis）を呈し，重症例では救肢が困難である．6時間以内の適切な診断・治療が求められる．

1）検　査

皮膚の萎縮，色調の変化，脱毛，爪萎縮の有無の評価と動脈（総大腿動脈，膝窩動脈，後脛骨動脈，足背動脈）拍動の触知は必須である．動脈圧が70 mmHg以上あれば触知可能である．他覚的定量的診断法としてドプラ血流計または脈波法による下肢血圧測定も汎用されている．足関節圧と上腕血圧の比は ankle pressure index；API（あるいは ankle brachial index；ABI）と呼ばれ，正常値は1.0以上である．一般に0.7以下で間欠性跛行が出現する．ただし，前述のように糖尿病患者では動脈壁石灰化を伴うことが多く，カフによる圧迫が不十分となり，APIが高値を示すことがあるので注意を要す．下肢血圧が30 mmHg以下の症例では潰瘍や切

断面の治癒は難しいとされている．超音波検査（Bモード，カラードプラ）は，無侵襲で反復検査が可能であり，血管病変の全体像を把握するのに有用である．また，MR血管造影も非侵襲的検査で有用であるが，狭窄を過大評価する点注意を要する．下肢動脈造影検査は狭窄・閉塞部位を診断するうえでも最も精度が高いが被検者の負担も大きく，外科的治療が前提となる場合に行われることが多い．その他，血行動態を検査する方法として，経皮的酸素分圧，指尖容積脈波，サーモグラフィなども行われる．

2）治　　療

　糖尿病を始め，脂質異常，高血圧，肥満，喫煙など危険因子の改善が必要である．運動は側副血行の発達を促進するため，軽症例では運動療法も励行させる．また，足部病変を有する患者では壊疽への進展を予防するため，フットケアに留意する．薬物療法としては，末梢血管拡張と血液レオロジーの改善を目的に，プロスタグランジン製剤，抗血小板薬，微小循環改善薬を使用する．重症例では入院のうえ，注射製剤を使用するのが原則である．

　重症虚血肢（Fontaine III・IV）では，外科的治療を考慮する．糖尿病では閉塞部位が広範囲で末梢型のものが多く血行再建術の成績は不良と考えられていたが，最近の成績は非糖尿病と同程度である．血行再建術の適応とならない患者で，広範囲の壊死や高度の感染を伴う症例では下肢切断術が行われるが，このような患者では心血管障害，脳血管障害により死亡することが多く，下肢切断の予後は不良である．

　近年，治療的血管新生を目的としたvascular endothelial growth factor（VEGF）やhepatocyte growth factor（HGF）などの血管内皮特異的な増殖因子の遺伝子導入や自己骨髄単核球の細胞移植の臨床応用が開始され，その有用性が報告されている．

症例95 糖尿病性壊疽

[患　　　者] 60歳　女性
[既　往　歴] 特記すべきことなし
[家　族　歴] 特記すべきことなし
[現　病　歴] 51歳時に健康診断にて糖尿病と診断され，近医での加療を開始した．現在グリベンクラミド 7.5 mg/日内服加療中であるが，HbA_{1c} 8％前後と血糖コントロール状態は不良であり，糖尿病合併症の評価もされていなかった．本年7月初旬に，右第2，3趾間を負傷するも放置していたところ，数日後より水疱形成が見られ，疼痛が出現した．自己にて軟膏など塗布していたが改善せず，発赤，腫脹が見られるようになり，7月29日に当院を受診した．受診時，右第3，4趾に膿汁を伴う潰瘍を認めたため，外来にて創部の処置およびセフェム系抗生物質の内服を開始したが，改善傾向が認められないため，入院となった．
[現　　　症] 151 cm，52 kg，両下肢の触覚・温痛覚・振動覚の低下，両側膝蓋腱反射・アキレス腱反射の減弱を認めた．両側足背動脈の触知は良好．右足全体の発赤，腫脹を認め，右第3,4趾に膿汁を伴う潰瘍を認める．その他，特記すべき所見なし．
[検 査 成 績] WBC 13,030/μl, RBC 336×10^4/μl, Hb 9.2 g/dl, CRP 12.6 mg/dl, FPG 147 mg/dl, HbA_{1c} 8.2％, TP 6.1 g/dl, Alb 3.1 g/dl, 単純 X 線で，右第2〜5趾に骨髄炎の像を認める．眼底は両側とも単純糖尿病網膜症．
[入院後経過] 糖尿病食 1,520 kcal とし，グリベンクラミドは中止，毎食前の速効型インスリンと眠前の中間型インスリンを併用した強化インスリン療法を開始した．これにより，血糖コントロールは著明に改善した．形成外科にて創部の処置を行うと同時に，PGE_1 製剤（アルプロスタジル 60 μg 点滴静注）と抗生物質（セファゾリン Na 2 g 点滴静注＋イセパマイシン 400 mg 筋注）の投与を開始した．しかし，病変部の治癒傾向が認められないため，8月17日に右第2〜5趾切断術を施行した．術後，創部の治癒は順調で経過は良好である．

表1　Fontaine 分類

Ⅰ度：	しびれ，冷感，皮膚色調異常，足趾にみられる．
Ⅱ度：	間歇性跛行　腓腹筋に疼痛は多く，臀部大腿後面に起こることもある．
Ⅲ度：	安静時疼痛　夜間に多い．
Ⅳ度：	虚血性潰瘍，壊死

XIV. 糖尿病とマクロアンギオパチー

> 専門医のコメント

　糖尿病足潰瘍・壊疽は，患者のQOLを著しく低下させる重要な合併症であり，米国では非外傷性下肢切断の原因の半数以上を占めるとされている．また，足潰瘍・壊疽を発症した患者は生命予後も不良である．足病変・潰瘍の発症には，糖尿病による神経障害，血管障害，易感染性が関与している．末梢神経障害の結果，下肢筋のトーヌスのバランスが崩れると骨や関節の変形をきたし，過剰な荷重がかかる部位が生じ，胼胝などができやすくなる．知覚の低下があると痛みを認知しにくいため，外傷・火傷を起こしやすい．自律神経障害から発汗が減少し，乾燥した皮膚はひび割れや裂傷を起こしやすくなり，感染防御能は低下する．また，末梢血管の動脈硬化が進むと足の血流が低下して創傷治癒が遅延する．高血糖時には好中球の貪食能も低下し，免疫能が低下する．このような条件がいくつか揃うと，外傷や胼胝が生じやすく治癒しにくいため，適切に処置されないと潰瘍，壊疽へと進行しやすい．したがって，予防と早期発見が重要である．

1) 診　　断

　糖尿病患者を診るときは必ず足を診るよう心がける．足潰瘍・壊疽があれば，その大きさ，深さ，周囲の発赤状態，浮腫の有無を診る．同時に足の変形の有無，胼胝や白癬菌感染の有無も診る．以下に下肢病変に対してなされる各種検査法について述べる．

(1) X線単純撮影

　簡単に施行できるうえ多くの情報をもたらす点で有用である．足骨格の変形，足や足趾の血管石灰化像，骨髄炎の有無，骨粗鬆症，病的骨折，ガス像などを評価する．ただし，骨髄炎をより早期に診断するには，骨シンチやMRIが必要である．

(2) 血管障害の評価

　足首および趾の血圧測定は，足の血管障害をみる良い指標である．Ankle/brachial pressure ratio (ABI) <0.9, toe/ankle pressure ratio<0.85をもって異常とすることが多い．なお，糖尿病患者では中膜石灰化のため，ABI>1.5の異常高値を示すこともあり，注意を要する．その他の検査については他項を参考のこと．

(3) 神経障害の評価

- 振動覚：音叉やBiothesiometerが使用される．Biothesiometerは振動数をデジタル表示しており，健常者に比べ糖尿病患者では閾値の上昇がみられる．
- 温痛覚：Charcot関節と神経障害性潰瘍の場合，知覚障害は最も重要な原因である．神経障害性潰瘍では温痛覚が振動覚より侵されている場合が多い．
- 圧覚：圧が10gに相当するSemmes-Weinsteinモノフィラメントが有用である．
- 腱反射

(4) 感　　染

　足病変が感染を伴っているかどうかの評価が必要である．潰瘍底より検体を採取，培養して，起炎菌を同定する．

表2　フットケアのポイント

Do	Don't
足を石鹸と微温湯で軽く洗い良く乾かす	タコ，鶏眼に対する治療薬を使わないことと同時に自己切除しない
乾燥した足にクリームをつけてひび割れを防ぐ	熱湯につけない
定期的に医師に足を診てもらう	素足で歩かない
足を毎日観察する	
足に合った靴を作る	足を締め付ける靴下や履物を使わない
小さな外傷や火傷でも放置しないで適切な処置を受ける	深爪をしない

2) 治　療

予防と早期治療が大切であり，禁煙指導をはじめ動脈硬化の危険因子の管理を徹底，足の自己チェックと日常の足の手入れも十分に行うよう指導する．高齢者，視力障害などのため自己管理が困難な患者の場合は，家族にも指導する．表2にフットケアのポイントを示す．また診断・治療に当たっては，皮膚科，形成外科，整形外科，血管外科など専門家の意見を十分聞き，総合的なチームアプローチにより，最大の成果が得られるようにする．

(1) 一般的療法

感染を伴う場合は血糖コントロールが特に大切であるため，経口血糖降下薬で治療中の症例もコントロールが困難であれば，インスリン療法を導入する．ただし，増殖性網膜症を伴う患者では急速な血糖コントロールは避ける．末梢循環不全に対してはプロスタグランジン系の血管拡張剤を投与するが，有効性は証明されていない．血管障害の部位によってはバイパス手術が有効なので，血管外科に紹介する．また，動脈硬化の予防と進展阻止のため，高脂血症，高血圧などの危険因子の可及的是正も必要である．

(2) 局所療法

潰瘍に進展する前駆病変は水疱，切傷，火傷，白癬症などであり，それらを発見した場合，頻回の消毒と加重の軽減や安静，必要に応じて抗生物質の投与を行う．急性潰瘍に対しては安静臥床が重要で，特に潰瘍が浅く軽度であれば，加重を除くだけで簡単に治癒することが多い．また，深い潰瘍であっても，その原因となる関節・骨の変形を是正することにより治癒することがある．潰瘍が拡大する場合には，周辺の皮膚に十分な切開を入れて開放するとともに壊死部と不良肉芽は取り除く．十分にデブリドメントを行えない場合は形成外科や整形外科などに依頼するべきである．抗生物質は培養結果が出るまでは抗菌スペクトルの広いものを，培養結果が出たらその結果に応じた薬剤を，通常全身投与する．上記処置にもかかわらず増悪傾向を示す場合，下肢切断を施行する．また，虚血によるもので末梢の血行は保たれているものはバイパス手術による血行再建術の適応となる．

症例96　高血圧

[症　　例] 58歳　女性，栄養士
[主　　訴] 口渇
[既　往　歴] 特記すべきことなし
[家　族　歴] 父；糖尿病
[現　病　歴] 37歳時に職場の健康診断で尿糖陽性を指摘され，近医を受診時，空腹時血糖値142 mg/dl を示したため糖尿病と診断された．自己流の食事療法を開始したが血糖コントロールは不良で，40歳時より経口血糖降下薬の服用を開始した．その後も HbA_{1c} 7〜8％と血糖コントロールは不良で，54歳時には，高脂血症，本態性高血圧症と診断された．現在グリベンクラミド 5.0 mg，アトルバスタチン 10 mg，カプトプリル 37.5 mg を内服中であるが，糖尿病，高脂血症，高血圧のいずれもコントロール不良のため，精査・加療目的で当科に紹介され，入院となった．
[入院時現症] 身長 151 cm，体重 55 kg，血圧 154/92 mmHg，脈拍 74/分・整，両下肢の触覚，温痛覚，振動覚の低下なし．両側足背動脈の触知は良好．その他，特記すべき所見なし．
[入院時検査成績] WBC 7,200/µl, RBC 430×10⁴/µl, Hb 14.8 g/dl, Ht 42.4%, Plt 34.9×10⁴/µl, T.Bil 0.5 mg/dl, TP 7.1 g/dl, Alb 4.6 g/dl, A/G 1.8, AST 14 IU/l, ALT 14 IU/l, ALP 158 IU/l, γ-GTP 13 IU/l, LAP 4.4 IU/l, CHE 6.8 IU/l, LDH 388 IU/l, CPK 58 IU/l, BUN 17.5 mg/dl, Cr 0.8 mg/dl, UA 3.4 mg/dl, Na 138 mEq/l, K 4.2 mEq/l Cl 103 mEq/l, Ca 4.5 mEq/l, P 3.3 mg/dl, CRP 0 mg/dl, FPG 201 mg/dl, HbA_{1c} 9.1%, T-chol 274 mg/dl, HDL-chol 70 mg/dl, TG 328 mg/dl, LDL-chol 140 mg/dl, 尿蛋白（−），尿糖（−），尿ケトン（−），Ccr 89.7 ml/min
胸部X線；心胸郭比 47％，肺野に著変なし．心電図；正常範囲 CV_{R-R} 3.1％

[入院後経過] 入院時の血液検査で二次性高血圧は否定された．糖尿病食 1,440 kcal/day，塩分制限 7 g/day 以下の食事療法，1日 10,000 歩の運動療法を開始した．入院当初は外

表1　外来通院時の血糖日内変動

	朝食前	朝食後	昼食前	昼食後	夕食前	夕食後	眠前
血糖(mg/dl)	213	264	201	219	238	245	235
血中CPR(ng/ml)	2.4	7.4	5.2	8.1	4.5	4.5	4.7

表2　治療薬変更後の血糖日内変動

	朝食前	朝食後	昼食前	昼食後	夕食前	夕食後	眠前	治　療
血糖(mg/dl)	124	224	157	205	138	249	180	速効型インスリン(6, 4, 4)
	104	176	89	170	110	197	146	グリメピリド 2 mg

来通院時の薬物療法を継続したが，第7病日に施行した血糖日内変動（表1）では，血糖値・CPR のいずれも高値を示し，血圧も 150/90 mmHg 前後で推移した．第8病日よりグリベンクラミドを中止し，速効型インスリンを朝昼夕の各食前にそれぞれ 4，4，4単位で強化インスリン療法を開始し，6，4，4単位で血糖コントロールは改善した（表2）．このため，グリメピリド 2 mg に変更し，引き続き良好なコントロールが得られた．入院中，体重は 3 kg 減少し 52 kg となった．血圧はカプトプリル 37.5 mg の内服を継続すると徐々に降下し，退院前には平均血圧 130/75 mmHg 前後となった．また，高脂血症もアトルバスタチン 10 mg 内服下で T-chol 204 mg/dl，HDL-chol 60 mg/dl，TG 128 mg/dl，LDL-chol 119 mg/dl と改善がみられた．

専門医のコメント

糖尿病に合併する高血圧の頻度は，疫学的調査により異なるが，いずれも高率であると報告されている．

1）糖尿病における高血圧の成因

高血糖は循環血漿量を増加させ，血圧の上昇に働く．また，糖尿病腎症が進行すると体液の貯留が生じ，このことも血圧の上昇に作用する．2型糖尿病では，インスリン抵抗性に基づく高インスリン血症も尿細管からの Na・水の再吸収を増加させ，循環血漿量を増加させる．また，高インスリン血症下では，交感神経よりのカテコールアミンの分泌亢進がみられ，血管の収縮により血圧を上昇させる．インスリンには血管平滑筋細胞を増殖させる作用があることが知られており，平滑筋の増殖肥厚を介して血管抵抗の増大をきたすと考えられる．血管内皮細胞は NO などの血管拡張物質の産生を介して血圧の調整に寄与しているが，糖尿病患者では血管内皮細胞の障害がみられ，血管拡張反応が低下している．肥満，糖尿病，インスリン抵抗性（高インスリン血症），高脂血症，そして高血圧は互いに合併することも多く multiple risk factor syndrome などの概念としても捉えられ，動脈硬化の進展をきたすとされるが，動脈硬化自体も血圧の上昇に作用する．

2）治療・薬剤の選択

糖尿病は高血圧だけではなく脂質代謝異常も伴うことが多く，動脈硬化をきたし，冠動脈疾患，脳動脈疾患をはじめとする全身の種々の臓器障害を合併しやすい．したがって，単に血圧を低下させるだけでなく，糖代謝，脂質代謝に悪影響を及ぼさないことと他の臓器への障害を予防することを念頭に置いて治療計画を立てる必要がある．

本邦の高血圧治療ガイドライン（JSH2000）によると，高血圧は軽症・中等症・重症の3段階に分類されている．この血圧基準の妥当性は複数の疫学研究で立証されている．高血圧の予後は血圧値だけでなく，高血圧以外の危険因子や臓器障害/心血管病の有無が関与する．そのため，高血圧の重症度のほかに血圧以外のリスク要因の有無により低リスク，中等リスク，高リスクの3段階に層別化されている．危険因子のなかでは，糖尿病のリスクが特に大きいことが

表3 おもな降圧剤の特性と副作用

	利　点	副作用
サイアザイド系利尿薬	Na 水の貯留減少	高血糖，高尿酸血症 脂質代謝異常 低 K 血症，糖尿病薬の作用減弱
ACE 阻害薬	糸球体内圧の低下 アルブミン尿の減少 インスリン感受性の改善	BUN，クレアチニンの上昇 高 K 血症 尿中ケトン体偽陽性
Ca 拮抗薬	末梢循環・冠動脈循環の改善	顔面紅潮 房室ブロック
β 遮断薬	狭心症の予防	低血糖の遷延 インスリン感受性の悪化 徐脈
α 遮断薬	脂質代謝の改善 インスリン感受性の改善	起立性低血圧

表4 おもな降圧薬のインスリン感受性と脂質代謝に与える影響

	インスリン感受性	T-chol	HDL-chol	TG
利尿薬	↓	↑	↓↔	↑
β 遮断薬	↓	↔	↓	↑
α 遮断薬	↑	↓↔	↑	↓↔
ACE 阻害薬	↑	↓↔	↔↑	↓↔
Ca 拮抗薬	↔↓	↔	↔	↔

疫学的研究から明らかなので，糖尿病合併例は血圧値にかかわらず，高リスク群に分類される．初診時の治療計画は高血圧リスクの程度により異なる．一般に高血圧治療は生活習慣の修正を大前提とし，これのみで目標血圧レベルを達成できない場合に薬物療法を開始する．ただし，高リスク群においては生活習慣の修正と薬物療法を同時に開始することとなっており，血圧が140/90 mmHg 以上ある糖尿病患者は生活療法と同時に降圧薬による治療を開始する．目標血圧は通常 130/80 mmHg 以下とされ，顕性腎症合併例では 125/75 mmHg 以下とされる．

(1) 食事療法

糖尿病の食事療法と基本的に変わりはない．総カロリーの適正化に加えて，塩分摂取量を抑えることが重要である．初期の塩分摂取は 8〜10 g/day 前後より開始するほうが患者にとって開始しやすい．特に肥満症例では食事療法は必須であり，肥満の解消によりインスリン感受性が改善されれば，血糖コントロールのみならず，血圧のコントロールが可能な症例もある．後に述べる運動療法とともに，標準体重の＋10％以下を目標とする．

(2) 運動療法

運動による効果は，血糖コントロールのみならず降圧の面からも奨められる．しかし，運動処方を決定する前に十分に検査を行い，糖尿病合併症やその他の併発疾患の有無・程度を評価し，患者個々の心肺機能に応じた運動量を決定する．運動処方その他に関しては，糖尿病の運動療法と大きく異なる点はない．

(3) 薬物療法

各種降圧薬の糖代謝，インスリン感受性，脂質代謝などに与える影響を考慮し，また，合併症の程度により薬剤を決定する．わが国のガイドラインでは，糖尿病患者にはACE阻害薬，長時間作用性Ca拮抗薬，α遮断薬（ただし，起立性低血圧のない症例），アンジオテンシンⅡ受容体拮抗薬（ARB）を第一選択薬としている．ACE阻害薬，長時間作用性Ca拮抗薬，α遮断薬はいずれもインスリン抵抗性改善作用があり，ARBについても同様の報告がある．また大規模介入試験の結果から，ACE阻害薬やCa拮抗薬が心血管疾患の発症を抑制すること，ACE阻害薬やARBは糖尿病腎症に有効であること，ACE阻害薬は網膜症の進展を予防することなどが知られている．ただし，多くのACE阻害薬は腎排泄性であり，腎機能を悪化させることがあるため，腎機能の程度に応じて投与量を減らす必要がある．また，最近の大規模研究（ALLHAT）ではα遮断薬が心不全を発症しやすいと報告され，今後，その使用が限定されることも考えられる．一方，利尿薬やβ遮断薬はインスリン抵抗性を悪化させる（ただし，一部の血管拡張性のβ遮断薬はインスリン抵抗性を改善させる）が，糖尿病患者であっても虚血性心疾患合併例ではβ遮断薬を使用することが勧められる．ただし，β遮断薬は低血糖症状をマスクすることにも留意する．表3，4におもな降圧薬の特性および副作用と，インスリン感受性，脂質代謝に与える影響をまとめておく．

　本症例は食事療法の不徹底の結果，（広義の）SU薬の2次無効に陥った症例と考えられる．腎症をはじめとする細小血管合併症も動脈硬化症もごく軽症であったため，運動療法が可能であり薬物療法の選択肢も豊富であったが，第1選択薬のなかからACE阻害薬を投与した．生活習慣の適正化とインスリン療法の導入により，血糖コントロールの改善が認められた．高血圧は特に薬物療法を変更することなく改善しており，血糖の低下と体重減少が寄与した可能性がある．

XIV. 糖尿病とマクロアンギオパチー

症例 97　高脂血症

[症　　例] 52歳　女性，主婦
[主　　訴] 口渇，多飲，多尿
[既　往　歴] 特記すべきことなし
[家　族　歴] 母；糖尿病
[現　病　歴] 20歳時には体重60 kgであったが，25歳時に出産後，徐々に体重が増加し，30歳時には70 kgになった．47歳時に検診で耐糖能異常を指摘され，近医で境界型糖尿病と診断され食事療法の指導を受けたが，実践しなかった．最近，口渇・多飲・多尿が出現し，近医を受診したところ，糖尿病，高脂血症，肥満症と診断され，加療目的で当科に紹介され，入院となった．
[入院時現症] 身長157.4 cm，体重75 kg（BMI 30.3），血圧128/78 mmHg，脈拍74/分・整，両下肢のアキレス腱反射低下，その他，特記すべき所見なし．
[入院時検査成績] T.Bil 0.8 mg/dl, TP 6.4 g/dl, Alb 4.1 g/dl, AST 34 IU/l, ALT 18 IU/l, γ-GTP 49 IU/l, Ch-E 6.8 IU/l, LDH 388 IU/l, CPK 58 IU/l, BUN 12 mg/dl, Cr 0.6 mg/dl, UA 3.4 mg/dl, FPG 177 mg/dl, HbA$_{1c}$ 8.2%, T-chol 340 mg/dl, TG 295 mg/dl, VLDL 386 mg/dl, HDL-chol 56 mg/dl, LDL-chol 220 mg/dl, chylomicron 65 mg/dl, 尿蛋白（−），尿糖（−），尿ケトン（−），尿Alb 10 mg/gCr，糖尿病網膜症なし
単純胸部X線；著変なし，安静時および運動負荷心電図；正常範囲
[入院後経過] 肥満を合併しているため，糖尿病食1,200 kcal/day（標準体重あたり22 kcal/day，炭水化物55〜60%，タンパク質20%，脂肪20〜25%，コレステロール300 mg/day）の食事療法を開始した．合併症がほとんど認められないので，1日

表1　脂質の経過

	入院時	入院20日	入院40日
T-chol	340	260	197
TG	295	175	119
VLDL	386	252	172
LDL-chol	220	168	116
CM	65	29	20
HDL-chol.	56	59	57
Apo A-I	146.3	140.5	109.1
A-II	39.8	31.8	24.3
B	138.2	118.6	87.2
C-II	6.9	7.2	5.6
C-III	19.4	16.7	11.9
E	7.3	6.4	5.4

（単位はすべてmg/dl）

10,000歩を目標とした運動療法を開始した．体重は徐々に減少し，40日後には69 kgとなり，6 kgの減量に成功した．血糖値の低下は生活療法のみでは十分ではなかったため，グリクラジドを40 mgより開始，80 mg（分2朝夕各食前）まで増量したところ，FPG120 mg/dl前後となった．HbA$_{1c}$ も約1ヵ月間に8.6％より7.6％まで改善した．高脂血症は食事療法のみで表1のとおりに改善した．

専門医のコメント

1）本症例について

本症例は肥満，糖尿病の病歴が比較的長いが，ほとんど加療されておらず，経過中に高脂血症を合併した症例である．これらはいずれも動脈硬化の危険因子であり，これらの重複した病態はmetabolic syndromeと呼ばれ，インスリン抵抗性の亢進や内臓脂肪の蓄積がその根底にあると考えられている．インスリンの作用不足の結果，脂肪分解の亢進，lipoprotein lipase (LPL) 活性の低下，hepatic triglyceride lipase (HTGL) 活性の亢進などを介して，高VLDL血症，高LDL血症，低HDL血症，small dense LDL血症をきたす．本症例では，食事療法，運動療法を徹底し減量を行った結果，血糖値，脂質値ともに大幅な改善がみられた．特にtriglyceride (TG) の改善が特徴的で，さらにApo蛋白ではApo-BとApo-Eの改善がみられた．

2）治　　療

高脂血症を治療する最大の目的は動脈硬化の予防と治療にある．動脈硬化性疾患ガイドライン2002年版では，高脂血症を中心にそれ以外の冠動脈疾患の危険因子にも配慮して，それらのリスクが集積したmultiple risk factor syndromeの把握に重点を置き，リスクの程度に応じた高脂血症の管理目標を設定しており，参考にするべきである（表2）．治療手段はライフスタイルの改善によることが優先され，本例のように血糖コントロールの是正に伴い脂質も改善するので，2ヵ月間程度は抗高脂血症薬を用いず経過観察する．

表2　高脂血症治療の管理目標

	患者カテゴリー		脂質管理目標			
	冠動脈疾患*	他の主要冠危険因子**	TC	LDL-chol	HDL-chol	TG
A	なし	0	<240	<160	≧40	150
B1		1	<220	<140		
B1		2				
B1		3	<200	<120		
B1		4以上				
C	あり		<180	<100		

＊冠動脈疾患とは，確定診断された心筋梗塞，狭心症とする．
＊＊LDL-C以外の主要冠危険因子　加齢（男性≧45歳，女性≧55歳），高血圧，糖尿病，喫煙，冠動脈疾患の家族歴，低HDL-C血症（40 mg/dl）

（動脈硬化性疾患診療ガイドライン2002年版より一部改変）

(1) 食事療法
a．コレステロール高値の場合
コレステロールの1日摂取量を300 mg以下に制限する．卵黄類の制限が有効とされる．肥満があれば摂取カロリーの制限を行う．

b．TG高値の場合
摂取総カロリー，アルコール，糖質を制限し，1価不飽和脂肪酸の摂取を勧める．糖尿病の食事療法に準じて行う．TG値（あるいはカイロミクロン値）が異常高値（1000 mg/dl以上）の場合，低脂肪食とし長鎖脂肪を制限する．

c．食物繊維の摂取
食物繊維には血清脂質低下作用があり，20～30gの摂取が勧められる．その際，ビタミン，ミネラルを十分補給する．

(2) 運動療法
運動は骨格筋のLPL (lipoprotein lipase) 活性を亢進させ，TGを低下し，HDL-cholを上昇させる．有酸素運動がLPL活性亢進に適している．事前に心血管系の検査を含めたメディカルチェックを行う．具体的な運動処方は個々の症例にあわせて検討する．運動強度は最大酸素消費量の40%～60%とする．持続時間は1回30分以上とする．

(3) 薬物療法
高LDLコレステロール血症の薬物療法の中心になるのはHMG-CoA還元酵素阻害薬（スタチン）と陰イオン交換樹脂である．その他，プロブコール，エイコサペンタエン酸も使用される．高トリグリセライド血症，高レムナント血症に対しては，フィブラート系の薬剤が第一選択となる．

a．HMG-CoA還元酵素阻害薬（スタチン）
肝細胞でのコレステロール生合成を阻害，コレステロールプールを減少させる．この結果，細胞表面のLDL受容体合成が高まり，血中LDLの取り込みが促進される．LDLコレステロール低下作用は強力で，常用量で15～35%の低下が期待できる．複数の大規模臨床試験で心血管イベント抑制効果が立証されているが，コレステロール低下以外の機序も関与していると考えられている．高(LDL)コレステロール血症治療の第一選択薬である．副作用として，肝酵素の軽度の上昇，稀に横紋筋障害がみられる．

- プラバスタチン（メバロチン®）10～20 mg/日 分1～2
- シンバスタチン（リポバス®）5～10 mg/日 分1
- フルバスタチン（ローコール®）20～60 mg/日 分1
- アトルバスタチン（リピトール®）10～40 mg/日 分1

b．フィブラート系の薬剤
PPARαのリガンドであり，LPL，HTGL (hepatic triglyceride lipase) の活性を高めてカイロミクロン，VLDL，IDLの異化を促進する結果，血中のTGを低下させ，HDLを上昇させる．このため，糖尿病によくみられる高トリグリセライド血症，高レムナント，small, dense LDLの治療に有用である．疫学的にも，イベント抑制効果が立証されている．副作用は肝障害

や消化器症状など．腎機能低下例では血中 CPK の上昇にも注意する．インスリン感受性の増強作用があるとの報告もある．

- クリノフィブラート（リポクリン®）600 mg/日 分3
- フェノフィブラート（リパンチル®）200〜300 mg/日 分1
- ベザフィブラート（ベザトール SR®，ベザリップ®）400 mg/日 分1

c．陰イオン交換樹脂

小腸内で胆汁酸を結合し便中への排出を促すことで，胆汁酸の腸肝循環を阻害する結果，肝でのコレステロールから胆汁酸への移行が促進され，肝内コレステロールが減少する．腸管から体内に吸収されることなく作用するので，直接的な臓器障害は生じないと考えられる．

- コレスチラミン（クエストラン®）1回9gを1日2〜3回
- コレスチミド（コレバイン®）1回1.5gを1日2回，最高1日4g

d．プロブコール

LDL 受容体を介さない機序でコレステロールを低下させる．HDL-C も低下させる．抗酸化作用を持つが，本薬剤の冠動脈病変そのものへの長期効果は立証されていない．

- プロブコール（シンレスタール®，ロレルコ®）500〜1,000 mg/日 分2

e．ニコチン酸製剤

肝における VLDL 合成低下が主作用で，高トリグリセライド血症の治療に用いられる．Lp(a)の治療にも有用．耐糖能の悪化，尿酸値上昇，顔面紅潮を認めることがある．

- ニセリトロール（ペリシット®）750 mg/日 分3
- ニコモール（コレキサミン®）600〜1,200 mg/日 分3

f．エイコサペンタエン酸（EPA）

肝における VLDL 合成低下を介し，高トリグリセライド血症を改善する．血小板凝集抑制作用があり，抗動脈硬化作用があると考えられる．

- イコサペント酸エチル（エパデール®，エパデール S®）1回600〜900 mg 3回まで

XV その他の合併症

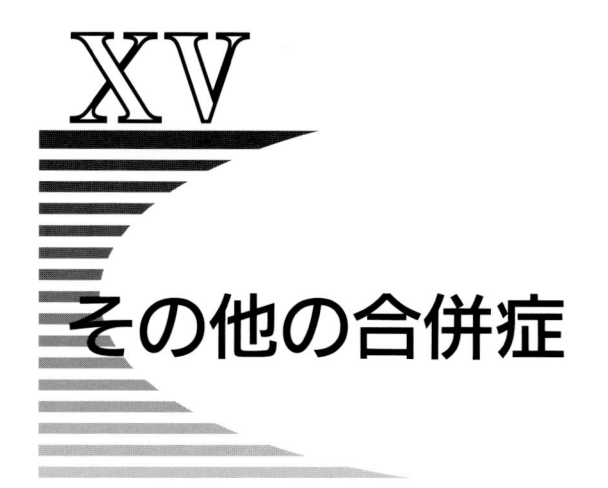

 糖尿病状態では，慢性高血糖により血管を主体とした組織機能障害が惹起される．大血管障害は主に動脈硬化症として表現され，細小血管の場合，網膜，腎臓，神経を中心とする臓器障害を示す．これらの合併症以外に，機序の詳細は明かではないが，骨，心筋，皮膚などにも糖尿病患者固有の障害が惹起される．本項ではそれらを「その他の合併症」として概説する．

1．糖尿病の骨関節病変

 糖尿病症例では表2にまとめるような，種々の骨関節病変を合併しやすい．

1）糖尿病の骨減少症（diabetic osteopathy）

 糖尿病症例で骨量減少がみられることは，1950年頃より指摘されていた．近年，骨塩量を精度良く測定可能となり，多くの検討がなされきた．1型糖尿病における検討では，健常者に比し，骨塩量の低下を認めるが，それが血糖コントロール状態や罹病期間と必ずしも相関していない．ただし，骨塩量と細小血管合併症の間に負の相関が認められることは，数々の検討で一致している．2型糖尿病における検討では，男性では健常者と骨塩量の差はなく，女性では骨塩量と耐糖能異常の程度の間に正の相関を認めた[1]．これらの結果は，糖尿病自体は必ずしも骨塩量減少の直接的な原因とはならず，性ホルモンなど何らかの糖尿病と関連する因子を介して，骨塩量減少と関連する可能性が示唆されている．

2）シャルコー関節（Charcot joint）

　表1に糖尿病に特有な疾患としてあげたが，特異的疾患ではない．古くは，原因として梅毒性脊髄癆に多いとされていた神経疾患に関節病変を伴った神経性関節症である．現在，脊髄癆が非常に稀な疾患となり，糖尿病神経障害によるものが多い．原因にかかわらず，シャルコー関節は，知覚・自律神経障害と関節周囲（保全）組織の脆弱化などにより，重力に対して体重を支える脛骨が足底部の骨・関節を破って下方に突出したものといえる．日常臨床上注意する点として，シャルコー関節合併症例では，一般的な立位での運動療法は禁忌である．

表1　糖尿病にみられる骨関節病変

1．糖尿病に特有にみられる疾患
　a）神経性関節症（シャルコー関節 Charcot joint）
　b）糖尿病骨減少症 diabetic osteopathy
　c）糖尿病手指症候群 diabetic hand syndrome

2．糖尿病に合併しやすい疾患
　a）関節周囲炎 periarthritis
　b）強直性過骨症 ankylosing hyperostosis
　c）デュプイトレン拘縮 Dupuytren's contracture

3．糖尿病骨減少症（diabetic osteopathy）

（七里元亮編：糖尿病治療と患者管理．第Ⅶ章　合併症とその管理，1990から改変引用）

2．糖尿病と皮膚病変

　糖尿病症例の中で，何らかの皮膚症状を訴えて皮膚科を受診する例は，約2％程度であるが，実際に皮膚症状を有する糖尿病症例は約20％とされる．糖尿病との関連性から，皮膚疾患を直接と間接（糖尿病関連）デルマドロームに分類されている（表2）[2]．糖尿病性浮腫性硬化症は，頸部からはじまり，体幹，四肢，顔面へとひろがる皮膚硬化で，浮腫は non-pitting edema である．一般的な浮腫性硬化症は，先行する感染症があるが糖尿病性の場合はない．糖尿病性水疱は，誘引なしに，熱傷後のような水疱が生ずる．約2週間で乾燥，自然治癒する．糖尿病性潮紅は，顔面，指などのびまん性の潮紅である．皮膚細小血管の異常反応に由来すると考えられるが，他の糖尿病細小血管障害のような機能的，器質的障害が生じているかは不明である．糖尿病にみられる皮膚病変は，他にも多く，多彩であるが詳細な分類および機序解明はなされていない．

表2 糖尿病にみられる皮膚病変

1．直接デルマドローム
- 1) 結合織代謝障害　　糖尿病性浮腫性硬化症
- 2) 脂質代謝障害　　　糖尿病性黄色腫
- 3) 血管障害　　　　　糖尿病性壊疽，糖尿病性水ほう
　　　　　　　　　　　糖尿病性顔面潮紅，播種状環状肉芽腫
- 4) 末梢神経障害　　　糖尿病性無汗症

2．間接デルマドローム
- 1) 反応性皮膚疾患　　湿疹皮膚炎，皮膚掻痒症，口角炎
- 2) 皮膚感染症　　　　真菌症，帯状疱疹

（七里元亮編：糖尿病治療と患者管理．第VII章　合併症とその管理，1990から改変引用）

3．糖尿病心筋症（diabetic cardiomyopathy）

　糖尿病心筋症は，明らかな冠動脈硬化を有さない細小血管障害と考えられる．しかし，実際には両者は併存することが多いと考えられ，その明確な診断基準はなく除外基準によるところが大きいため診断困難である．近年の心筋保護を目的とした治療が，かかる病態にも有効であるかは興味のあるところであるが明らかにはされていない．詳細は，症例の項をご参考いただきたい．

●参考文献●
1) Barrett-Connor Eholbrook TL : Sex differences in osteoporosis in older adults with non-insulin-dependent diabetes mellitus. JAMA 268 : 3333-3337, 1992
2) 七里元亮編：糖尿病治療と患者管理．永井書店，1990

症例98 糖尿病性心筋症

[症　　例] 51歳　男性，会社員
[主　　訴] 易疲労感
[既　往　歴] 特記すべきことなし
[生　活　歴] 喫煙20本/日×30年間，飲酒　機会飲酒
[家　族　歴] 母親；糖尿病
[現　病　歴] 40歳時，健康診断で高血糖を指摘され，近医を受診したところ2型糖尿病と診断された．当院を紹介され，当初は経口血糖降下薬を投与されていたが良好な血糖コントロールを得るには至らなかった．3年前よりインスリン治療となり，混合型インスリン（朝20 U，夕12 U）で血糖コントロールされていたが，HbA$_{1c}$ は7.5〜9.0％程度で推移していた．2ヵ月前より労作時の易疲労感が出現．心臓超音波検査で左室の壁運動低下を認めたため，精査加療目的にて入院となった．
[入院時現症] 身長165.6 cm，体重65.4 kg，血圧142/72 mmHg，脈拍 64/分・整，腱反射両下肢低下，四肢振動覚低下，その他特記すべき所見なし．
[入院時検査所見] 検血：WBC 5,780/μl, RBC 524×10^4/μl, Hb 16.1 g/dl, Ht 47.6％, Plt 19.2×10^4/μl
生化学：Na 138 mEq/l, K 4.3 mEq/l, Cl 101 mEq/l, UN 17 mg/dl, UA 6.5 mg/dl, Cr 0.9 mg/dl, AST 25 IU/l, ALT 36 IU/l, γ-GTP 127 IU/l, ChE 4,291 IU/l, T-chol 203 mg/dl, TG 155 mg/dl, HDL-chol 45 mg/dl, T-Bil 1.2 mg/dl, TP 7.2 g/dl, Alb 4.0 g/dl, FPG 195 mg/dl, HbA$_{1c}$ 8.7％, CRP＜0.3 mg/dl
検尿：比重1,024，pH 5.6，蛋白（−），ウロビリノーゲン（−），ケトン（−），潜血（−）
心電図：特記すべき異常を認めず
胸部X線写真：心拡大など特記すべき異常を認めず
心臓超音波検査：左心室の軽度内腔の拡大を認め，収縮は全体的に低下している．LVEDV 152 ml, LVESV 64.1 ml, EF＝57.8％, LVDd/Ds＝61.3 mm/47.6 mm, FS＝22.3％

[糖尿病合併症検査]
眼底検査；単純糖尿病網膜症（SDR）
腎機能検査；CCr 80.5 ml/min，尿アルブミン 78.4 mg/day，腎症2期
神経機能検査：CV$_{R-R}$ 1.66％，Schellong's test：negative

[入院後経過] 心筋虚血を評価するためにジピリダモール負荷タリウム心筋シンチグラフィーを施行したところ，左室前壁に再分布現象が認められた．このことより，冠動脈疾患の存在を疑い，心臓カテーテル検査を施行した．左室造影では左室全般にわ

たり収縮期に壁運動の低下を認めた．しかしながら，冠動脈造影では左右冠動脈とも有意な狭窄は認められなかった．

　糖尿病における壁運動異常の成因として，冠動脈硬化，心筋内小動脈病変，心筋代謝障害（脂肪酸，Ca代謝障害），末梢神経障害（自律神経障害）などが考えられている．このうち，冠動脈造影が正常であったことより，この症例において冠動脈硬化は壁運動異常の原因とは考えにくい．しかしながら，冠動脈造影が正常にもかかわらず，ジピリダモール負荷タリウム心筋シンチグラフィーでは左室前壁から心尖部にかけて再分布現象を認めており，なんらかの心筋虚血は示唆されることから，心筋内小動脈病変は壁運動異常の原因の一つと考えられる．

　次に，心筋代謝障害および神経障害についても，^{123}I-BMIPP心筋シンチグラフィーおよび^{123}I-MIBG心筋シンチグラフィーを用いて検索した．脂肪酸代謝を反映するBMIPP心筋シンチグラフィーでは，左室前壁でのBMIPPの取込みが低下しており，局所的な脂肪酸代謝障害が示唆された．自律神経障害を反映するMIBG心筋シンチグラフィーでは，左室下後壁から側壁にかけてMIBGの取込みが低下しており，心臓交感神経障害が示唆された．

　また，本患者では心筋生検を施行したが，線維化，心筋細胞の肥大などは認められず，壁運動異常としての拡張型心筋症，アミロイドーシス，肥大型心筋症は否定的と考えられた．そして，一部の糖尿病患者で認められるミトコンドリア3243変異も本症例では認められなかった．糖尿病ではいくつかの原因が複合的に関与し合って心機能障害を惹起すると考えられるが，本症例では，心筋内小動脈病変，心筋代謝障害および自律神経障害の関与が示唆された．

　血糖コントロールについては，食事療法，運動療法を徹底することで，インスリン投与量を大幅に変更することなく速やかに改善が認められた．

専門医のコメント

　糖尿病患者では，冠動脈疾患や高血圧症を合併して，それらが心機能を障害しやすいために，その心機能障害が糖尿病による代謝異常によるのか合併する異常によるものかを区別することは困難である．しかし，糖尿病に関連する心筋症の存在は，臨床的，疫学的，病理学的に多くの報告がなされている．1972年，Rublerらはうっ血性心不全で死亡した糖尿病患者で，冠動脈，心臓弁膜症，先天性心疾患，高血圧，アルコール性心筋症を除外しえた4例を糖尿病性心筋症として初めて報告した．剖検では心筋拡大，肥大，線維増生などを認めた．Framingham Heart Studyでは，糖尿病がうっ血性心不全の増悪因子であることがさらに明確にされた（うっ血性心不全合併頻度は男性では糖尿病群が非糖尿病群の2倍，女性では5倍）．年齢，高血圧，肥満，高脂血症，冠動脈疾患などのリスクを補正してもなお，糖尿病はうっ血性心不全の危険因子であった．病理学的には，心筋間質へのコラーゲンの蓄積，心筋収縮要素の脱落，PAS染色陽性物質の沈着が認められており，これらが心機能障害の原因になると考えられている．

　これらのことから糖尿病患者の心機能障害の原因として，冠動脈病変を介さない糖尿病自体

による直接的な心筋障害，すなわち「糖尿病性心筋症（Diabetic cardiomyopathy）」の存在が注目されている．糖尿病性心筋症の臨床的特徴として収縮機能低下とともに左室拡張機能障害があげられる．明らかな心疾患を有さない糖尿病患者の40〜50％において何らかの左室機能異常があるとされているが，心筋障害の程度と，罹病期間，重症度との相関は明らかでない．

　先にも触れた通り，糖尿病性心筋症に比較的重要な異常として，冠動脈硬化，心筋内小動脈病変，心筋代謝障害，自律神経障害などが想定されているが結論には達していない．本症例では，左室造影において左室全般にわたり収縮期に壁運動の低下を認めた．しかし，冠動脈造影が正常にもかかわらず，ジピリダモール負荷Tl心筋シンチグラフィーではなんらかの心筋虚血は示唆されることから，心筋内小動脈病変は壁運動異常の原因の一つと考えられる．[123]I-BMIPP心筋シンチグラフィーおよび[123]I-MIBG心筋シンチグラフィーの検索でもそれぞれ異常を認めており，局所的な脂肪酸代謝障害や心臓交感神経障害が示唆された．本症例では，BMIPPとタリウム負荷心筋シンチにおいて，ともに左室前壁に異常を認めたが，BMIPPの方が病変の範囲が広く，BMIPPシンチでの病変のすべてが虚血の影響を受けたとは考えていない．したがって，やはり脂肪酸代謝障害は存在するものと考察した．

　糖尿病では，いくつかの原因が複合的に関与し合って心機能障害を惹起すると考えられるが，今回の症例は，心筋内小動脈病変，心筋代謝障害および自律神経障害が関与していたものと考えられた．

症例99 糖尿病性骨病変

[症　　例] 55歳　女性，主婦
[主　　訴] 腰背部痛
[既 往 症] 特記すべきことなし
[家 族 歴] 糖尿病なし，骨粗鬆症なし
[現 病 歴] 18年前(37歳時)3月近医にて糖尿病を指摘され，SU薬治療を受けるも，血糖コントロールは不良であった．42歳時当院入院．食事療法，運動療法とSU薬にて治療したところ，空腹時血糖値(FPG)は102 mg/dl，食後2時間血糖値は167 mg/dlに下降した．以後，当院通院していたが，食事療法の順守が不十分で，SU薬極量投与にもかかわらず，血糖管理不良で，最近7年間のHbA$_{1c}$は平均9.8%前後であった．3ヵ月前より腰背部痛を訴えるようになり，かつ血糖コントロールも不良であるため，当科再入院となった．

[入院時現症] 身長156 cm，体重49 kg(BMI 20.1)，血圧127/73 mmHg，眼底は単純糖尿病網膜症，胸腹部に異常なし，四肢末端知覚障害軽度，振動覚低下(8″/15″)を認めた．閉経は45歳であった．

[検査所見(表1)] 尿蛋白陰性で，血液生化学は肝機能，腎機能とも正常であった．FPG 181 mg/dl，HbA$_{1c}$ 10.2%，フルクトサミン509 μmol/lと血糖コントロール不良であった．75 g OGTTでは糖尿病型を示し，インスリン分泌は低反応で，尿CPRも32 μg/日と低値を示した．骨代謝パラメータをみると，内分泌学的には異常を認めなかったが，生化学的にみると骨形成，骨吸収のパラメータとも亢進してい

表1　入院時検査成績

Urinalysis	75 gブドウ糖負荷テスト				
蛋白(−)，糖(±)，ウロビリノーゲン(±)	時間	0′	30′	60′	120′
Peripheral Blood	血糖値 (mg/dl)	173	304	384	443
WBC 4600/μl, RBC 404×10⁴/μl	IRI (IU/l)	4	4	5	6
Hb 13.3/dl, Ht 38.2%	一日尿中CPR排泄量				32 μg/day
Blood Chemistry	尿中微量アルブミン(AER)				6.4 mg/min
T.P. 6.3 g/dl, Albumin 4.5 g/dl	内分泌学的検査(骨代謝)				
T-Bil 0.4 mg/dl, AST 15 IU/l	intact-PTH				24.0 pg/ml
ALT 12 IU/l, ALP 182 IU/l	カルシトニン				58.0 pg/ml
γ-GTP 10 IU/l, Ch-E 295 IU/l	IGF-I				0.78 U/ml
T-Chol 182 mg/dl, HDL-Chol 64 mg/dl	25(OH)D				24.0 ng/ml
TG 47 mg/dl1 FFA 0.97 mEq/l	24R,25(OH)$_2$D				1.8 ng/ml
BUN 16 mg/dl, Cre 0.8 mg/dl	1α,25(OH)$_2$D				48.3 pg/ml
Na 139 mEq/l, K 4.8 mEq/l	生化学的検査(骨代謝)				
Cl 101 mEq/l, Ca 9.0 mg/dl	血清骨型アルカリフォスファターゼ				146 IU/l
P 2.7 mg/dl	オステオカルシン				7.6 ng/ml
FPG 181 mg/dl, HbA$_{1c}$ 10.2%	酒石酸抵抗性酸フォスファターゼ				4.2 U/l
FRT509 μmol/l, Ketone bodies460 mmol/l	尿ヒドロキシプロリン/クレアチニン				1.989
Creatinine Clearance Rate 98.3 ml/min	尿カルシウム/クレアチニン				0.198

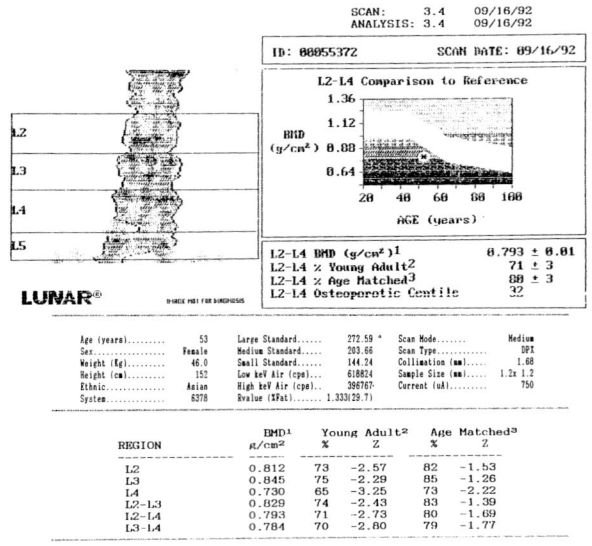

図1 Dual Energy X-ray Absorptiometry（DXA 法）による腰椎（L_2-L_4）骨塩量

た．

[臨床経過] SU 薬二次無効 2 型糖尿病患者と診断し，グリベンクラミド 10 mg/日を中止し，毎食前速効型インスリン注射療法に変更したところ，血糖コントロールは改善し，退院後も血糖管理は良好（FPG 121～150 mg/dl，HbA_{1c} 6.3～6.8%）であった．入院時の Dual Energy X-ray Absorptiometry（DXA）では腰椎骨塩量（L_2-L_4）は 0.814 g/cm² と低下していた（図1）．このため，長期間血糖管理不良で，やせ型で，かつ，やや早期に閉経した 2 型糖尿病患者に合併した糖尿病性骨病変と診断した．そこで，$1\alpha(OH)D_3$ 1 μg/日を投与したところ，骨吸収のパラメータは低下したのに対し，骨形成のパラメータは上昇し，骨の coupling は改善していた．しかし，その後も腰背痛が持続したため，1 年後 DXA 法を再検したところ，腰椎骨塩量は 0.793 g/cm² とさらに減少しており，カルシトニンを 20 単位/週・筋注を追加し，腰背痛は軽減した．

専門医のコメント

1）糖尿病性骨病変の診断法とその頻度

骨病変（骨減少症）の診断には MD 法およびその改良型，SPA 法，QCT 法などが臨床応用されてきたが，近年は二重エネルギー X 線吸収法を用いた DXA 法が，骨塩量測定の基準機器となった．糖尿病骨病変の頻度は測定法，測定部位により異なり，われわれの成績では MD 法で 20.2%，QCT 法で 17.4%，DXA 法で 12.2% であるが，骨折頻度は多くない．骨減少症は 1 型糖尿病や糖尿病ラットに合併するが，2 型糖尿病，とくに肥満型では 40 歳台までの最大骨量（peak bone mass）が多いため，骨病変の頻度は少なく（図2），細小血管症のように 2 型糖尿病に特異的な合併症ではない．一方，1 型糖尿病では骨塩量は有意に低下しており，インスリ

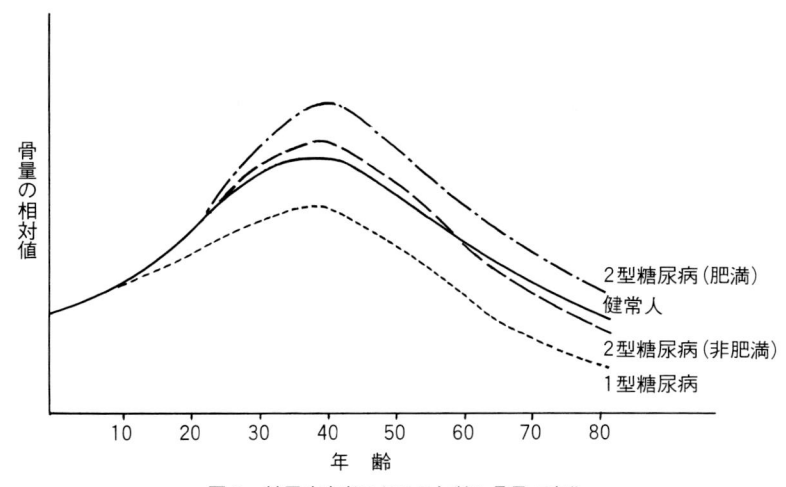

図2　糖尿病患者における加齢と骨量の変化

ン欠乏と高血糖がその原因とされる．

2）糖尿病性骨病変の危険因子は multifactorial

血糖コントロール不良時には，骨形成に比し骨吸収が亢進するため，本症例のように長期間の血糖管理不良な2型糖尿病は骨病変を生じやすい．その他には早期閉経者，やせ，カルシウム摂取不足，運動不足，塩分過剰摂取，日光照射不足，アルコール，胃切除などの危険因子が存在する．

3）糖尿病骨病変合併者の血漿 $1\alpha, 25(OH)_2D$ 濃度

2型糖尿病では正常，1型糖尿病ではやや低値を示す．骨代謝パラメータから分析すると，低回転型骨代謝障害を呈する．

4）糖尿病骨病変の治療

従来より活性型ビタミンD製剤が用いられてきたが，今後は作用の強い骨吸収抑制剤のビスホスホネート製剤や投与時期（腰椎骨塩量 0.75～0.85 g/cm² 以下の症例が適応）についての検討が必要である．

①良好な血糖コントロールの維持．
②食事療法：摂取カルシウム量 600～1,000 mg/日で，吸収率の良い乳製品を摂取する．牛乳不耐症ではカルシウム製剤を投与する．
③活性型ビタミンD製剤．
 a．$1\alpha(OH)D_3$：アルファロールまたはワンアルファ 0.75～1 μg/日 朝食後．
 b．$1\alpha, 25(OH)_2D_3$：ロカルトール 0.5 μg/日 分2（12時間毎）．
④カルシトニン20単位・週1回 筋注．
⑤オステン（イプリフラボン）600 mg/日 毎食後．
⑥評価の一定していない薬物：エストロゲン，ビタミン K_2，Bisphophanate．

症例 100 糖尿病と皮膚病

[症　　例] 48歳　男性，会社員
[主　　訴] 高血糖，項部・下腿の皮膚病変
[既　往　歴] 特記すべきことなし
[家　族　歴] 父親，母方叔父；糖尿病
[現　病　歴] 31歳時，職場健診にて尿糖を指摘されたが放置していた．40歳時，風邪のため某院を受診した際，再び尿糖を指摘され，FPG 216 mg/dl，HbA$_{1c}$ 9.4％より糖尿病と診断された．当科を紹介受診され外来通院を開始した．血糖コントロールは，グリベンクラミド 2.5 mg/日により開始された．しかし，コントロールが改善しないため徐々に増量され，10 mg/日まで増量されたが HbA$_{1c}$ は 8％以上で推移した．46歳時より項部の板状硬化病変が出現し，47歳時より前頸骨部の水疱形成および色素沈着の皮膚病変を認めていた．47歳時，血糖コントロール目的および皮膚症状精査のため当科入院となった．

[入院時現症] 身長 162.6 cm，体重 63.0 kg，脈拍 80/min・整，血圧 126/78 mmHg，項部に横径 12×縦径 5 cm の板状硬の低い隆起性病変あり．左臀部に表明平滑な小隆起が散在，右前頸骨部に水疱と一部びらんを伴う色素沈着あり，アキレス腱反射消失，その他神経学的異常なし

[入院時検査所見] 検血：RBC 462×10^4/μl，Hb 13.3 g/dl，Ht 40.9％，WBC 6,750/μl（Neu 37.0％，Eo 4.5％，Ba 1.4％，Ly 51.9％，Mo 5.2％），Plt 28.5×10^4/μl
生化学：Na 140 mEq/，K 4.2 mEq/l，Cl 104 mEq/l，Ca 4.6 mEq/l，IP 3.8 mg/dl，BUN 14 mg/dl，UA 5.2 mg/dl，Cr 0.5 mg/dl，AST 12 IU/l，ALT 19 IU/l，γ-GTP 25 IU/l，ALP 96 IU/l，LDH 208 IU/l，LAP 31 IU/l，CK 32 IU/l，ChE 5,581 IU/l，T-Bil 0.5 mg/dl，D-Bil 0.2 mg/dl，I-Bil 0.3 mg/dl，TP 7.9 g/dl，Alb 4.7 g/dl，T-chol 166 mg/dl，TG 66 mg/dl，HDL-chol 49 mg/dl，CRP＜0.2 mg/dl，FPG 181 mg/dl，HbA$_{1c}$ 8.2％

[糖尿病合併症検査] 眼底検査：SDR
腎機能検査：CCr 119 ml/min，1日尿中アルブミン 41.7 mg/日，腎症2期
神経機能検査：アキレス腱反射の消失，振動覚・触覚・温痛覚は異常なし，Schellong's test；negative，CVR-R；rest 1.81％ deep breathing 2.38％，
大血管障害：API（rt 1.07 lt 1.18），頸動脈エコー（averageIMT 左 0.83 mm，右 1.26 mm）

[入院後経過] 1）糖尿病：入院前からのグリベンクラミド（10 mg/day）を継続し，第2病日の血糖は 181-355-260-116-268-196 mg/dl であった．1,520 kcal/day（25 kcal/kg I.B.W.）で食事療法を開始したが血糖は改善認められなかった．第6病日よりグリベンクラミドを中止し，インスリン自己注射を開始した（速効型インスリ

ン 4-2-2 単位，各食前30分）．血糖管理が不十分であったため，第37病日より 6-2-4 単位に増量し，第41病日より運動療法を併用するも良好な血糖管理が得られなかったため，第48病日より 6-4-5 単位に増量した結果，第50病日の血糖は 101-153-111-213-115-183-125 mg/dl と良好となった．第53病日よりインスリンを中止しグリベンクラミドを 2.5 mg にて開始した．朝食前に低血糖症状出現したため第54病日より 1.25 mg に減量したところ，第57病日の血糖は 85-199-73-240-132-190-107 mg/dl であった．食後血糖の改善のため，第58病日よりボグリボース（0.2 mg 3錠食前）を開始し，第59病日には 83-132-77-138-92-178〜143 mg/dl と改善した．

糖尿病性腎症は2期を認めたため，血圧上昇ないものの ACEI（エナラプリル 2.5 mg）を開始した．また，頸動脈エコーでプラークを伴う IMT 肥厚認めたことと，下腿の皮膚病変の改善を期待してシロスタゾール 200 mg を開始した．

2）皮膚病変：入院前より，項部，前頸骨部に皮膚病変を認めていたため皮膚科を受診した．項部は糖尿病性浮腫性硬化症と，下腿のびらん・水疱を伴う色素沈着は糖尿病性水疱症と診断された．びらん部は，イソジンシュガーの塗布を行い軽快した．

専門医のコメント

糖尿病は皮膚疾患の合併が多く，その治療に苦慮することも多い．本症例では，糖尿病性浮腫性硬化症と糖尿病性水疱症を合併した症例であった．糖尿病性浮腫性硬化症は，原因は不明であるが，酸性ムコ多糖類の沈着と考えられている．糖尿病性水疱症は下腿前面に見られ，糖尿病性細小血管障害に基づくとされている．楕円形の暗紅色小丘疹として始まり，しばしば水疱を形成する．退縮すると中心部に落屑を有し，陥凹した瘢痕を残す．その部位にはヘモジデリンによる色素沈着を呈する．

また，糖尿病患者では易感染性を呈し，その約20％は皮膚感染症を契機に診断に至るとされる．特に真菌感染症と細菌感染症が多い．真菌感染症の主症状は瘙痒感で，Greenwood の報告によれば，新たに糖尿病と診断された500名の患者のうち16名は全身性の瘙痒感を，17名は限局性の外陰部の瘙痒感を訴えていたという．通常は，糖尿病の治療を開始して血糖がコントロールされると瘙痒感は消失するが，瘙痒の程度と高血糖の程度との間には明らかな関係は認められていない．一方，細菌感染症では黄色ブドウ球菌や連鎖状球菌による furuncle, carbuncle, 麦粒腫などが多い．

その他，注意すべき皮膚症状として黒色表皮腫（acanthosis nigricans）がある．これは稀な皮膚疾患で，暗色でビロード状で疣状の外観を呈し，腋窩，頸部，臀部から，肛門，外陰にみられることが多い．良性のものは内分泌異常が関係し，優性遺伝を示す常染色体異常により，内分泌異常，リポジストロフィー，および脂肪萎縮性糖尿病などを伴う．偽性黒色棘細胞症は肥満していることが多く皮膚皺襞は消失している．幼児期より発症し，糖尿病を合併することがある．また，インスリン受容体異常症にも合併することが知られている．

略語一覧 (アルファベット順)

略　語	フルスペル	訳　語
αGI	α-glucosidase inhibitor	α-グルコシダーゼ阻害薬
ACE	angiotensin converting enzyme	アンギオテンシン変換酵素
ACTH	adrenocorticotropic hormone	副腎皮質刺激ホルモン
ADH	antidiuretic hormone	抗利尿ホルモン，バソプッレシン
ADL	activity of daily life	日常生活動作
API	ankle pressure index	足関節-上腕血圧比
ARI	aldose reductase inhibitor	アルドース還元酵素阻害薬
ASO	arteriosclerosis obliterans	閉塞性動脈硬化症
BMI	body mass index	
CSII	continuous subcutaneous insulin infusion	持続皮下インスリン注入療法
DCCT	diabetes control and complication trial	
DM	diabetes mellitus	糖尿病
EF	ejection fraction	（左室）駆出率
FSH	follicle stimulating hormone	卵胞刺激ホルモン
GAD	glutamic acid decarboxylase	グルタミン酸デカルボキシラーゼ
GH	growth hormone	成長ホルモン
GLUT	glucose transporter	糖輸送担体
HbA$_{1c}$	hemoglobin A$_{1c}$	ヘモグロビン A$_{1c}$
HDL	high density lipoprotein	高比重リポタンパク
HNF	hepatocytes nuclear factor	
IAA	insulin autoantibodies	インスリン自己抗体
ICA	islet cell antibody	膵島細胞抗体
ICGR15	indocyanine green test	インドシアニングリーン試験15分値
IDDM	nsulin-dependent diabetes mellitus	インスリン依存性糖尿病
IGF-I	insulin like growth factor-I	インスリン様発育因子
IGT	impaired glucose tolerance	
IRS	insulin receptor substrate	インスリン受容体基質
IVH	intravenous high calorie infusion	中心静脈栄養
LDL	low density lipoprotein	低比重リポタンパク
Lp(a)	lipoprotein(a)	リポ蛋白 a
LH	luteinizing hormone	黄体形成ホルモン
MCV	motor nerve conduction velocity	運動神経伝導速度
MEN	multiple endocrine neoplasia	多発性内分泌腺腫
MRA	magnetic resonance angiography	磁気共鳴血管画像
MRI	magnetic resonance imaging（磁気共鳴画像）	磁気共鳴画像
NO	nitric oxide	一酸化窒素
OGTT	oral glucose tolerance test	経口ブドウ糖負荷試験
17-OHCS	17-hydroxycorticosteroid	17-α ヒドロキシコルチコステロイド
PAC	premature atrial contraction	心房性期外収縮
PRA	plasma renine activity	血漿レニン活性
PRL	prolactin	プロラクチン
PTH	parathyroid hormone	副甲状腺ホルモン
PTCA	percutaneous transluminal coronary angioplasty	経皮経管的血管形成術
PVC	premature ventricular contraction	心室性期外収縮
QOL	quality of life	生活の質
SCV	sensory nerve conduction velocity	知覚神経伝導速度
SMBG	self monitoring of blood glucose	自己血糖測定
SPIDDM	slowly progressive insulin-dependent diabetes mellitus	緩徐進行型1型糖尿病
SU	sulfonylurea	スルフォニルウレア
TSH	thyroid stimulating hormone	甲状腺刺激ホルモン
UKPDS	United Kingdom Prospective Diabetes Study	
WHO	World Health Organization	世界保健機関

検査値表記法一覧 (アルファベット順)

表記	単位	一般名	和名
アセト酢酸	μmol/l	Acetoasetate	血中アセト酢酸
1,5-AG	μg/ml	1,5-anhydroglucitol	1,5-アンヒドログルシトール
Alb	g/dl	Albumin	血中アルブミン
ALP	IU/l	Alkaline phosphatase	アルカリフォスファターゼ
血中amylase	IU/l	Serum amylase	血中アミラーゼ
尿中amylase	IU/hour	Urinary amylase	尿中アミラーゼ
Ammonia	μg/dl		アンモニア
AST	IU/l	Alanine aminotransferase	
AST	IU/l	Aspartate aminotransferase	
Bil	mg/dl	Bilirubin	ビリルビン
BUN	mg/dl	Blood urea nitrogen	血中尿素窒素
Ca	mg/dl	Calcium	カルシウム
ChE	IU/l	Cholinesterase	コリンエステラーゼ
CK	IU/l	Creatine kinase	クレアチニンキナーゼ
Cl	mEq/l		塩素
血中CPR	ng/ml	C-peptide immunoreactivity	血中C-ペプチド免疫活性
尿中CPR	μg/day		尿中C-ペプチド免疫活性
血中Cr	mg/dl	Creatinine	血中クレアチニン
尿中Cr	mg/day	Creatinine	尿中クレアチニン
CRP	mg/dl	C-reactive protein	C反応性タンパク
FFA	mEq/l	Free fatty acid	遊離脂肪酸
Fe	μg/dl		血清鉄
フェリチン	ng/ml	Ferritin	
FT3	pg/ml	Free triiodothyronine	遊離トリヨードサイロニン
FT4	ng/dl	Free thyroxine	遊離サイロキシン
IRI	μU/ml	Immunoreactive insulin	免疫反応性インスリン
IRG	pg/ml	Immunoreactive glucagons	免疫反応性グルカゴン
グリコアルブミン	%	Glycoalbumin	糖化アルブミン
γ-GTP	IU/l	γ-glutamyl transpeptidase	
乳酸	mg/dl	Lactate	
LAP	IU/l	Leucine aminopeptidase	
LDH	IU/l	Lactate dehydrogenase	乳酸脱水素酵素
β-HOBA	μmol/l	β-hydroxybuthylate	β-ヒドロキシ酪酸
P	mg/dl	Phospholus	リン
T-chol	mg/dl	Total cholesterol	総コレステロール
TP	g/dl	Total protein	血中総タンパク
TG	mg/dl	Triglyceride	中性脂肪
UA	mg/dl	Uric acid	尿酸

注)基準範囲は,症例を担当した医療機関により差異があるので記さない.

索　引

ア
α-グルコシダーゼ阻害薬　44
あかつき現象　120
アルコール　60
　カロリー量　61
　多飲による低血糖昏睡　228
足病変　78

イ
1型糖尿病
　2型糖尿病との鑑別　12
　slowly progressive─　15,32
　合併症の発症　21
　血糖コントロール不良　24
　高齢者発症の─　15
　進展予防　22
　ストレスと─　146
　成因　27
　定義　21
　特徴　13
　予防　22
インスリノーマ　243,245,246,248
　MENタイプ1　246,247,249
　投与方法　99
インスリン管理
　旅行時の─　115
インスリン吸収障害　127
インスリン吸収不良　124
インスリン抗体　121,122
インスリン作用障害　186
インスリン自己免疫症候群　191,192
インスリン受容体異常症　197
　分類　199,201
インスリン製剤
　種類　98
インスリン静脈内少量持続注入　217
インスリン抵抗性
　開心術時の─　217
　改善薬　95
インスリン抵抗性指数　96
インスリン抵抗性症候群　310
インスリン分泌
　グルコース応答性─　186,189
インスリン分泌障害　14
インスリン療法
　運動療法指導のポイント　72,73
　時差と─　114,115
　適応　98
インターフェロン治療　175,176
異常インスリン血症　194,195
異常プロインスリン症　195
遺伝子異常　188

ウ
ウイルス感染　25,29
ウェルナー症候群　205
　診断基準　206
運動生理学　62
運動療法　62,75
　インスリン療法時の指導のポイント　72,73
　意義と目的　63
　運動時の血糖値と血中ケトン体の変化　68
　運動時の代謝の流れ　68
　エネルギー消費量　64
　合併症悪化例　77
　急性効果　67,70
　禁忌　44
　プログラム　64
　慢性効果　74

オ
オプティファスト70　58

カ
開心術時のインスリン抵抗性　217
外眼筋麻痺　279,304
褐色細胞腫　171
寛解期　27
患者教育
　低血糖に対する─227
感染症　143
　急性─　151
　血糖コントロール悪化と─　152
肝硬変　178
眼合併症　287
顔面神経麻痺　279

キ
起立性低血圧　283
急性感染症　151
境界型糖尿病　16
　疫学　18
　定義　18
強化インスリン療法　122,164
教育入院
　コツ　48
　メリット　47
狭心症　311,312
禁酒　61

ク
グリメピリド　44,81
グルコースクランプ法　103
グルコース応答性インスリン分泌　186,189
グルコキナーゼ異常症　200
グルコキナーゼ遺伝子変異　201

ケ
ケトアシドーシス　230
ケトアシドーシス性昏睡　232
ケトン性昏睡　230
経口糖尿病薬　80
経腸栄養時の血糖管理　214,215
経糖栄養　215
頸動脈エコー検査　320
頸動脈内膜中膜複合体肥厚度（avgIMC）　319
頸部Bモードエコー　320
計画妊娠　159,165
血管新生緑内障　304
血糖コントロール
　管理基準　41
血糖コントロール悪化　143
　感染症と─　152
　膵癌と─　150
血糖管理
　経腸栄養時の─　214,215
　術中・術後の─　212
　輸液療法の─　216
血漿浸透圧　232
健康診断（企業）
　基本事項と事後処理　51
顕性腎症　260
原発性アルドステロン症　171

コ
コクサッキーウイルス　29,31
甲状腺機能亢進症　171,184
降圧薬　330
　インスリン感受性に与える影響　330
　脂質代謝に与える影響　330
高血圧　328
　成因　329
高血糖昏睡（若年者）　14
高脂血症　332
高脂血症治療
　管理目標　333
高浸透圧性昏睡　233
　非ケトン性──　234
高齢者糖尿病　129
　感染症合併症例　139
　高血圧合併症例　137
　脳梗塞合併症例　135,137
虹彩ルベオーシス　304

骨関節病変 337
骨減少症 337
混合(二相性)インスリン製剤 104
　2回注射 104

サ

サイアザイド系利尿薬 171
最大酸素摂取量 62
作為的低血糖 237,238
　治療 240

シ

シャルコー関節 338
死の四重奏 310
持続インスリン皮下注入療法(CSII)
　122,164
時差
　インスリン療法と― 114
自己抗体 14
自己免疫性膵炎 169
自律神経障害 281
若年発症2型糖尿病 129
　治療および教育方針 134
　特徴 134
重症虚血肢 324
術後創傷管理 215
術前の代謝管理 212
術前血糖コントロール 220
術中・術後の血糖管理 212
消化管運動機能障害 283
硝子体手術 293
食事療法 53,55
食品交換表 53,54,56
食物繊維 56
心筋梗塞 314
腎移植 268
　生存率と生着率 269
腎性貧血 263,264

ス

ステロイドの催糖尿病作用 183
ステロイド投与による糖尿病 182
ストレス 144,146
　糖尿病と― 145
膵移植 36
膵移植待機患者 34
膵癌 144,148
　血糖コントロール悪化と― 150
膵腎同時移植 37

セ

先端巨大症 170
前増殖糖尿病網膜症 289

ソ

ソフトドリンク症候群 15
早期糖尿病腎症 257
　治療 258
早朝高血糖 120
増殖糖尿病網膜症 289
速効型インスリン
　3回注射 100,102
　3回注射＋眠前SU薬 108,110
　3回注射＋眠前中間型インスリ
　　ン注射 106

分泌促進薬 80,87
速効型ナテグリニド 44

タ

ダンピング症候群 241
　治療 242
　発生機序 242
多発性神経障害 274,275
体幹性神経障害 283
耐糖能
　異常 181
　影響を及ぼす薬剤 172
大血管障害 42,307
単純糖尿病網膜症 288
単神経麻痺 278
短期急速血糖コントロール
　網膜症との関係 300

チ

中間型インスリン療法
　1回注射 112
　適応 113
　問題点 113
超速効型インスリン 123
超低カロリー療法 57

テ

低血糖 223,225
　患者教育 227
　原因 227
　原因となる薬剤 227
　作為的― 237,238
　無自覚― 282
低血糖昏睡
　アルコール多飲による― 228
低血糖症状 226
適正摂取カロリー 53

ト

糖化アルブミン 46
糖化ヘモグロビン 46
糖毒性 103
糖尿病
　概念と診断 9
　企業における管理 50
　手術による危険因子 211
　診断 10
　診断基準 7
　診断手順 6
　ステロイド投与による― 182,183
　分類 1
　ミトコンドリア遺伝子 243
　ミトコンドリア変異による翌フ
　　特徴 204
糖尿病黄斑病 290
糖尿病合併妊娠 158
　血糖管理法 166
　リスク 163
糖尿病細小血管合併症 251
糖尿病心筋症 339
糖尿病神経障害 271
　簡易診断基準 272
　鑑別診断 271
　診断法 284
　分類と徴候 272

　有痛性― 276
糖尿病腎症 251,264
　自然経過 253
　早期― 257
　早期診断基準 258
　透析 266
　透析導入のガイドライン 256
　透析方法 256
　病期分類 251
糖尿病性壊疽 325,326
糖尿病性眼合併症 304
糖尿病性骨病変 343
　危険因子 345
　診断法と頻度 344
糖尿病性昏睡 223
糖尿病性細小血管合併症 213
糖尿病性心筋症 340
糖尿病性水疱症 347
糖尿病性大血管障害 308
糖尿病性脳神経障害 279
糖尿病性浮腫性硬化症 347
糖尿病足潰瘍 326
糖尿病白内障 304
糖尿病網膜症 220,287
　血糖管理 295
　自然経過 291
　前増殖― 289
　増殖― 289
　治療 292,299
　分類と病態 288
　リスクファクター 288
透析 265
　栄養管理 266
　血圧管理 266
　血糖管理 266
　合併症 267

ナ

ナテグリニド 80,88
内臓脂肪蓄積症候群 310

ニ

2型糖尿病 80,98
　1型糖尿病との鑑別 12
　運動療法 62
　運動療法 75
　外来管理 45
　管理 41
　若年― 129
　初診患者の取り扱い 43
　食事療法 53
　特徴 13
2次性糖尿病 169
二糖類分解酵素阻害薬 92,93
　適応症例 93
　副作用 93
乳酸アシドーシス 232
尿糖の評価 10
妊娠糖尿病 157,160
　食事療法と― 161

ネ

ネフローゼ 259
ネフローゼ症候群 260,283

索　引

ノ
脳血管障害　136

ハ
ハネムーンピリオド　26, 27
白内障　302

ヒ
ピオグリタゾン　96
ビグアナイド薬　44, 82, 89
　SU薬との併用療法　91
　作用機序　90
　単独療法　91
皮膚病変　338, 346
肥満妊婦　166
非ケトン性高浸透圧昏睡（HONK）　234
非糖尿病網膜症　288

フ
フットケアのポイント　327
不安定型糖尿病　116
　病因検索　117

ヘ
β遮断薬　171
ヘモクロマトーシス　170
閉塞性動脈硬化症　322, 323

ホ
ポリオール代謝活性　275

マ
マクロアンギオパチー　307
慢性肝炎　175
慢性腎不全　262
慢性膵炎　169, 173

ミ
ミトコンドリア　189
ミトコンドリア遺伝子異常症（MIDD）　132, 203

ム
無自覚低血糖　282
無症候性心筋虚血　317
無症候性脳梗塞　318

メ
メディカル・チェック　64, 65, 78
免疫反応異常　25
免疫抑制薬　171

モ
網膜光凝固療法　293

ヤ
薬剤性糖尿病　183

ユ
輸液療法の血糖管理　216
有痛性糖尿病神経障害　276

A
1,5-AG　45
arteriosclerosis obliterans（ASO）　322, 323
avgIMC　319

C
Charcot joint　338
counterregulatory hormone　313
CSII（continuous subcutaneous insulin infusion）療法　122, 164
Cushing症候群　170, 180, 181

D
1 dual energy X-ray absorptiometry（DEXA）　74
dawn phenomenon　119, 120
diabetes control and complications trial（DCCT）　296, 297, 300
diabetic cardiomyopathy　339
diabetic foot　78
diabetic ketoacidosis（DKA）　235
diabetic maculopathy　290
diabetic osteopathy　337
delayed endocrine pancreas graft function（DEGF）　40

F
factitious hypoglycemia　237, 238

G
gestational diabetes mellitus（GDM）　157
glibenclamide　111
glucose toxicity　103
glycemic index（gI）　54, 56

H
HbA_{1c}　45
HIV感染者　171
HLA　14, 193
HNF-1α異常型糖尿病　207
HONK　234

I
INF治療　175, 176
insulin autoimmune syndrome（IAS）　192, 193

K
Kroc gollaborative study　300
Kumamoto study　296, 297
Kussmaul呼吸　231
K補給　235

L
low calorie diet（LCD）　44

M
MENタイプ1（multiple endocrine neoplasia type 1）　247, 249
metabolic syndrome　307, 309
MIDD　132
MODY（maturity onset diaetes of young）家系　132, 187, 207
MODY遺伝子　209
multiple risk factor syndrome　308

N
non diabetic retinopathy（NDR）　288

O
75 gOGTT　7
　運動療法前後での—　74
Oslo study　300

P
painful diabetic neuropathy　276
pet bottle症候群　15, 133
　定義　134
polyol pathway　275
preprolifertive diabetic retinopathy（prePDR）　289
proliferative diabetic retinopathy（PDR）　289

S
sick day　154
　在宅インスリン注射療法と—　156
simple diabetic retinopathy（SDR）　288
slowly progressive type 1 diabetes（SPIDDM）　15, 33
somogyi effect　119, 120
SU薬　44, 81, 83
　作用機序　84
　多剤との相互作用　85
　適応と禁忌　84
　問題点　85
SU薬二次無効症例　101, 105, 107, 109, 113
syndrome X　310

U
UKPDS（United Kindom prospective diabetes study）　296, 298

V
very low calorie diet（VLCD）　44, 57

糖尿病100例に学ぶ とうにょうびょう100れいにまなぶ	ISBN4-8159-1689-6　C3047

平成16年 5月10日　初版発行　　　　　　　　　＜検印省略＞

監　修 ———	河　盛　隆　造
	山　﨑　義　光
発 行 者 ———	松　浦　三　男
印 刷 所 ———	日本写真印刷株式会社
発 行 所 ———	株式会社　永　井　書　店

〒553-0003　大阪市福島区福島8丁目21番15号
電話大阪(06)6452-1881(代表)/Fax(06)6452-1882

東京店　〒101-0062
東京都千代田区神田駿河台2-10-6
御茶ノ水Sビル7階
電話(03)3291-9717/Fax(03)3291-9710

Printed in Japan　　　　　　　　　©KAWAMORI Ryuzo & YAMASAKI Yoshimitsu

・本書の複製権・翻訳権・上映権・譲渡権・公衆送信権（送信可能化権を含む）は
　株式会社永井書店が保有します．
・JCLS ＜（株）日本著作出版権管理システム委託出版物＞
　本書の無断複写は著作権法上での例外を除き禁じられています．複写される場合に
　は，その都度事前に（株）日本著作出版権管理システム（電話 03-3817-5670, FAX
　03-3815-8199）の許諾を得て下さい．